腹膜透析・腎移植
ハンドブック

［編著］**石橋由孝**
日本赤十字社医療センター腎臓内科部長
［編集協力］**衣笠哲史**
東北医科薬科大学腎臓内分泌内科講師

中外医学社

執筆者一覧（執筆順）

衣笠哲史	東北医科薬科大学腎臓内分泌内科講師
石橋由孝	日本赤十字社医療センター腎臓内科部長
丸山之雄	東京慈恵会医科大学腎臓・高血圧内科講師
松尾七重	東京慈恵会医科大学腎臓・高血圧内科講師
田中基嗣	東京大学医学部附属病院腎臓内分泌内科
木村朋由	JCHO仙台病院透析・血液浄化センター長
北村温美	大阪大学医学部附属病院中央クオリティマネジメント部助教
高上紀之	日本赤十字社医療センター腎臓内科
上條由佳	日本赤十字社医療センター腎臓内科
松本明彦	東京大学医学部泌尿器科講師
久米春喜	東京大学医学部泌尿器科教授
冨田ゆかり	医療法人社団博腎会野中医院
武藤真祐	医療法人社団鉄祐会理事長
渡辺久美	日本赤十字社医療センター
伊東　稔	矢吹病院副院長
鈴木美帆	清永会矢吹病院健康栄養科
山本忠司	仁真会白鷺病院
北山智草	日本赤十字社医療センター腎臓内科

森　　建文	東北医科薬科大学腎臓内分泌内科教授
辻本隆史	東京医科大学茨城医療センター
小野慶介	日本赤十字社医療センター腎臓内科
前田啓造	日本赤十字社医療センター腎臓内科
矢花郁子	東北医科薬科大学腎臓内分泌内科助教
楊井朱音	日本赤十字社医療センター腎臓内科
河原崎宏雄	稲城市立病院腎臓内科部長
山田俊輔	九州大学病院腎・高血圧・脳血管内科助教
鶴屋和彦	奈良県立医科大学腎臓内科学教授
坂口隆志	日本赤十字社医療センター腎臓内科
江里口雅裕	奈良県立医科大学腎臓内科助教
原田健司	小倉記念病院腎臓内科副部長
金井英俊	小倉記念病院腎臓内科副院長・部長
清水英樹	船橋市立医療センター腎臓内科
内山清貴	日本赤十字社医療センター腎臓内科
栁　　麻衣	日本赤十字社医療センター腎臓内科
木下善隆	日本赤十字社医療センター泌尿器科， 東京大学医学部附属病院泌尿器科・男性科助教
石川　　晃	日本赤十字社医療センター泌尿器科部長

巻頭言

　日本の血液透析の技術は高く十分に普及したが，腹膜透析や移植は一般化していない．2018年度4月の保険改定で，血液透析，腹膜透析，および腎移植を適切にオプション提示していくことが評価されることになった．そうした背景をふまえ，『腹膜透析ハンドブック（2012）』にあらたに腎移植に関する項目を加え，刷新版として上梓することにした．

　巻末には理解を深めるための問題を用意した．本書を読み，実践経験を積みながら回答していくと実力がついていくものと思う．姉妹書『絶対成功する腎不全・PD診療 TRC』もあわせて読んでいただくと，個別の事例で実践がしやすくなるものと考えている．

　本書が，腎不全医療にかかわる医療者の技術向上に役立つことができれば望外の喜びであり，ご協力いただいたすべての方に心より感謝の気持ちを伝えたい．

2018年夏

石橋由孝

目 次

総論 Total renal care ―腎代替療法を柔軟に使い分ける―
………………………………〈衣笠哲史　石橋由孝〉　1

:: 腎代替療法選択上のポイント ……………………………　2

Ⅰ章　腹膜透析

Ⅰ-1 PD の原理 …………………………………〈石橋由孝〉　5

:: PD の原理 ……………………………………………………　5
:: 腹膜の特性 …………………………………………………　6

Ⅰ-2 PD の適応と禁忌 ………………〈丸山之雄　石橋由孝〉　8

:: PD 選択 ………………………………………………………　8
:: PD 困難な症例 ……………………………………………　8
:: PD 困難が想定される場合 ………………………………　10

Ⅰ-3 至適透析の考え方…………………………〈丸山之雄〉　11

:: 至適透析とは ………………………………………………　11

Ⅰ-4 残存腎機能と PD ファースト・インクリメンタル
PD，PD 処方…………………………………〈松尾七重〉　14

:: 残存腎機能（residual renal function：RRF）と
　　PD ファースト ………………………………………………　15
:: RRF 保持のための注意点……………………………………　16
:: インクリメンタル PD ……………………………………　17
:: 透析量の計算方法と評価法 ………………………………　19
:: PD 処方の実際―治療の種類と使い分けの例 ……　23
:: 処方の組み立ての実際とその他のアドバイス ……　25

i

目次

I-5　PD ＋ HD 併用療法 ……………………〈田中基嗣〉　30

:: 適応 ……………………………………………… 30
:: PD ＋ HD 併用療法の課題 …………………… 32
:: 診療のコツ ……………………………………… 33

I-6　PD 透析液の種類 ………………………〈木村朋由〉　35

:: 透析液の種類 …………………………………… 35

I-7　腹膜平衡試験（PET） ………………〈木村朋由〉　39

:: PET とは………………………………………… 39
:: PET 手順………………………………………… 40
:: 結果解析 ………………………………………… 41
:: PET の利用法…………………………………… 42

I-8　PD 透析液の生体適合性 ……………〈北村温美〉　44

:: 正常な腹膜組織 ………………………………… 44
:: 腎不全に伴う腹膜変性 ………………………… 44
:: 腹膜透析特有の腹膜変性 ……………………… 45
:: 生体不適合因子 ………………………………… 45
:: 中性低 GDP 液の効果…………………………… 47
:: 緩衝剤としての乳酸 …………………………… 49

I-9　患者教育・自己管理……………〈高上紀之　上條由佳〉　53

:: 急性疾患と慢性疾患の違い …………………… 53
:: CKD における early referral の重要性 ………… 53
:: 保存期・多職種教育の重要性 ………………… 54
:: 腎代替療法選択に関する情報提供 …………… 55
:: 多職種チームによる教育 multidisciplinary team … 57
:: 患者教育の方法論: 学習 / 記憶理論の重要性 …… 59
:: ISPD 患者教育ガイドラインの要点 …………… 61
:: 当院における多職種外来 ……………………… 65

目次

:::: ツールの利用 ……………………………………… 66

I-10　**PD 導入入院** ……………〈高上紀之　上條由佳〉 68

:::: カンファレンス ……………………………………… 68

I-11　**PD 関連手術（テンコフカテーテル留置・出口部変更術）**
……………………………………〈松本明彦　久米春喜〉 73

I-11-1　**テンコフカテーテル留置** ………………………… 73
:::: 術前に行うこと ……………………………………… 74
:::: 周術期の準備 ………………………………………… 75
:::: 手術手技の実際 ……………………………………… 75
:::: 術後管理，その他 …………………………………… 79

I-11-2　**出口部変更術** …………………………………… 80
:::: 術前に行うこと ……………………………………… 80
:::: 周術期の準備 ………………………………………… 81
:::: 手術手技の実際 ……………………………………… 82
:::: 術後管理，その他 …………………………………… 86

I-12　**在宅診療** …………………………………………… 87

I-12-1　**高齢者 PD と在宅支援～安定した生活のための**
ケアプランの重要性～ …………〈冨田ゆかり〉 87
:::: 高齢 PD 患者の特徴 ………………………………… 87
:::: 在宅支援に必要なアセスメントの方法 …………… 88
:::: 事例紹介 ……………………………………………… 88
:::: 退院に向けての在宅移行の実際 …………………… 92

I-12-2　**システマティックな在宅診療** ………〈武藤真祐〉 95
:::: ICT を活用した取り組み …………………………… 96
:::: 石巻での地域包括ケアの取組み …………………… 98
:::: 運用を通じて問題解決を図る仕組み作りの重要性 … 101

iii

目次

I-13　運動療法 〈渡辺久美〉 102

- 運動の必要性 102
- 腎不全透析患者の運動の効果 102
- 運動の実際 103
- 腹膜透析患者，腎移植患者の運動の工夫 103

I-14　栄養評価 〈伊東　稔　鈴木美帆〉 106

- 腹膜透析患者に特徴的な栄養障害 106
- 栄養評価 108
- 腹膜透析患者の食事摂取基準 111

I-15　腹膜細胞診 〈山本忠司〉 113

- 細胞診の手技 113
- 排液細胞診のポイント 113
- 中皮細胞診のポイント 120

I-16　腹膜組織診 〈北山智草　石橋由孝〉 124

- 正常腹膜組織と PD に伴う変化 124
- 腹膜組織所見と腹膜機能・予後 127
- 腹膜予後の改善を目指して 128
- 腹膜生検における注意点 128

I-17　PD 長期継続への方策 〈衣笠哲史　森　建文〉 130

- 体液管理・残腎機能保持 131
- 腹膜機能の保持 132
- 生体適合性の高い透析液の使用 133
- EPS の予防 133
- 出口部・トンネル感染の予防 134
- 栄養・筋肉量・骨量の保持 134
- 在宅医療の支援 134
- PD + HD 併用療法 135

iv

目次

I-18　MIA 症候群と PD ……………… 〈辻本隆史　石橋由孝〉137

- 定義 ……………………………………………… 137
- 機序 ……………………………………………… 137
- 治療 ……………………………………………… 139
- 一時的な HD への移行 ………………………… 139

I-19　災害時の PD ……………………………… 〈森 建文〉141

- 災害に対して事前にシミュレーションし，
  教育しておく必要がある項目 ………………… 141
- 避難経路と避難先 ……………………………… 142
- 避難時に持ち出すもの ………………………… 142
- 避難先や自宅での腹膜透析方法 ……………… 143
- 食事管理 ………………………………………… 144
- 医療機関や透析メーカーへの連絡 …………… 144
- 薬剤・透析液のストック ……………………… 145
- 地域災害ネットワークなど …………………… 145
- 腹膜透析メーカー連絡 ………………………… 145

I-20　TRC 研修 …………………………………… 〈上條由佳〉147

- TRC とは ………………………………………… 147

I-21　カテーテル出口部・トンネル管理………〈高上紀之〉149

- カテーテル挿入周術期（出口部完成前）のケア … 149
- 維持期（出口部が完成後）のケア …………… 151
- 感染時のケア …………………………………… 153
- 出口部トンネルの観察のポイント …………… 154
- ケアの注意点 …………………………………… 155

I-22　出口部感染 …………………………………〈高上紀之〉157

- 定義と分類 ……………………………………… 157
- 診断 ……………………………………………… 157

v

目次

- 予防 …………………………………………… 159
- 治療 …………………………………………… 160
- 監視培養 ……………………………………… 161

I-23 排液混濁の考え方 ………………〈小野慶介〉162

- 診断 …………………………………………… 162
- 治療 …………………………………………… 165

I-24 PD 関連腹膜炎 ……………………〈小野慶介〉166

- 予防 …………………………………………… 166
- 症状 …………………………………………… 166
- 原因 …………………………………………… 167
- 診察 …………………………………………… 167
- 患者教育 ……………………………………… 168
- 検査 …………………………………………… 169
- 診断基準 ……………………………………… 169
- 治療 …………………………………………… 171
- 抗菌薬の投与期間 …………………………… 178
- 予防 …………………………………………… 178
- 難治／再発／再燃／反復例に対する対処 ……… 179
- カテーテル抜去の適応 ……………………… 179
- カテーテル抜去後の再挿入時期 …………… 180

I-25 抗酸菌性腹膜炎・出口部感染
（結核および非結核性抗酸菌感染症）………〈前田啓造〉182

- 起因菌と頻度 ………………………………… 182
- 抗酸菌性腹膜炎の原因・由来 ……………… 182
- 診断 …………………………………………… 183
- 治療 …………………………………………… 184

vi

目次

I-26 注排液トラブル: カテーテル位置異常・疼痛・
排液不良，機械トラブル……………………〈矢花郁子〉187
- カテーテル位置異常と閉塞 ……………………… 188
- 疼痛や機械トラブル ………………………………… 191

I-27 透析液リーク，ヘルニア……………………〈矢花郁子〉194
- 分類・部位・危険因子 …………………………… 194
- 頻度 ……………………………………………………… 194
- 症状 ……………………………………………………… 195
- 診断 ……………………………………………………… 196
- 予防 ……………………………………………………… 196
- 治療 ……………………………………………………… 197

I-28 横隔膜交通症………………………………………〈楊井朱音〉199
- 診断 ……………………………………………………… 199
- 治療 ……………………………………………………… 200

I-29 体液管理: 食塩の重要性（利尿薬の使い方も含めて）
………………………………………………〈河原崎宏雄〉203
- PD における体液管理の現状と重要性 ………… 203
- 体液管理不良の原因と対応 ……………………… 204

I-30 腹膜透析と CKD-MBD ………〈山田俊輔　鶴屋和彦〉208
- 慢性腎臓病に伴う骨ミネラル代謝異常症
　（CKD–MBD）………………………………………… 208
- PD における CKD-MBD の治療方針 …………… 210
- 日本透析医学会の CKD-MBD ガイドライン …… 215
- PD における CKD-MBD の治療 ………………… 217

vii

目次

I-31 貧血と PD ……………………〈坂口隆志　石橋由孝〉220

I-32 脂質代謝異常と PD …………………………〈楊井朱音〉224
- 診断 ……………………………………………………… 225
- 治療 ……………………………………………………… 225
- 展望 ……………………………………………………… 227

I-33 糖尿病と PD ……………………………〈江里口雅裕〉229
- 糖尿病患者に対する PD の適応（身体面）………… 229
- 血糖コントロール ……………………………………… 230
- 体液コントロール ……………………………………… 231
- PD 関連腹膜炎，カテーテル関連感染症 ………… 231
- 糖尿病合併 PD 患者におけるイコデキストリンの
  有用性と注意点 ……………………………………… 232

I-34 心疾患と PD ……………………〈原田健司　金井英俊〉233
- PD 患者の心不全の原因 ……………………………… 233
- PD 患者の心不全，体液量の評価 ………………… 236
- PD 患者の心不全の治療 ……………………………… 237

I-35 腹部手術既往歴と PD …………………………〈清水英樹〉239
- 腹部手術の既往例への PD 導入 …………………… 239
- PD 患者の腹部手術 …………………………………… 240

I-36 多発性嚢胞腎と PD ……………………………〈内山清貴〉242

I-37 肝疾患と PD …………………………………〈栁 麻衣〉244
- 肝疾患を有する CKD 患者の特徴と HD の問題点 … 244
- 肝疾患を有する患者における PD の特徴 ………… 244

目次

I-38 高安動脈炎（大動脈炎症候群）と PD ……〈内山清貴〉249

- 総論 …………………………………………………………… 249
- 高安動脈炎における腎代替療法選択 ……………………… 250

I-39 被囊性腹膜硬化症（EPS）……〈衣笠哲史　石橋由孝〉252

- 概念 …………………………………………………………… 252
- 発症機序 ……………………………………………………… 252
- EPS 発症に関するリスクファクター …………………… 253
- 診断とステージ分類 ………………………………………… 254
- 治療 …………………………………………………………… 255

II章　腎移植

II-1 腎移植に関する情報提供を適切に行うために
………………………………………………………〈栁 麻衣〉258

- 腎代替療法選択における腎移植 ………………………… 258
- 腎移植の利点，問題点 …………………………………… 259
- 生体腎移植と献腎移植 …………………………………… 259
- ABO 血液型不適合移植 …………………………………… 260
- 腎移植の成績 ……………………………………………… 260
- 腎移植の生命予後 ………………………………………… 261
- 腎移植の医療費 …………………………………………… 262

II-2 生体腎移植の術前評価………………………〈前田啓造〉263

- 生体腎移植ドナーの評価 ………………………………… 263
- 生体腎移植レシピエントの評価 ………………………… 267

II-3 組織適合性検査………………………………〈楊井朱音〉273

- HLA タイピング …………………………………………… 273
- リンパ球クロスマッチ …………………………………… 274
- 抗 HLA 抗体検査 …………………………………………… 276

ix

目次

II-4 先行的腎移植 〈栁 麻衣〉278

- 先行的腎移植のメリット・デメリット 278
- 日本の先行的腎移植の現況 279
- 先行的腎移植のタイミング 279

II-5 腎移植術と周術期管理 〈木下善隆 石川 晃〉281

- 移植用腎採取術（生体） 281
- 生体腎移植術 282

II-6 腎移植における免疫抑制薬 〈内山清貴〉287

- 背景 287
- 導入療法（induction therapy） 288
- 維持療法（maintenance therapy） 289

II-7 拒絶反応と Banff 分類 〈内山清貴〉295

- Banff 分類 296
- T 細胞性拒絶 296
- 抗体関連型拒絶 300
- 脱感作療法 303

II-8 腎移植レシピエントのフォロー 〈小野慶介〉305

- 内科的管理 305
- 感染症 311
- ワクチン接種について 316
- 移植後腎炎 316
- 悪性腫瘍 317
- 妊娠 319

目次

II-9 生体腎移植におけるドナーフォローの重要性
〈楊井朱音〉321

- 生命予後 ……………………………………………………………… 322
- 腎予後と蛋白尿 …………………………………………………… 322
- 高血圧 ………………………………………………………………… 323
- 糖尿病 ………………………………………………………………… 323
- 肥満 …………………………………………………………………… 323
- CVD の予防 ………………………………………………………… 324
- 精神心理面と QOL ……………………………………………… 324

II-10 献腎移植 ……………………………………………〈柳 麻衣〉327

- 献腎移植の現況 …………………………………………………… 327
- 献腎移植の成績 …………………………………………………… 328
- 献腎移植登録 ……………………………………………………… 328
- 献腎移植におけるレシピエントの選択基準 ……… 329
- 献腎移植の流れ …………………………………………………… 330
- 臓器提供を増やすには ………………………………………… 330

問題 …………………………………………………………………………… 332

索引 …………………………………………………………………………… 335

総論　Total renal care
―腎代替療法を柔軟に使い分ける―

• POINT •
- 腎代替療法には，血液透析（HD），腹膜透析（PD），腎移植がある．これに加え最近では，PD + HD 併用療法が保険適用となり普及している．
- 腎代替療法はそれぞれ特有の利点・問題点を有しており，使い分けが重要である．

　Total renal care（包括的腎不全ケア）とは，保存期においては腎機能保持のために最善の治療を行いつつ，将来的に腎不全が与える身体的および社会生活的な影響を患者および支援者が十分に理解し，自己管理や意思決定に必要な知識を習得し，実践できるように支援する．末期腎不全に至った後は各腎代替療法の特質を十分に医療者が理解し，特定の療法に固執することなく，患者にとって最適な腎代替療法を提供しようとする総合的なケアのあり方を指す（図1）．そのようなケアを通じ，患者が腎疾患を抱えながら，充実した人生（腎不全ライフ）を送れるようにするこ

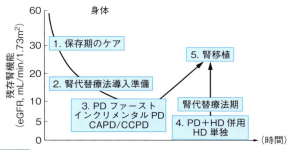

図1　Total renal care（包括的腎不全ケア）（文献1より改変）

序章

とを目的とする．患者の人生において患者を取り巻く環境，また患者のニーズ・重視する価値は常に変化している．患者と十分なコミュニケーションをとり，医学的・生物学的側面のみならず，社会的あるいは精神的側面も考慮し，また患者のニーズ・希望を把握した上で最適な治療を選択していくことが求められる（表1）．

腎代替療法選択上のポイント

- 一般的に，腎代替療法導入後も仕事を続けたい患者にはPDや移植が適している．特にPDは患者自身による自己管理が治療の質を左右するため，保存期腎不全教育が非常に重要である（Ⅰ-9，p.54参照）．HDにおいても自己管理は重要であるが，PDに比し大きな透析量が得られ，体液過剰，電解質異常に対する対処もより容易であることから，自己管理の比重はPDよりも小さい．このため，自己管理の苦手・困難な患者，認知機能の低下した患者などはPDよりHDが望ましい．移植では術後免疫抑制薬の内服コンプライアンスが必須である．

- 高齢で就労していない患者，夜間透析などで仕事が続けられる環境にある患者はHDが良い選択肢である．

- 腎代替療法として最初にPDを選択し，適切な時期にHDに移行するほうが，HDを先に導入する場合に比べ予後が良いことが知られる（PDファースト）[2]．またPDは血行動態上の大きな変化をきたさないことから，HDよりも循環器疾患患者に適しているとの意見もある．しかし，これらはあくまで自己管理を通じて適切な食塩制限・体液管理を行うことが前提と考えられ，自己管理が不十分であればかえって予後を悪くする可能性がある．

- PDファーストの概念やPD＋HD併用療法，さらに移植への移行などに代表されるように，腎代替療法は互いに競合するものではなく，互いに補完しあう療法である．同じ患者であっても，時と共にその時点における最適な腎代替療法は変化するため，長期にわたる視点を常にもち，柔軟に療法選択を行うことが重要である（図2）．

総論　Total renal care

表1　腎代替療法の比較

modality	血液透析 (HD) 外来HD	在宅HD	腹膜透析 (PD)	PD + HD併用療法	腎移植
利点	わが国では国際的にみても医療の水準が高く、医療者の習熟度も高い。PDに比しっかりした透析量が得られ、高度の体液過剰・電解質異常に対応可能。 施設間格差が小さく、全国どこでも一定水準の透析が受けられる。	プライバシーを確保できる。通院が不要。	残存腎機能 (RRF) の保持に優れる。	QOLの高さと十分な透析・除水が両立可能。PD単独に比し、安全に長期間続けられる可能性が高い。	生命予後が最も良く、QOLも最も高い。 (献腎移植) ドナーとのトラブルがない。 (生体腎移植) 腎生着率が高い。
QOL	頻回の治療が必要で拘束時間が長い。透析による症状で活動できない患者も多い。	高い	QOLが高い。拘束時間が短い (特に APD 使用時)。	比較的高い	QOLが高い。拘束時間がほとんどない。健常人と変わらない生活ができる。
自己管理の必要性	比較的低い	高い	比較的低い	比較的高い	比較的低い
医療費	最も高額	最も高額	比較的低額	高額	最も低額
共通の問題点	心血管合併症。易感染性。				
特有の問題点	費用が高額。 シャントトラブル プライバシーが確保し難い。	対応できる施設が少ない。患者自身による合併症・急変に対する対処が必要。	医師の知識・経験不足。患者数が少ない。RRF依存でいるところが大きい。腹膜炎・出口部感染。長期治療による被嚢性腹膜硬化症のリスクが十分に証明されていない。	シャントトラブル	内科医の知識・経験不足。患者が説明を受けていない。拒絶反応などのリスク、感染症のリスクが最も高い。 (献腎移植) 臓器不足：ドナー希望者が少ない。法律の問題。登録にあぶれかねる。 (生体腎移植) 若年ドナーの腎機能の問題。ドナーとの人間関係のトラブル (特に夫婦、兄弟間)。

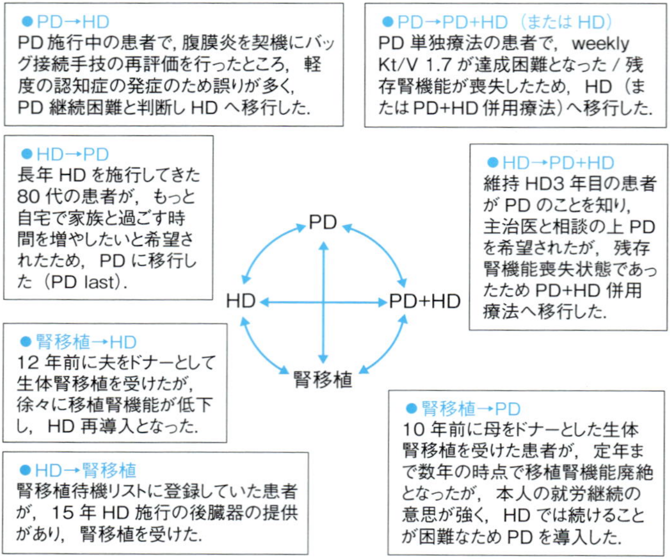

序章

● PD→HD
PD 施行中の患者で，腹膜炎を契機にバッグ接続手技の再評価を行ったところ，軽度の認知症の発症のため誤りが多く，PD 継続困難と判断し HD へ移行した．

● PD→PD+HD（または HD）
PD 単独療法の患者で，weekly Kt/V 1.7 が達成困難となった／残存腎機能が喪失したため，HD（または PD+HD 併用療法）へ移行した．

● HD→PD
長年 HD を施行してきた 80 代の患者が，もっと自宅で家族と過ごす時間を増やしたいと希望されたため，PD に移行した（PD last）．

● HD→PD+HD
維持 HD 3 年目の患者が PD のことを知り，主治医と相談の上 PD を希望されたが，残存腎機能喪失状態であったため PD+HD 併用療法へ移行した．

● 腎移植→HD
12 年前に夫をドナーとして生体腎移植を受けたが，徐々に移植腎機能が低下し，HD 再導入となった．

● 腎移植→PD
10 年前に母をドナーとした生体腎移植を受けた患者が，定年まで数年の時点で移植腎機能廃絶となったが，本人の就労継続の意思が強く，HD では続けることが困難なため PD を導入した．

● HD→腎移植
腎移植待機リストに登録していた患者が，15 年 HD 施行の後臓器の提供があり，腎移植を受けた．

PD

HD ⟷ PD+HD

腎移植

図2 患者にとって最適な腎代替療法は時間の経過と共に変わり得る

当院では…
PD において患者教育は自己管理を確立する上で重要であるが，疾患ライフの受容段階が進みにくい患者が存在する．このような患者は，自己管理上に困難がある．生活上の何らかの問題（生いたち，自我・価値形成，家族との人間関係や，経済的問題，親や配偶者の介護による負担など）を抱えているケースがあり，家族との面談や，適切な社会的サービスの利用を促すことで自己管理を改善させる場合がある．このため，ライフプロセスや生活背景の情報が非常に有用である．

■文献
1) Mendelssohn DC. Perit Dial Int. 2002; 22: 5-8.
2) Van Biesen W, et al. J Am Soc Nephrol. 2000; 11: 116-25.

（衣笠哲史　石橋由孝）

I-1 PDの原理

•POINT•
- PDは，カテーテルを介して腹腔に透析液を注入し一定時間貯留後に，腹膜を生体の半透膜として利用する血液浄化療法である．
- 腹膜毛細血管と腹腔に貯留した透析液の間での溶質の移送を利用している．
- 溶質移動を規定している因子は，浸透と拡散である．

PDの原理

1) 浸透

腹膜毛細血管と腹膜透析液の間の溶質の濃度勾配による分子の移動を原理とする．フランスのHenri Dutrochet（1776〜1846）が考案者とされる．半透膜間の溶質濃度の差異が大きいと浸透圧差を生じ，水の移動に影響する．小分子による浸透圧差を晶質浸透圧といい，大分子による浸透圧差を膠質浸透圧という．PDにおける除水の原理となる（図1）．

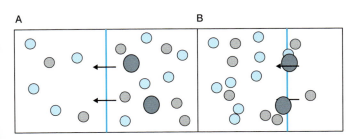

図1 浸透

I章 腹膜透析

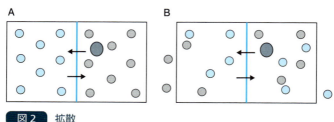

図2 拡散

2）拡散

腎不全のために蓄積しやすい尿素，クレアチニン，カリウムなどは血液から透析液側に拡散しカルシウムなどの不足しやすい分子は透析液側から血液側に拡散する．Thomas Graham（Scotland, 1805～1869）が考案者とされる（図2）．

浸透により溶質の濃度も変化するため，両者がダイナミックにかかわっている．

腹膜の特性

浸透と拡散の原理で透析が行われる．腹膜の解剖生理についての理解は必要である（図3，およびI -16, p.124）．

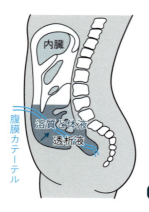

図3 腹膜の機能解剖

I -1. PD の原理

1）形態的特性

腹膜は横隔膜下面，腹壁，骨盤腔を覆う壁側腹膜と腹腔内臓器の表面を覆う臓側腹膜からなり，リンパ管，血管，中皮細胞などが分布する生体半透膜である．腹膜の面積は体表面積と同等かそれ以上（成人で 1.7 ～ 2.0m^2），厚さは 50 ～ 150 μm である．

2）機能的特性

- 腹膜は半透膜であり，溶質と水分の移動は浸透と拡散により生じる．
- PD は長時間（夜間のみ，24 時間など処方メニューによる）連続して緩やかに透析を行うため水分や溶質などの体内変動は少ない．よって循環動態に与える影響が少なく，短期的には心血管への負担も少ない．腎代替療法における PD の位置づけについては総論（p.1）に示した．

■文献

1) Dobbie JW, et al. Am J Kidney Dis. 1990; 15: 97.
2) 2009 JSDT Guideline for Peritoneal Dialysis, 透析会誌. 2009; 42: 285.
3) 富野康日己, 編. よくわかる APD 療法　改訂版. 東京: 医療ジャーナル社; 2002.
4) 川口良人, 他, 監修. 腹膜透析入門—これで安心！PD ライフ. 東京: 東京医学社; 2008.

（石橋由孝）

I章　腹膜透析

I-2 PD の適応と禁忌

• POINT •
- PD が禁忌となる身体的合併症はまれである.
- 若年者においては自己管理能力を高める視点, 医療依存度の高い患者においては, 能力を尊重しつつもできなくなっていくことを支える視点を持つことができれば, PD は可能である.

PD 選択

　療法選択は, 医療者からの医学的説明と患者家族の価値や嗜好などを踏まえて合意形成を行い (informed will), 最終的に決定していくプロセスを経る (informed consent) (図 1). PD の選択においても, 生活スタイルに合う, 人生の方向性を支えやすい, 人生の終末期を在宅で過ごしたい (支援したい) など選択の理由はひとそれぞれである.

PD 困難な症例

　実際に PD そのものが困難と考えられる状況は, 「広範な腹部手術や炎症性疾患による癒着のため腹腔内のスペースが確保できない場合」くらいであろう. 開腹手術の既往のみでは禁忌にはならない (I-11, p.73 参照).

　ほかには以下の要因が想定される.

1) 腰痛
　腰痛は透析液を腹腔内貯留した際に悪化することが多いが, 1回停滞量の減量や APD など PD 処方の工夫で改善することもある.

8 ｜ [JCOPY] 498-22442

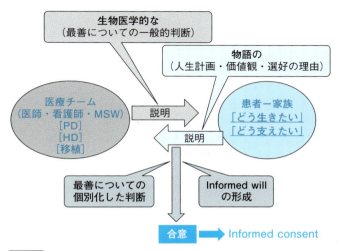

図1 Shared Decision Making 〜Share する内容〜
(清水哲郎. 本人・家族の意志決定を支える. 医療と社会. 2015; 25: 42 を元に作成)

2) ヘルニアの既往

腹腔内圧上昇により,PD 導入後に特に既往例に顕在化することがある.手術療法を要することが多い.

3) 胃瘻,小腸瘻,人工肛門,回腸導管

PD 関連腹膜炎のリスクが高くなる可能性がある.

4) 慢性閉塞性肺疾患

肺活量を十分に保てず,一定量以上の透析液貯留に耐えられないことがある.

5) 重度の大腸憩室症

腸管からの細菌のトランスロケーションにより,PD 関連腹膜炎のリスクが高く,腸管穿孔を起こす可能性もあるため,PD 導

I章　腹膜透析

入前に大腸内視鏡検査で確認しておくことが望ましい．適切な排便管理が重要である．

6）高度肥満

肥満そのものへの介入や出口部を下腹部とした場合に観察困難となる可能性についての配慮が必要となる．出口部を上腹部カテーテル（upper abdominal exit-site: UAE）や前胸部カテーテル（バスタブカテーテル）とすることが有効となる可能性がある．

PD 困難が想定される場合

1）身体的理由

PD 不成功の理由として腹膜炎と体液管理不良が多い．いずれも自己管理に起因する要因が大きいが，腹膜炎については内因性の要因が存在するため注意が必要である．具体的には，胆石・胆嚢炎の既往，憩室炎を繰り返す例，腹部血管の動脈硬化が高度な症例などである．他には，栄養状態不良例は，malnutrition inflammation syndrome をきたしやすく，その状態では腹膜血管の透過性亢進から悪循環をきたしやすいため留意が必要である．

2）心理社会的理由

心理面についての詳細は姉妹本に譲る．治療への主体的な関与が必要となる療法であるが故に，主体的な状態を引き出せないと継続が困難となりやすい．社会的要因としては，要支援患者の場合に，本人のみならず支援者の負担のない形での維持〔I-12（在宅診療，p.87）参照，文献3参照〕とならない限り，安定した継続は困難となるであろう．

■文献

1) Chaudhary K, et al. Clin J Am Soc Nephrol. 2011; 6: 447-56.
2) 清水哲郎，他．臨床倫理ベーシックレッスン．日本看護協会出版会．2012.
3) 清水哲郎．高齢者の療法選択．In: 石橋由孝，監修・編著．絶対成功する腎不全・PD 診療 TRC．東京：中外医学社；2016. p.127

〈丸山之雄　石橋由孝〉

I-3. 至適透析の考え方

I-3 至適透析の考え方

● POINT ●

- 至適透析とは「溶質除去と体液量維持」を適切化すること を前提として貧血，栄養状態，骨代謝が適切に保たれてい る状態である．定期的な評価が必要である．
- 溶質除去の指標には，週当たりの尿素 Kt/V とクレアチニ ンクリアランス Ccr を用い，腹膜と残腎を合わせた総 Kt/ V > 1.7 の維持を目標とする．
- 体液量管理には，摂取量と排泄量のバランスの結果，適切 に管理していくという視点が重要である．
- 腎不全症候や低栄養が出現する場合には，溶質除去の見直 しや体液量の再評価，そのうえで処方変更などを検討する 必要がある．

至適透析とは

1) 至適透析

　腎不全病態において，PD と残存腎機能と合わせて，「適切な 老廃物などの溶質の除去」と「適切な体液量を維持できる体液の 除去」を達成し，なおかつ臨床症状として腎不全症状を呈さず， 快適な日常を送れる QOL の実現が達成されている状況を「至適 透析」という．

2) 溶質除去

　PD と残存腎機能のそれぞれの Kt/V の総和を総 Kt/V とし， 週当たりの総尿素 Kt/V と残存腎機能を反映するクレアチニン クリアランス（Ccr）で評価する．大規模臨床研究の報告による 週総 Kt/V > 1.7 の確保が望ましいが，残存腎機能が低下すると

Ⅰ章　腹膜透析

Ccr との著明な低下が認められることに留意する．また，至適透析量の設定は若年～壮年層を対象にした結果であり，合併症の多い高齢患者にそのまま適応できるものではない．

1990 年代にカナダと米国で行われた新規 PD 導入症例を対象とした前向きコホート研究である CANUSA 研究[1] では，総 Kt/V と総 Weekly Ccr が低いほど，生命予後が悪化したため，当時は総 Kt/V 2.0 以上，総 Weekly Ccr 60mL/min/1.73m^2 以上の溶質除去が推奨されていた．しかし，CANUSA 研究の再解析[2] では，溶質除去能の総和でなく，残存腎機能が生命予後を規定していることが判明した．メキシコで行われた RCT である ADEMEX 研究[3] では，対照群と腹膜透析処方を増やした介入群での死亡に差はなく，透析量の増加は生命予後を改善しなかった．香港で行われた RCT である Hong Kong study[4] では，総 Kt/V 1.7 未満，1.7 ～ 2.0，2.0 以上の 3 群の比較では生存に有意差はなかったものの，医師判断による PD からの離脱は 1.7 未満群に多く，総 Kt/V は 1.7 以上必要であると結論づけられた．一方で，無尿 APD 患者を対象とした EAPOS 研究[5] では，PD Kt/V が 1.67 未満の群で死亡率が高かった．以上の臨床エビデンスから，National Kidney Foundation-Dialysis Outcome Quality Initiative（K/DOQI）のガイドライン[6] では総 Kt/V の目標値が 1.7 に下方修正され，Weekly Ccr の記載はなくなった．本邦の PD 患者でも，『腹膜透析ガイドライン』[7] の総 Kt/V 目標値も 1.7 となっている．しかしながら，残存腎機能が低下すると Ccr との著明な低下が認められることはよく経験され，残存腎機能低下と予後との関連は強いことから，Kt/V を過信することには慎重になることが望ましい．

3）体液量管理

炎症などのない状態の安定した PD 患者においては，健常者と同様に，正味の体重は一定である．摂取量と排泄量が常にバランスされている場合には，体液量が過剰にも過小にもならない．このバランスを維持することが体液量管理である．詳細は，体液管

理の項（I-29, p.203）を参照されたい.

4) 透析不足の臨床徴候

上記の「適切な溶質除去」と「適切な体液量維持」が達成され
ていたとしても，尿毒症管理が不十分な場合，常に体液量過剰の
可能性を疑い，是正する．一時的に血液透析を行い状態をリセッ
トすることも積極的に考慮してよい．そのうえでもなお，食思不
振，栄養状態の悪化，エリスロポエチン低反応性，薬剤抵抗性高
血圧，レストレスレッグ症候群が持続する場合には，透析処方の
再考，さらにはHDの併用やHDへの完全移行といった他の治
療法への変更を検討する必要がある.

■文献
1) Canada-USA（CANUSA）Peritoneal Dialysis Study Group. J Am Soc Nephrol. 1996; 7: 198-207.
2) Bargman JM, et al. J Am Soc Nephrol. 2001; 12: 2158-62.
3) Paniagua R, et al. J Am Soc Nephrol. 2002; 13: 1307-20.
4) Lo WK, et al. Kidney Int. 2003; 64: 649-56.
5) Brown EA, et al. J Am Soc Nephrol. 2003; 14: 2948-57.
6) Peritoneal Dialysis Adequacy Work Group. Am J Kidney Dis. 2006; 48 (Suppl 1): S103-16.
7) 日本透析医学会. 腹膜透析ガイドライン. 透析会誌. 2009; 42: 285-315.

〈丸山之雄〉

I章　腹膜透析

I-4 残存腎機能とPDファースト・インクリメンタルPD, PD処方

●POINT●

- 残存腎機能（residual renal function：RRF）は，PD患者の重要な生命予後規定因子である．PD導入後もRRF保持に努めることが，良好なPDライフにつながる．

- RRFはPDに比べ中分子以上の尿毒素排泄に優れ，RRFが低下するとβ_2ミクログロブリンに代表される中分子物質の血清濃度が上昇する．

- PDファーストとは，RRF保持に優れ，QOLや社会生活に影響の少ないPDで透析療法を開始しようという考え方である．RRFが保たれている導入後早期はHD以上の生命予後が期待できる．

- インクリメンタルPDとは，RRFが保持された導入初期は少ないPDバッグ処方で腎代替療法を開始し，RRFの低下の程度に応じて透析量を上乗せしていく段階的腹膜透析導入法である．

- 特に高齢者では，1日1〜2バッグ交換で十分である場合が多く，インクリメンタルPDのメリットが大きい．

- PD処方にはCAPD（continuous ambulatory peritoneal dialysis：持続携行式腹膜透析）とAPD（automated peritoneal dialysis：自動腹膜透析）を用いた方法に大別され，生活様式を考慮したテーラーメイド処方が可能である．

- 個々の患者に合わせたPD処方を考える際，腹膜平衡試験（peritoneal equilibration test：PET）が参考となる．

- PDとRRFを合わせたKt/Vとして1.7を維持するよう，定期的にPD処方を見直す．

- RRF低下により，PD単独では至適透析を達成できなくなった際は，PD＋HD併用療法やHD単独療法へのモダリティ変更を検討する．

14

残存腎機能（residual renal function：RRF）とPDファースト

RRFはHD患者でもPD患者でも生命予後と相関することが報告されている[1,2]．HD患者とPD患者の生命予後を比較した大規模研究では，最近では腎代替療法導入初期ではPDの生命予後が優れ，約3年を境に優位性がなくなるという報告が多い[3~5]．これはまさにRRFが保持されている期間の優位性を示唆していると考えられる．このように生命予後に関わるRRFを，PDはHDよりも良好に保持することが報告されおり[6]，その機序としてPDはHDと比較し緩徐な透析であり，血行動態に対する影響が少なく，虚血による腎障害のリスクを最小限にできることがあげられている．RRFを有する透析導入期はPDで開始し，RRFをできるだけ保持してHD移行後の予後良好（integrated care）を期待するのがPDファーストの考え方である（図1）[7,8]．したがって，至適透析量を確保し，良好な予後を得るために，RRF保持はきわめて重要なポイントとなる．

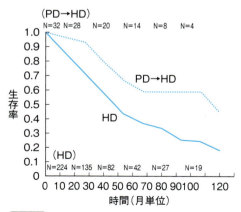

図1 PDファーストの優位性（文献7より）

Ⅰ章　腹膜透析

■ RRF 保持のための注意点

1）PD 処方による違い

CAPD（continuous ambulatory peritoneal dialysis: 持続携行式腹膜透析）のほうが，APD（automated peritoneal dialysis: 自動腹膜透析）を用いた NPD（nocturnal/nightly PD）や CCPD（continuous cyclic PD）と比較して RRF を保持しやすいという報告もあるが[9]，差がないとする報告もある[10]．社会復帰の観点から，患者の希望する生活スタイルに応じて NPD や CCPD を選択する際，RRF が保持されている期間は，APD での高濃度ブドウ糖液による過除水に注意する．インクリメンタル PD における 3 バッグ交換と 4 バッグ交換では，RRF の変化に差はなかったと報告されている[11]．

2）アンギオテンシン変換酵素阻害薬（ACEI），アンギオテンシン受容体拮抗薬（ARB），カルシウム拮抗薬（CCB）

高血圧，蛋白尿が多い患者では RRF 低下をきたしやすく[6]，長期の ACEI，ARB の使用が RRF 保持に有効であると報告されている[12]．この他，Ca 拮抗薬も同様の効果が報告されている[13]．2009 年版腹膜透析ガイドラインでも，ACE 阻害薬または ARB の使用が推奨されている[14]．

3）体液過剰を避ける

体液過剰は RRF 低下のリスクであるため[15]，適切な塩分制限を指導する．

4）脱水を避ける

過除水も RRF 低下の危険因子となり得るとされている[6]．

5）蛋白制限

RRF 保持効果の報告があるが[16]，そもそも日本の PD 患者の推定蛋白摂取量は 0.9g/kg/日と欧米に比較し少ないことが判明

している[14].

6) 腎毒性薬剤を避ける

アミノグリコシド系抗菌薬，CT 造影剤などを使用する場合には必要最小限に止める．しかし，アミノグリコシド短期使用では必ずしも RRF は低下せず[17]，また適切な補液がなされれば CT 造影剤も長期的には問題とならない，との報告がある[18].

7) PD 液の種類

中性低ブドウ糖分解産物の PD 液は，RCT で RRF に対する有効性が否定されたが[19]，新規の重炭酸 PD 液のエビデンスはまだない．イコデキストリンは，過除水による RRF 低下リスクが懸念されたが，糖尿病患者においては体液管理を改善し，ブドウ糖透析液と比較して RRF 低下速度は同等と報告された[20]．体液過剰による RRF 低下リスクと相殺された可能性はある．

8) その他

炎症や心血管疾患による循環不全は，RRF 低下のリスクとなるため，PD 腹膜炎や心血管疾患を起こさないように留意することが重要である．

インクリメンタル PD（図 2）

インクリメンタル PD は，PD ファーストの利点を活かす治療方法である．PD 導入期に必要最低限の透析量で開始し，RRF 低下に伴って透析量を漸増する方法である．インクリメンタル PD のメリットとして，より QOL がいい（ライフスタイルの維持に優れる），腹膜炎のエピソードが少ない，ブドウ糖曝露が少ない，費用の面で優れる，といったことがあげられる．特に assisted PD（I-12，p.87 参照）や高齢者ではメリットが大きい．当院の検討では，75 歳以上の患者の 90％が，導入後 1 年間 1 ～ 2 バッグ交換で維持可能であった（図 3）[21]．74 歳以下の患者では，1 年後まで 2 バッグが可能であったのは 25％のみであっ

I章 腹膜透析

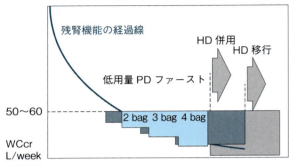

図2 段階的透析導入 Incremental Therapy

患者さんのライフスタイルに合わせて設定する
働いているひとではAPDも

例1： バッグフリー　　　1.5%2L　1.5%2L
　　　6時　　　　18時　23時　　　6時

例2： 1.5%2L　1.5%2L　　　バッグフリー

図3 導入期のPDメニューの例

たが，多くが3バッグで適正透析を達成できていた（図4）．したがって，社会背景などから4バッグ以上の交換が困難な症例にも，低頻度でPDを始め，場合によっては必要に応じて間欠的HDを併用するなど，患者の社会背景やQOLに配慮した柔軟な腎代替療法が提供できる可能性があり，選択肢の1つと成りうると考えられる．一方で，インクリメンタルPDは，RRFに依存する方法であるため，定期的にPDとRRFの透析量を評価し（計算方法は下記を参照），Kt/Vが1.7を下回らないようにPD処方を増やしていく必要がある．また，Kt/Vのデータだけではなく，患者の臨床症状（restless leg syndrome やかゆみなど），

I-4. 残存腎機能とPDファースト・インクリメンタルPD，PD処方

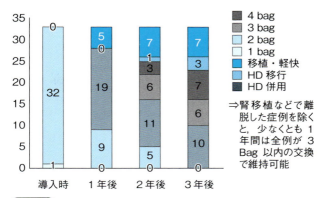

図4　慈恵医大における74歳以下の症例33名の低頻度PDの転帰（丹野らの検討より抜粋）

⇒腎移植などで離脱した症例を除くと，少なくとも1年間は全例が3Bag以内の交換で維持可能

リンのコントロールなども参考に，PD処方を調整し，無理に低用量を継続することがないように心がける．ただし，筋肉量が少なく，経口摂取量も少ない超高齢者（90歳以上など）に対しては，Kt/Vが達成されていなくても全身状態が良好であれば，低用量PDを継続することも検討される．

透析量の計算方法と評価法

1）溶質除去

Kt/Vとweekly Ccrがあるが，Kt/Vの方が予後によく相関するため，最近ではKt/Vが汎用される．Kt/Vとweekly Ccrの計算式を図5，6に示す．

至適透析（I-3, p.11参照）の考え方にも述べられている通り，生命予後を規定する因子はRRFのKt/Vであり，PDのKt/Vのみ増やしても生命予後を規定しなかった．ただし，無尿のPD患者の検討では，PDのKt/Vは少なくとも1.7未満で生命予後不良であったことから（図7）[22]，各国のガイドラインで総Kt/Vの目標は1.7を推奨値と設定され，わが国のガイドラインも踏襲している[14]．小分子である尿素窒素（分子量60）の除去

I章　腹膜透析

A. PD Kt/V

$$PD\ UN\ 排泄量[mg/\ 日]=\frac{PD\ 排液\ UN\ 濃度[mg/dL]\times PD\ 排液量[mL/\ 日]}{100}$$

$$PD\ UN\ クリアランス[mL/\ 日]=\frac{PD\ UN\ 排液量[mg/\ 日]}{血中\ UN\ 濃度[mg/dL]}\times 100$$

$$PD\ Kt/V[/\ 週]=\frac{PD\ UN\ クリアランス[mL/\ 日]}{体液量[L]}\times\frac{7}{1,000}$$

$$=\frac{PD\ 排液\ UN\ 濃度[mg/dL]\times PD\ 排液量[mL/\ 日]}{血中\ UN\ 濃度[mg/dL]\times\ 体液量[L]}\times\frac{7}{1,000}$$

B. 腎 Kt/V

$$腎\ UN\ 排泄量[mg/\ 日]=\frac{尿中\ UN\ 濃度[mg/dL]\times 1\ 日尿量[mL/\ 日]}{100}$$

$$腎\ UN\ クリアランス[mL/\ 日]=\frac{腎\ UN\ 排泄量[mg/\ 日]}{血中\ UN\ 濃度[mg/dL]}\times 100$$

$$腎\ Kt/V[/\ 週]=\frac{腎\ UN\ クリアランス[mL/\ 日]}{体液量[L]}\times\frac{7}{1,000}$$

$$=\frac{尿中\ UN\ 濃度[mg/dL]\times 1\ 日尿量[mL/\ 日]}{血中\ UN\ 濃度[mg/dL]\times\ 体液量[L]}\times\frac{7}{1,000}$$

C. 総 Kt/V　総 Kt/V[/ 週]＝PD Kt/V[/ 週]＋腎 Kt/V[/ 週]

注1）PD UN 排泄量については，1 交換（1 パック）ごとに UN 濃度と PD 排液量を乗じて算出することが多いですが，当施設では，1 日分の排液全量を 1 つの容器に集め，この溶液中の UN 濃度と溶液量から 1 日当たりの総除去量を算出しています.

注2）体液量の算出について，腹膜透析ガイドラインでは身長と体重から Hume と Weyers の式[2]，もしくは Watson と Watson の式[3]が紹介されていますが，当施設では，これらを簡略化し，体重 ×0.58[L]で算出しています.

図5　Kt/V の計算方法

量（Kt/V）のみでは評価できない溶質の除去，すなわち中分子以上の尿毒素は，RRF で主に除去され，PD では除去効率が悪く，RRF 低下で蓄積する．代表的な中分子尿毒症物質である β_2 ミクログロブリン（MG）（分子量 11800）は，RRF 低下で著明に増加し，HD 患者でも PD 患者でも生命予後と関連することが報告されている[23～25]．そのため，RRF 低下により，血清 β_2MG $> 30\,\mu g/L$ が持続する際にも溶質除去不足と判断し，HD 併用などのモダリティ変更を検討している．その他にも，ESA（赤血球生成促進剤）抵抗性貧血，ムズムズ足，難治性の高リン血症，栄養障害，

I-4. 残存腎機能と PD ファースト・インクリメンタル PD，PD 処方

A. PD WCcr

$$PD\ WCcr[L/週/1.73\ m^2] = \frac{PD排液Cr濃度[mg/dL] \times PD排液量[mL/日] \times 7}{血中Cr濃度[mg/dL] \times 1,000} \times \frac{1.73}{BSA[m^2]}$$

B. 腎 WCcr

$$腎WCcr[mL/日] = \frac{尿中Cr濃度[mg/dL] \times 1日尿量[mL/日]}{血中Cr濃度[mg/dL]}$$

$$腎W_{un}[mL/日] = \frac{尿中UN濃度[mg/dL] \times 1日尿量[mL/日]}{血中UN濃度[mg/dL]}$$

$$腎WCcr[L/週/1.73\ m^2] = [腎WCcr[mL/日] + 腎W_{un}[mL/日]] \div 2 \times \frac{7}{1,000} \times \frac{1.73}{BSA[m^2]}$$

C. 総WCcr[L/週/1.73 m²] = PD WCcr[mL/週/1.73 m²] + 腎WCcr[mL/週/1.73 m²]

注1) PD UN 排泄量については、1 交換（1 パック）ごとに UN 濃度と PD 排液量を乗じて算出することが多いですが、当施設では、1 日分の排液全量を 1 つの容器に集め、この溶液中の UN 濃度と溶液量から、1 日当たりの総除去量を算出しています。

注2) 体表面積 BSA[m²]=0.007184× 身長 [cm]$^{0.725}$× 体重 [kg]$^{0.425}$

注3) 腎 WCcr については、腹膜透析ガイドラインではクレアチニンクリアランスのみを用いていますが、末期腎不全では尿細管からのクレアチニン分泌が無視できないため、当施設ではクレアチニンクリアランスと尿素窒素クリアランスの平均値として算出しています。

図 6 weekly CCr の計算方法

I章 腹膜透析

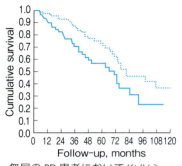
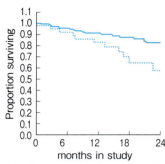

無尿のPD患者においてKt/V ≥ 1.67実線の患者群でKt/V < 1.67の太点線の患者群より生命予後が良好．（文献22より抜粋改変）

無尿のPD患者において，PD除水量 ≥ 750mL/day実践の患者群でPD除水量 < 750mL/dayの破線の患者群より生命予後が良好．（文献28より抜粋改変）

図7 無尿のPD患者での溶質除去・体液管理の下限の設定

慢性炎症，左室肥大，QOLの低下などの症状は，透析不足の症状でありうる．

2）体液管理

　PD患者では，RRFが保持されている間は適正な体液管理を達成しやすいが，ひとたびRRFが低下すると，体液過剰の状態になりやすい．日本のPD患者の実に30％が体液過剰状態であったと報告され，臨床的に水分過剰の患者は適正水分の患者より高い収縮期および平均血圧であり，CTRおよびhANP（＝心臓過負荷）も有意に高いと報告されている[26]．降圧薬を複数必要とする場合には体液過剰を疑い，減塩の見直しと目標PD除水量の再設定が必要である．また，体液過剰は腹膜透過性を亢進させ[27]，PD継続そのものを困難にする可能性がある．無尿のAPD患者を観察した研究において，1日のPD除水量（ultrafiltration：UF）が750mL/day以上の患者群は，750mL/day未満の患者群に比べ生命予後が良好であったと報告されている（図7右）[28]．すなわ

ち，無尿のPD患者のPD除水のターゲットは750mL/day以上とすることが望ましい．これはPDからの塩分除去約5〜6gに相当し，RRF減少後は塩分排泄のためにPD除水を増加させる必要が出てくることとなる．推定塩分摂取量は，蓄尿検査中の塩分排泄量とPD除水量1Lあたり約7.5gの塩分除去（APDなどでは過大評価の可能性もあり）から推測することができるため，定期的に減塩指導を行うことが重要である．

PD処方の実際―治療の種類（図8）と使い分けの例（図9）

1) CAPD（continuous ambulatory peritoneal dialysis: 持続携行式腹膜透析）

ツインバッグを用いて，通常1日4回の透析液交換を手動で行い，24時間持続的に透析を行う方法．方法・操作は簡便であるが，透析液交換の際に各30分程度を要する．PDの古典的かつ基本的な治療法であり，すべての患者がツインバッグの使用法を習得することが望ましい．また，災害時にも柔軟な対応が可能で

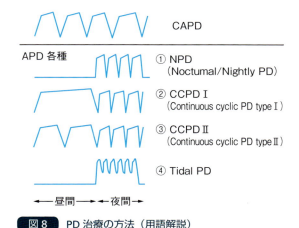

図8 PD治療の方法（用語解説）
（細谷龍男，監．横山啓太郎，編．腹膜透析療法マニュアル．東京: 東京医学社; 2011）

I章 腹膜透析

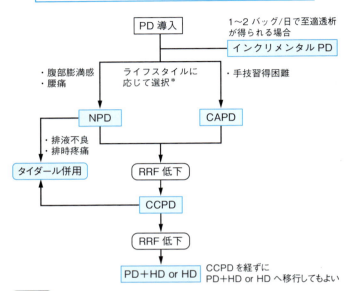

図9 各PD治療の使い分けの例

ある．前述のように，1～3バッグから開始する場合もある．

2) APD (automated peritoneal dialysis: 自動腹膜透析)

自動腹膜透析装置（サイクラー）を用いて透析液交換を行う方法．近年，先進国を中心に普及している．以下の2つの方法に大別される．

① NPD (nocturnal /nightly peritoneal dialysis: 夜間腹膜透析)

夜間のみサイクラーを用いて3～6回の交換を行う方法．日中は透析を行わないため，身体活動に支障がないのが最大の利点である．したがって，物理的合併症（ヘルニア，リーク，腰痛）を

I-4. 残存腎機能とPDファースト・インクリメンタルPD，PD処方

有する患者や，CAPDで日中の腹部膨満感が強い患者にも適している．腹膜平衡試験（peritoneal equilibration test: PET）でLowの患者では，過除水と小分子量物質のクリアランス不良が懸念される．十分な残存腎機能を有する場合に適する．

② CCPD（continuous cycling peritoneal dialysis: 持続周期的腹膜透析）

NIPDに日中の透析液貯留を加えた方法である．主に，残存腎機能低下に伴い，小分子クリアランスが不十分となった症例に用いられ，最も大きな透析量の得られる方法である．代償として，透析の負担は若干増加する．日中の貯留にイコデキストリンPD液を用いた場合に，E-APDとよぶ場合もある．日中の貯留時間が長くなりがちのため，イコデキストリン液や高濃度ブドウ糖液でPDバランスを正にするように努めることが多い．

③ タイダール

タイダールは，サイクラーを用い，注入した透析液を一部のみ排液し，初回注液量に達するまで新たな透析液を注入することを繰り返す方法（図8の④を参照）である．透析液を全量排液しないため，注排液がスムーズで，疼痛も生じにくく，アラームも鳴りにくい．このため，各貯留時間を少し短縮し，交換回数を増やすことが可能である．透析液が高流量でない限り，APDとクリアランスはほぼ同等である．現在は主に，頻回のアラームで安眠が得られない患者，排液不良または注排液時の疼痛を呈する患者のQOL改善を目的として用いられる．通常初回注液の7〜8割程度をタイダール量とすることが多い．

処方の組み立ての実際（図10〜14）とその他のアドバイス

● 適切な体液管理と溶質管理をそれぞれ達成する必要がある．当院では半年に1度はKt/VとHANPを評価し，RRFの確認とPD処方を見直している．

● 就寝中は臥位のため腹圧が上昇しにくいため，APDではCAPDよりも多量の透析液貯留が可能である．

● CAPDとAPDは，QOL・生命予後ともに同等であると報告さ

- APDの使用は、社会復帰により有利であることがわかっており、特に仕事をもっているPD患者にはメリットが大きいと考えられる[10]。
- APDの欠点として、臥位での排液となるため、腹腔内にPD液が残りやすい傾向がある。その対応として、APD最終注液になったら単座位など態勢をかえること、最終排液が始まる前

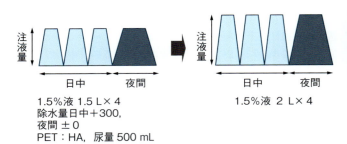

1.5%液 1.5 L×4
除水量日中＋300,
夜間 ±0
PET：HA，尿量 500 mL

図10 処方例1 溶質除去を増やすには？

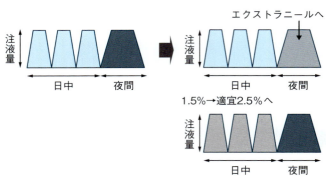

図11 処方例2 除水量を増やすには？

I-4. 残存腎機能とPDファースト・インクリメンタルPD, PD処方

にAPDを中断し，排液バッグを使用して手動で最終排液を行うこと，などが試みられている．

- APDの排液は，タンクに集められるため，PD排液混濁に気づきにくく，PD腹膜炎の発見が遅れる懸念がある．必ず排液のチェックを忘れないようにする．
- PD処方を変える際に，PETでの腹膜機能を参考にすると成功しやすい（図10〜14と別項参照）．
- PD患者の個々の腹膜の性質，生活パターンなどを十分に考慮して，その人に合ったオーダーメイド治療を心がける．
- RRFが低下して，PD単独では適正透析を達成できなくなった際は，速やかにPD＋HD併用療法やHD単独療法へのモダリティ変更を検討する．

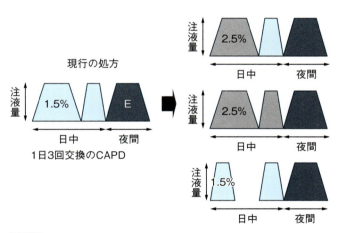

図12 処方例3 除水量を増やすには？

I章　腹膜透析

※導入時は APD のみの場合

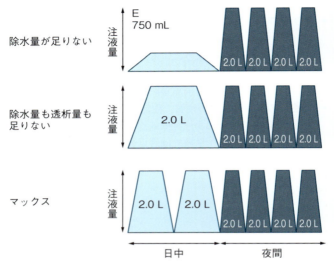

図 13　APD 処方方法

※主に溶質除去の向上目的

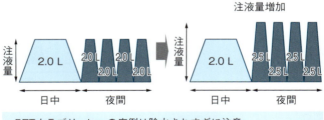

PETカテゴリーLowの症例は除水されすぎに注意．
夜間就寝中は腹腔内圧が上がりにくいので，2.5 Lでも腹満感がでにくい．

図 14　APD 処方の調整―注液量を増やす

Ⅰ-4. 残存腎機能と PD ファースト・インクリメンタル PD，PD 処方

■文献

1）Termorushuizen F, et al. J Am Soc Nephrol. 2004; 15: 1061-70.
2）Bargman JM, et al. J Am Soc Nephrol. 2001; 12: 2158-62.
3）McDonald SP, et al. J Am Soc Nephrol. 2009; 20: 155-63.
4）Weinhandl ED, et al. J Am Soc Nephrol. 2010; 21: 499-506.
5）Lukowsky LR, et al. Clin J Am Soc Nephrol. 2013; 8: 619-2.
6）Jansen MA, et al. Kidney Int. 2002; 62: 1046-53.
7）Van Biesen W, et al. J Am Soc Nephrol. 2000; 11: 116-25.
8）Chaudhary K, et al. Clin J Am Soc Nephrol. 2011; 6: 447-56.
9）Michels WM, et al. Clin J Am Soc Nephrol. 2011; 6: 537-42.
10）Rabindranath KS, et al. Nephrol Dial Transplant. 2007; 22: 2991-8.
11）Yan H, et al. Am J Kidney Dis. 2017; 69: 506-13.
12）Zhang L, et al. Cochrane Database Syst Rev. 2014: CD009120.
13）Moist LM, et al. J Am Soc Nephrol. 2000; 11: 556-64.
14）日本透析医学会. 腹膜透析ガイドライン. 透析会誌. 2009; 42: 285-315.
15）Tian N, et al. PLoS One. 2016; 11: e0153115.
16）Jiang N, et al. Nephrol Dial Transplant. 2009; 24: 2551-8.
17）Baker RJ, et al. Am J Kidney Dis. 2003; 41: 670-5.
18）Moranne O, et al. Nephrol Dial Transplant. 2006; 21: 1040-5.
19）Fan SL, et al. Kidney Int. 2008; 73: 200-6.
20）Takatori Y, et al. Clin J Am Soc Nephrol. 2011; 6: 1337-44.
21）Yokoayama K, et al. Nephrol Dial Transplant. 2009; 24: 3900-1.
22）Lo WK, et al. Kidney Int. 2005; 67: 2032-8.
23）Cheung AK, et al. J Am Soc Nephrol. 2006; 17: 546-55.
24）Okuno S, et al. Nephrol Dial Transplant. 2009; 24: 571-7.
25）Koh ES, et al. Am J Nephrol. 2015; 42: 91-8.
26）Nakayama M, et a; Water and Electrolyte Balance (WEB) Study Group in CAPD. Perit Dial Int. 2002; 22: 411-4.
27）Konings CJ, et al. Nephrol Dial Transplant 2003; 18: 797-803.
28）Brown EA, et al. J Am Soc Nephrol. 2003; 14: 2948-57.

〈松尾七重〉

I章　腹膜透析

I-5 PD ＋ HD 併用療法

• POINT •

- 残存腎機能（RRF）が消失した PD 患者では，体液管理や溶質除去が不十分となりやすく，体液過剰，貧血，QOL 低下，PD 離脱などの原因となる.
- PD ＋ HD 併用療法は，PD の大きな短所であるこの問題を HD の併用で解決し，PD の長期継続を可能とする治療法である.
- 近年本邦では広く普及し，2016 年末，総 PD 患者の 20.3％が PD ＋ HD 併用療法を施行している. 特に腎移植の少ない日本では，長期に実施可能な RRT の一つとして期待される.
- 通常週 5 〜 6 日の PD と週 1 回の HD を併用する（表 1）. HD で溶質除去不足を補い尿毒症を改善するとともに，高濃度ブドウ糖透析液使用の低減によって腹膜劣化を抑制することができるため，より長期に PD 継続が可能となる[1, 2].
- 患者の生活パターンは PD 単独に近く（図 1），社会復帰が可能であり，満足度の高い治療法である[3, 4]. また，医療経済上のメリットがある[3].
- 身体面では，RRF 喪失後の PD 患者が PD ＋ HD 併用療法へ移行すると，体液過剰，貧血，高血圧，左室肥大，尿毒症症状，腹膜機能，MIA 症候群（栄養状態の改善，CRP の低下）などが改善することが報告されている[5-12].

適応

1）PD からの移行

　PD 単独治療が困難となった患者が，HD よりも PD 中心の治療生活を希望する場合に適応となる[2, 4, 13〜15]. 開始時期につい

30　　　　　　　　　　　　　　　　　　　　　JCOPY 498-22442

I-5. PD + HD 併用療法

表 1 PD + HD 併用療法の治療指針（PD + HD 併用療法懇話会による recommendation 2001 より）

1. 適応
   ・残存腎機能が低下し，溶質クリアランスが不十分な場合
   ・残存腎機能が低下し，限外濾過が不十分な場合
2. 総溶質クリアランスとしての開始時期の基準
   ・Ccr 50L/1.73m^2/ 週未満
   ・Kt/V 2.0/ 週未満
3. 治療モード
   ・週 5 〜 6 日の PD と週 1 回の HD または HDF
   ・1 回当たりの透析時間は 4 〜 5 時間
   ・ダイアライザーは high flux 膜を用いる
4. 併用療法の中止および禁忌
   ・腹膜の障害があり将来 EPS への進展が予測される症例
   ・週 2 回以上の HD を必要とする症例
   ・腹膜平衡試験（PET）で常に腹膜透過性の亢進（high transport）を呈する症例

ての明確な基準はなく，一般に PD と RRF を合わせた透析量が Ccr 50L/1.73m^2/週未満または Kt/V 2.0/週未満を目安とする（表 1）．一般に PD では，食塩制限を中心とした自己管理が治療の基本であり，HD では溶質除去の補助を主目的とする．体液量の微修正にとどめ HD 間の体重増加が 0 を目指すように，ドライウエイトの決め方を含めて，患者ないし支援者がコントロールできるようになることが望ましい．

2）PD + HD 併用療法による透析導入

RRT 導入時に無尿の患者，PD 単独では必要な透析量が確保できない患者．

3）HD からの移行

心血管合併症，透析低血圧などの理由で HD にしばしば困難を伴う患者や QOL 改善を望む HD 患者に適応となる．

I章 腹膜透析

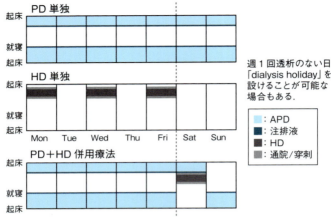

- PD単独：CCPD（夜間就寝中にAPDを施行，朝切り離し時に最終注液し昼に排液．
- HD単独：週3回通院．HDの時間に加え通院時間も要する．
- PD+HD併用療法：週6日はCCPD，土曜日にHDを1日施行．通院は週1回．HDは他の曜日に行うことも可能である．

図1 PD単独，HD単独，PD+HD併用療法における生活パターンの比較（例）

4）その他

PD腹膜炎時などによる一時的な腹膜機能劣化，ヘルニアなどで透析液量の増加が困難な患者においてオプションとして考慮する．

PD＋HD併用療法の課題

PD + HD併用療法の今後の課題として，以下の3つがあげられる[16]．
① 適正透析の評価法の確立
② 中止基準の制定
③ 長期予後の解析

現在のところ，PD + HD併用療法の透析量の評価法および評価指標は確立していない．クリアスペース法により，ハイフラックス膜を用いた透析血流量200mL/分，4時間の週1回HDのク

I-5. PD + HD 併用療法

リアランスは，残存腎機能としての尿量 640mL／日に相当すると
の報告がある[17]．しかし，すべての PD + HD 併用療法患者にク
リアスペース法を適用するのは，その煩雑さから容易ではない．
PD + HD 併用療法は，RRF 喪失後の透析不足・体液過剰を改善
するため，PD 期間を延長することが可能であるが，長期 PD は
EPS 発症のリスクとなる．したがって，EPS 予防のため PD +
HD 併用療法にも中止基準を定める必要がある．未だ明確な基準
はないが，経時的に腹膜透過性亢進を認める患者，体液管理不良
で週 2 回以上の HD 併用が必要な患者，再発性または重症腹膜
炎の既往がある患者などでは，HD への移行を検討する．また，
RRF 喪失後の PD 患者は，HD 患者と比較して予後不良とされて
いるが，PD + HD 併用療法患者の長期予後は不明であり，今後
エビデンスの蓄積が必要である．PD + HD 併用療法は，国内で
は定着しているが，保険請求の困難さや溶質除去の評価法の困難
さから国際的な認知度は低い．PD + HD 併用療法が，標準的な
RRT の一つとして国際的に認められるには上述の課題を解決す
ることが必要である．

診療のコツ

　PD 単独でなるべく Kt/V 1.7／週以上を確保した上で，週 1 回
の HD を併用している．また，HD 間の体重増加を極力少なくす
るよう指導している（体重の 3% 以内）．HD 除水量の多い患者
は早期に PD + HD 併用療法の継続困難となるケースが多いよう
に思われる．HD 併用後数年間の短期予後は良さそうであるが，
PD 長期化に伴う EPS を回避する対策が必要である．身体的ま
たは社会的事由により，HD への移行を希望しない長期 PD 患者
には，PD の生活スタイルが基本となる PD + HD 併用療法は魅
力的な治療選択肢である．

I 章　腹膜透析

■文献

1) Agarwal M, et al. Perit Dial Int. 2003; 23: 157-61.
2) Kawanishi H, et al. Perit Dial Int. 2007; 27 Suppl 2: S126-9.
3) Fukui H, et al. Ther Apher Dial. 2004; 8: 56-61.
4) Hashimoto Y, et al. Adv Perit Dial. 2000; 16: 108-12.
5) Matsuo N, et al. Clin Nephrol. 2010; 74: 209-16.
6) Moriishi M, et al. Adv Perit Dial. 2010; 26: 67-70.
7) Kawanishi H, et al. Adv Perit Dial. 2007; 23: 135-9.
8) McIntyre CW. Perit Dial Int. 2004; 24: 547-53.
9) Kanno Y, et al. Adv Perit Dial. 2003; 19: 143-7.
10) Hoshi H, et al. Adv Perit Dial. 2006; 22: 136-40.
11) Tanaka M, et al. Perit Dial Int. 2011; 31: 598-600.
12) Kanda R, et al. Ther Apher Dial. 2017; 21: 180-4.
13) Kawanishi H, et al. Adv Perit Dial. 1999; 15: 127-31.
14) Kawanishi H, et al. Adv Perit Dial. 2002; 18: 62-7.
15) Kawanishi H. Blood Purif. 2004; 22 Suppl 2: 30-3.
16) 中山昌明, 他. 日腎会誌. 2013; 55: 493-7.
17) Yamashita A, et al. Hemodial Int. 2011; 15 Suppl 1: S15-21.

〈田中基嗣〉

I-6 PD 透析液の種類

• POINT •

- 腹膜透析液の Ca 濃度は，患者の状況にあわせて標準 Ca 透析液と低 Ca 透析液から選択する．
- 中性化腹膜透析液は腹膜劣化の原因となるブドウ糖分解産物（GDPs）の濃度が低いという利点を有する．
- イコデキストリン含有腹膜透析液は除水能と溶質除去能に優れる．
- 新しい透析液である重炭酸塩含有中性透析液は，腹膜劣化や血管石灰化への効果が期待される．

透析液の種類

　現在使用されている主な透析液の組成を表1に記す．

　わが国で腹膜透析が始まってから30年が経過し，透析液の組成も透析患者の合併症に対応すべく変遷してきた．大きな変化としては，Ca 濃度，透析液の中性化，イコデキストリン透析液の開発，アルカリ化剤として重炭酸塩の使用などである．本稿ではこれらの変化を概説する．

1）腹膜透析液の Ca 濃度

　腹膜透析液の Ca 濃度は，標準 Ca 透析液（3.5 ～ 4.0mEq/L）と低 Ca 透析液（2.3 ～ 2.5mEq/L）の 2 種類に分類される．

　PD が臨床応用された当初は，慢性腎不全に伴う低 Ca 血症是正の目的で標準 Ca 透析液のみであった．しかし HD 患者と同様に PD 患者においても二次性副甲状腺機能亢進症や血管石灰化が顕在化するようになったため，1994 年に低 Ca 透析液が登場し以降は使用頻度が多くなっている．

Ⅰ章　腹膜透析

表1　主な透析液とその組成

分類	ブドウ糖濃度 (g/dL)	pH	乳酸/重炭酸イオン	浸透圧 (mOsm/L)	Na	K	Cl	Ca	Mg	商品名
中性透析液（標準Ca透析液）	低ブドウ糖濃度 (1.35~1.55)	6.3~7.5	35~40/0	344~358	132~135	0	96~105.5	3.5~4.0	0.5~1.0	ダイアニールN PD-2 1.5 / ミッドペリック135 / ステイセーフバランス2/1.5 / ペリセート360N
	高ブドウ糖濃度1 (2.27~2.50)	6.3~7.5	35~40/0	395~414	132~135	0	96~105.5	3.5~4.0	0.5~1.0	ダイアニールN PD-2 2.5 / ミッドペリック250 / ステイセーフバランス2/2.5 / ペリセート400N
	高ブドウ糖濃度2 (3.86~4.00)	6.3~7.4	35~40/0	485~497	132~135	0	96~105.5	3.5~4.0	0.5	ミッドペリック400 / ステイセーフバランス2/4.25
中性透析液（低Ca透析液）	低ブドウ糖濃度 (1.35~1.55)	6.3~7.5	35~40/0	344~358	132~135	0	95~98	2.3~2.5	0.5~1.0	ダイアニールN PD-4 1.5 / ミッドペリックL135 / ステイセーフバランス1/1.5 / ペリセート360NL
	高ブドウ糖濃度1 (2.27~2.50)	6.3~7.5	35~40/0	395~414	132~135	0	95~98	2.3~2.5	0.5~1.0	ダイアニールN PD-4 2.5 / ミッドペリックL250 / ステイセーフバランス1/2.5 / ペリセート400NL
	高ブドウ糖濃度2 (3.86~4.00)	6.3~7.4	35~40/0	483~497	132~135	0	95~98	2.3~2.5	0.5	ミッドペリックL400 / ステイセーフバランス1/4.25
イコデキストリン透析液（イコデキストリン 7.5g/dL含有）	従来イコデキストリン液	5.0~5.7	40/0	282	132	0	96	3.5	0.5	エクストラニール
	中性イコデキストリン液	6.2~6.8	40/0	282	132	0	96	3.5	0.5	ニコペリック
重炭酸塩含有中性透析液（標準/低Ca透析液）	低ブドウ糖濃度 (1.36)	6.8~7.8	10/25	344	132	0	100	3.5/2.5	0.5	レギュニールHCa1.5 / レギュニールLCa1.5
	高ブドウ糖濃度1 (2.27)	6.8~7.8	10/25	395	132	0	100	3.5/2.5	0.5	レギュニールHCa2.5 / レギュニールLCa2.5
	高ブドウ糖濃度2 (3.86)	6.8~7.8	10/25	483	132	0	100	3.5/2.5	0.5	レギュニールHCa4.25 / レギュニールLCa4.25

（文献1より改変）

I-6. PD 透析液の種類

透析液 Ca 濃度の選択にあたっては，患者の状況にあわせて考える必要がある．PD 導入初期は残存腎機能による尿中 Ca 排泄が維持されていることが多く標準 Ca 透析液が選択され，残存腎機能が低下してくると低 Ca 透析液への変更または併用を考慮する．

2) 中性化腹膜透析液

ブドウ糖は溶液中では中性・熱で分解しやすく，酸性・低温で安定するため，以前の腹膜透析液は酸性が主流だった．しかし重篤な合併症である EPS の発症に透析液の低 pH が関与することが明らかとなり，中性の透析液が開発された．

この透析液はバッグを 2 室構造として，一方に電解質と乳酸を含む pH 6.6 〜 8.7 の透析液，他方にブドウ糖を含む pH 3.0 〜 6.2 の透析液が入っている．使用する直前にバッグを開通させることにより，中性化かつ GDPs 産生を抑制するシステムとなっている．現在わが国で使用されるブドウ糖含有腹膜透析液は中性化腹膜透析液である．

3) イコデキストリン含有腹膜透析液

腹膜透析では浸透圧差により除水を行っているため高濃度のブドウ糖が添加されている．ブドウ糖濃度が高いと浸透圧が上昇し除水効率も上がる．しかしながらブドウ糖は GDPs 産生につながり，高濃度ブドウ糖の長期使用は EPS 発症のリスク因子となる．そこでブドウ糖に代わる浸透圧物質として，イコデキストリンを使用した透析液が 2003 年からわが国でも使用できるようになった．

オリゴ多糖類の混合物であるイコデキストリンは分子量が大きく，腹膜から吸収されにくい．長時間高い膠質浸透圧を維持することが可能であり，除水不良例においても 8 〜 12 時間の長時間貯留で限外濾過が維持される．

Ⅰ章　腹膜透析

4）重炭酸塩含有中性透析液

　従来の腹膜透析液はアルカリ化剤として乳酸を使用していたが，乳酸塩が腹膜機能を低下させる可能性が示唆されており[2,3]，重炭酸塩を主なアルカリ化剤とする新たな透析液が 2013 年 11 月に薬価収載された．

　国内販売されているレギュニールはさらに，アルカリ化剤が 35mEq/L（重炭酸塩 25mEq/L ＋乳酸塩 10mEq/L）と従来の透析液より 5mEq/L 低く設定されている．アルカローシス傾向の是正による血管石灰化の改善も期待されている．

■文献

1）渡邉公雄，他.「腹膜透析ガイドライン」の評価と今後：透析液処方の実際. In: 山縣邦弘，南学正臣，編. 腎疾患・透析　最新の治療 2017-2019. 東京：南江堂；2017. p.286-8.
2）Zareie M, et al. Nephrol Dial Transplant. 2006; 21: 208-16.
3）MacKenzie RK, et al. J Am Soc Nephrol. 1998; 9: 1499-506.

〈木村朋由〉

I-7. 腹膜平衡試験（PET）

I-7 腹膜平衡試験（PET）

•POINT•

- 腹膜平衡試験（peritoneal equilbration test：PET）は，腹膜透析排液と採血のみを使用する簡便な腹膜機能の評価法である．
- PETにより腹膜透過性（小分子溶質の除去効率，除水効率）を評価することで，適正な透析処方の選択，透析方法変更の判断に役立つ．
- 定期的な評価は半年〜1年毎を目安とし，この他に導入初期や腹膜炎回復期に実施を考慮する．
- カテーテル挿入1カ月以内，腹膜炎治療直後1カ月以内は，必ずしも腹膜機能を反映しないため施行すべきでない．イコデキストリン透析液の長時間貯留は，透過性を亢進させることがあるため留意が必要である．

PETとは

PDを長期に安定して継続するためには，定期的に腹膜機能を検査し，患者の腹膜の状態に最適な透析処方を選択する必要がある．PETはTwardowskiらにより提案され[1]，全世界で利用されている腹膜機能を評価する試験である．

腹膜透析排液と採血のみを使用する簡便な検査であり，患者血中のクレアチニンが腹膜を介して透析液中に引き込まれる速度をみて腹膜の透過性を評価する（D/P Cr）．また，透析液中のブドウ糖が血中に拡散する速度をみても腹膜透過性を評価することができる（D/D0 Glu）．腹膜透過性は，PDの透析処方を決めるうえで重要な指標となる．

PETの方式にはオリジナル法，現在広く用いられている標準

Ⅰ章　腹膜透析

表1　PET 方式の比較

PET の方式	検体	0 時間	0.5 時間	1 時間	2 時間	3 時間	4 時間
オリジナル法	透析液 血液	○ ○	○ —	○ —	○ —	○ —	○ ○
標準法	透析液 血液	○ —	— —	— —	— —	○ ○	○ —
簡便法 （FAST PET）	透析液 血液	— —	— —	— —	— —	— —	○ ○

法と簡便法（frequent and short time PET: FAST PET）があ
る（表1）．以下に標準法の PET について説明する．簡便法は標
準法の 2 時間目の検査を省略して 4 時間目だけで評価する．

PET 手順

① 検査前夜の貯留：貯留時間は 8 ～ 12 時間．貯留する透析液の
　ブドウ糖濃度・容量は限定しない．
② 透析液の準備：2.5％透析液 2.0L を加温器で温める．
③ 排液操作：前夜の透析液を立位または坐位にて正確に 20 分で
　排液する．
④ 注液操作：準備した 2.5％透析液 2.0L を仰臥位にて 10 分間で
　注液する．このとき 400mL 注液されるごとに体を左右にゆす
　る．
⑤ 検体採取（0 時間）：注液終了後（貯留 0 時間）直ちに 200mL
　を透析液バッグに排液し，検査用に 10mL を薬液混注口から
　細めの針（23 ～ 27G）で採取し残り 190mL を再注液する．
⑥ 検体採取，採血（2 時間）：貯留 2 時間目も⑤と同様に 200mL
　を透析液バッグに排液し，検査用 10mL を採取し残りの
　190mL を再注液する．貯留 2 時間目に約 5mL（クレアチニ
　ン，ブドウ糖）採血する．
⑦ 排液操作透析液注入から 4 時間後，立位または坐位にて排液
　を 20 分間行う．
⑧ 検体採取（4 時間）：排液した透析液をよく混和して検査用

10mL 採取する.

結果解析

貯留2時間目,4時間目における透析液中(D)クレアチニン濃度と血清中(P)クレアチニン濃度の比(D/P Cr)を計算し小分子溶質の除去効率を評価する.また,透析液中(D)ブドウ糖濃度と初期(D0)ブドウ糖濃度の比(D/D0 Glu)を計算し除水効率を評価する.

<計算法>

$$D/P Cr = \frac{[排液中の(補正)Cr濃度(0,2,4時間目)]}{[血清中の(補正)Cr濃度]}$$

$$D/D0 \ Glu = \frac{[排液中の(補正)Glu濃度(1,4時間目)]}{[注液直後(0時間目)透析液中のGlu濃度]}$$

これらの計算値をPET標準曲線にプロットし,透過性の高い方から順に「High」「High average」「Low average」「Low」の4つのカテゴリーに分類する(図1).

図1 PET標準曲線

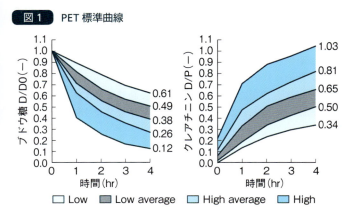

□ Low　■ Low average　□ High average　■ High

I章　腹膜透析

■ PET の利用法

1）透析処方の選択
● PET のカテゴリーは治療法の選択と関係する.
●「High」群では，透析液中のブドウ糖吸収が早いため，除水機能が低下しやすく APD など短時間に頻回の透析液交換が選択される.
●「High Average」群では溶質除去，除水ともに比較的良好である.
●「Low Average」群では，一部の患者に溶質除去不足が生じることがあり透析液量増加が必要となる.
●「Low」群では，除水は良好なものの，溶質除去不足から PD 単独での管理は困難となる.

2）経年的な腹膜機能の変化
● PET を導入期から半年〜1年ごとを目安に定期的に施行し，経時的に腹膜機能の推移を観察することが適正透析，また被嚢性腹膜硬化症（EPS）回避のために重要である[3].
● PD は腹膜という生体膜を使用して行うため，腹膜劣化に伴い経年的に腹膜透過性が亢進する．D/P Cr が経時的に上昇し，「High」が 12 カ月以上持続する例では，高度の腹膜劣化が進行していると判断し腹膜透析の中止も考慮する.
● なお，PET 施行時の注意点として，カテーテル挿入 1 カ月以内，腹膜炎治療直後 1 カ月以内は，必ずしも腹膜機能を反映しないため，1 カ月以降に検査を行うことを推奨する．また，イコデキストリン透析液を PET 前に長時間貯留すると，透過亢進側にシフトすることがあるため留意が必要である.

■文献

1) Twardowski ZJ, et al. Perit Dial Bull. 1987; 7: 138-47.
2) 山下明泰. 腎と透析. 2017; 82: 140-4.
3) 2009 年版日本透析医学会. 腹膜透析ガイドライン. 透析会誌. 2009; 42: 285-315.

（木村朋由）

I章　腹膜透析

I-8 PD透析液の生体適合性

•POINT•

1744年に Stephen Hales が腹水症治療として赤ワインで
腹腔洗浄した．このとき腹膜は著明に線維化してしまっ
た．1923年に Ganter がヒトに初めて PD 治療を行ってか
ら，安全な PD 透析液とシステム改良について研究がなさ
れ，特に2000年代に入って腹膜傷害性の少ない中性透析
液が開発されたこと，またイコデキストリン液の開発によ
り体液管理が改善したことなどにより，腹膜透析治療を安
全に，より長期に継続することが可能となった．
ここでは，腹膜傷害のメカニズムおよび PD 透析液の生体
適合性について概説する．

正常な腹膜組織

　正常な腹膜表面は一層の腹膜中皮細胞（mesothelial cells）に
覆われ，その下に緻密層（compact zone）と呼ばれる結合組織
がある．正常の腹膜では，緻密層の厚さは $50\mu m$ と薄く，その
中には少数の線維芽細胞，肥満細胞，マクロファージと血管が
含まれるのみである．後毛細血管細静脈（postcapillary venules）
の内腔は正常では $25\sim50\mu m$ 径である．

腎不全に伴う腹膜変性

　ラットでは部分腎摘により腹膜肥厚が見られることから，尿毒
素そのものが腹膜変性に関わる可能性が示唆された．しかし，透
析導入前腎不全患者では，腹膜肥厚や血管増生を認めたとする報
告と，線維化や血管増生は有意でないとする報告があることや，
PD 患者では認められる結合組織内の myofibroblast は，PD 導入

前腎不全患者では決して認めない[1,2]ことから，PD患者の腹膜変化は尿毒素の影響のみでは説明不可能であると考えられる．

腹膜透析特有の腹膜変性

酸性透析液時代に，PD歴が長いほど，透析不足や除水不良，被囊性腹膜硬化症（EPS）に伴うPD離脱が増加することが臨床的に経験された．病理学的には，PD液の非生体適合性および細菌性・真菌性腹膜炎により生じる腹膜変性の特徴として，①腹膜中皮細胞の脱落，②中皮下間質の線維化（fibrosis），③血管新生（angiogenesis），④ヒアリン化血管変性（hyalinizing vasculopathy）がある．特にPDにおける除水不全や溶質除去能力の低下に関連するものは③と④である[3,4]．③については，PD歴に比例して中皮下間質の線維化は認められるが，安定した，腹膜炎などの合併症のない患者では血管密度は増加しないとされる（simple peritoneal sclerosis）[5~7]．しかし，線維化と併せて血管新生が生じると血管透過性の亢進を介して除水不全に至る．この血管新生と血管透過性亢進を強く促進する因子がVEGFである．PDを開始するとすぐに腹膜中皮細胞はさまざまな生体不適合因子により TGF-β1 を発現するようになり，これがキーとなって中皮細胞は上皮系の性質を失い，筋線維芽細胞（myofibroblast）の性質を獲得し中皮下間質へ入り込む（epithelial to mesenchymal transition：EMT）．形質転換した中皮細胞が，局所で多量のVEGFを産生すること，これが溶質除去能の変化[8~11]や腹膜の高透過性と相関するとの報告が複数なされている[12,13]．また，④により生じる後毛細血管細静脈の内腔狭小化（開存率低下）は，腹膜機能検査におけるD/Pcrと相関することが報告されている．

生体不適合因子

このような腹膜変性をきたしうる生体不適合因子として，表1にあげる因子が考えられている．この中で，特にGDP，AGEが重要な因子であることが多くの研究で報告されている．GDPが，

I章 腹膜透析

表1 腹膜変性の要因となりうる非生理学的因子
（文献 23 より引用）

I．ブドウ糖
　1．ブドウ糖自体の作用
　2．ブドウ糖分解代謝産物
　　（GDP: glucose degradation products）
　　　a. acetaldehyde
　　　b. formaldehyde
　　　c. 2-furaldehyde
　　　d. 5-hydroxymethyl-furfural
　　　e. glyoxal, methylglyoxal（MG）
　　　f. 3-deoxyglucosone（3-DG）
　　　g. 3,4-dideoxyglucosone-3-ene（3,4-DGE）
　3．終末糖化産物
　　（AGEs: advanced glycation end products）
　4．ブドウ糖による高晶質浸透圧
　5．ブドウ糖の経腹膜吸収による糖・脂質代謝異常

II．低 pH

III．緩衝剤としての乳酸

IV．可塑剤
　polyvinyl chloride（PVC）中の可塑剤成分
　　1. phthalic acid
　　2. di-2-ethylhexyl phthalate（DEHP）
　　3. triethylhexyltrimellitate（TEHT）

アマドリ転位産物の AGE への転換を促し，AGE 受容体を発現
している中皮細胞が活性化されることで EMT が誘導される[14]．
細胞外基質もまた AGE 化することにより溶質透過性が亢進する
ことも示唆されている．現にヒト腹膜に AGE が沈着し，沈着が
多いほど腹膜の線維化が強くなり除水能が低下することが報告さ
れている[15]．

　こうした知見から GDP を低減化するために研究がすすめられ
た．PD 液製造時の加熱滅菌によりブドウ糖が GDP 化するが，
これを最小限にするために高濃度ブドウ糖液側を酸性とし，電解
質液側をアルカリ性とする 2 室構造の PD 液が開発された．各種
条件の違いにより製品間，報告間でも多少の差はあるが，PD 液

46

I-8. PD 透析液の生体適合性

表2 中性 PD 液と酸性 PD 液（いずれも 1.5%糖液，乳酸緩衝）の GDP 濃度（平均± SD（μmol/L））（文献 16 より引用）

	中性液 A 社	中性液 B 社	中性液 C 社	中性液 D 社	酸性液
pH（glucose side）	5.98 ～ 6.04	4.67 ～ 4.68	2.92 ～ 2.96	3.81 ～ 3.89	
pH（after mixture）	6.73 ～ 6.77	7.35 ～ 7.43	7.19 ～ 7.31	7.35 ～ 7.40	5.23 ～ 5.25
Acetaldehyde	1.5 ± 0.1	0.7 ± 0.1	1.7 ± 0.1	0.7 ± 0.1	77.1 ± 5.0
Formaldehyde	1.8 ± 0.1	1.2 ± 0.1	0.8 ± 0.1	0.7 ± 0.1	4.3 ± 0.2
Methylglyoxal	0.51 ± 0.01	< 0.04	< 0.04	< 0.04	3.50 ± 0.40
Glyoxal	0.17 ± 0.01	0.13 ± 0.01	0.16 ± 0.01	0.31 ± 0.04	2.36 ± 0.10
3-DG	89.7 ± 3.3	27.7 ± 2.5	25.2 ± 0.1	35.7 ± 0.01	206.1 ± 11.6
5-HMF	1.4 ± 0.1	0.7 ± 0.1	8.3 ± 0.1	7.7 ± 0.1	6.7 ± 0.6
Furfural	< 0.04	< 0.04	0.11 ± 0.01	0.08 ± 0.01	0.69 ± 0.10
ギ酸	< 20	< 20	< 20	< 20	24.1 ± 1.2
レブリン酸	< 10	< 10	< 10	< 10	< 10
Total GDPs	95.0 ± 3.4	30.5 ± 2.3	36.3 ± 0.1	45.3 ± 0.2	324.9 ± 13.1

中性液はいずれも製造 4 カ月後，酸性液は製造 12 カ月後に測定

I. 腹膜透析

の 2 室化により，PD 液中の GDP は約 9 割減少するとされる（表 2）[16, 17]．排液中の AGE（CML，イミダゾロン）は 6 割以上減少し，血中 AGE も減少する．

中性低 GDP 液の効果

バランス・スタディやジャパン・バランス・スタディにて，酸性 PD 液から中性 PD 液に変更すると，排液 CA125 の増加と血中 AGE の低下が認められている[18]．中性 PD 液の使用により腹膜組織の AGE 沈着も低減し，長期使用にても中皮下緻密層の線維性肥厚やヒアリン化血管変性（後毛細血管細静脈の内腔狭窄）の進行が最小限に抑えられ，腹膜透過性の亢進が抑制されることなどの腹膜保護作用が報告されている[19, 20]．また，中性 PD 液への変更により腹膜中皮細胞面積も低下する．NEXT-PD 研究でも，中性 PD 液を用いた長期 PD 継続例での EPS 発症率が減少

I章 腹膜透析

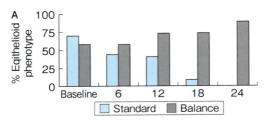

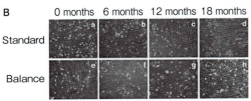

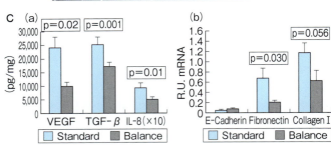

図1 中性液使用による,腹膜中皮細胞のEMT抑制
A: 酸性液(Standard),中性液(Balance)による腹膜透析施行患者(それぞれn = 20, 13)の排液から得られた中皮細胞のフェノタイプが上皮系である患者の割合(0, 6, 12, 24カ月目)
B: 上記Aの中皮細胞培養像
上段が酸性液(Standard),下段が中性液(Balance)
C: 上記A各群の中皮細胞におけるVEGF, TGF-β, IL-8産生量(a)およびE-Cadherin, フィブロネクチン, コラーゲンIのmRNA発現量(b)
(文献22より引用)

していることが明らかとなった[21].

　中性低 GDP 液を従来の酸性液と比較すると，中性液使用患者では排液中 VEGF/CA125，TGF-β/CA125 比が低下し，腹膜中皮細胞の EMT が抑制されることや細胞生存率が高まることが *in vitro* および *ex vivo* で示されている[22, 23]．図 1A のグラフは，酸性液（Standard）と中性液（Balance）での PD を施行した患者の排液中の中皮細胞形態を見たもので，酸性液群では経時的に上皮の性質を失い EMT が進行するのに対し，中性液群では上皮の性質が回復していく（図 1B は形態上の変化）．図 1C（a）は酸性液使用群では腹膜中皮細胞の VEGF，TGF-β，IL-8 産生量が酸性液に比し有意に高値であり，図 1C（b）のようにフィブロネクチンやコラーゲン I の mRNA 発現量も酸性液で高値の傾向であった．

緩衝剤としての乳酸

　海外では乳酸緩衝酸性液と重炭酸 / 乳酸緩衝中性液の比較試験により，後者の排液 IL-6 減少効果などを示す報告が数多くなされているが，その効果が乳酸低減によるものか pH の違いによるものかを証明できていない．乳酸緩衝中性液を有するわが国でのみ，両者の比較が可能であるが，乳酸低減による臨床的な効果については未だ不明である．

　In vitro では，中性液と重炭酸中性液でヒト腹膜中皮細胞を培養したところ，乳酸中性液では 72 時間後にほぼ死滅（アポトーシス）に至ったのに対し，重炭酸中性液では細胞増殖が見られた（図 2）．高濃度の乳酸は MCT-1 を介して細胞内に流入し，アポトーシスを引き起こすことが示唆されている[24]．

　一方，従来の乳酸緩衝液は乳酸が 40mM 含まれており，残腎機能低下に伴い使用透析液量が増えるに従って，血漿 HCO_3^- が上昇し，代謝性アルカローシスに傾きやすい．pH が高いとリン酸カルシウムは析出しやすく，ラット大動脈の培養液 pH を上げるにつれ石灰化が進行することも報告されているが[25]，呼吸性代償を有する PD 患者における恒常的な代謝性アルカローシスの血

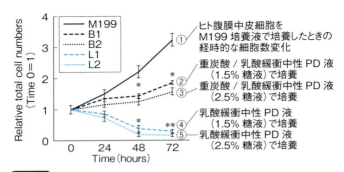

> 図2 乳酸による腹膜中皮細胞傷害
> ヒト腹膜中皮細胞を① M199,②重炭酸/乳酸緩衝中性PD液（1.5%糖液），③同2.5%糖液，④乳酸緩衝中性PD液（1.5%糖液），⑤同2.5%糖液で，培養したときの相対的な細胞数変化（time ＝ 0 の細胞数を1として表示）
> （文献24より引用）

管石灰化などへの影響については，まだ明らかになっていない．

まとめ

現在わが国では，中性低GDP液，ブドウ糖を含まないイコデキストリン液，乳酸を低減した重炭酸/乳酸緩衝液が開発され，表3に示すように組成の異なる複数の低GDP液を使用することが可能となっている．

PDを長期にわたり安全に継続するためには，残腎機能低下に伴う体液貯留への対応と，腹膜劣化の予防とが重要である．前者（体液貯留）に対しては，減塩に関する教育を行うとともに，高糖濃度液ではなくイコデキストリン液も使用しつつ除水を図ることが必要である．また後者（腹膜劣化）に対して明らかに有効なアプローチは，まずは中性低GDP液を使用すること，および高糖濃度液の使用を極力控えることである．中性低GDP液は，EMTを含む腹膜組織変化を防ぎ，腹膜傷害を低減するとともに，残腎機能保持・尿量維持効果も有する[26]ことから，全身の合併症予防と予後改善にも貢献する可能性がある．ただ，表3に

I-8. PD 透析液の生体適合性

表3 現在わが国で使用可能な低 GDP 透析液の組成

PD 液 成分	中性液 (重炭酸/乳酸緩衝)	中性液 (乳酸緩衝)	中性 Ico 液	酸性 Ico 液	従来の 酸性液
ブドウ糖 (w/v%)	約 1.5/2.5/4.0	約 1.5/2.5/ (4.0)	イコデキストリン 7.5	イコデキストリン 7.5	約 4.0
Na^+ (mEq/L)	132	132 ～ 134	132	132	132
K^+ (mEq/L)	0	0	0	0	0
Ca^+ (mEq/L)	2.5/3.5	2.5/3.5	3.5	3.5	2.5/3.5
mg^{2+} (mEq/L)	0.25	0.5	0.5	0.5	0.5
乳酸イオン (mEq/L)	10 (HCO_3^- 25)	35 ～ 40	40	40	40
PH	6.8 ～ 7.8	約 6.5 ～ 7.5	6.2 ～ 6.8	5.0 ～ 5.7	4.5 ～ 5.5
総浸透圧 (mOsm/L)	344 ～ 483	約 350 ～ 490	282	282	483

示す透析液の中でも，複数種ある中性低 GDP 液間の GDP 含有量や含まれる GDP 種類の違いによる腹膜保護効果の差異，イコデキストリン液の腹膜への影響，乳酸低減が臨床的にどのような影響を及ぼすかなどは，今後長期的な観察研究が必要である．

■文献
1) Jiménez-Heffernan JA, et al. Virchows Archiv. 2004; 444: 247-56.
2) Del Peso G, et al. Int J Artificial Organs. 2005; 28: 135-40.
3) Williams JD, et al. J Am Soc Nephrol. 2002; 13: 470-9.
4) Mateijsen MAM, et al. Perit Dial Int. 1999; 19: 517-25.
5) Sherif AM, et al. Nephrol Dial Transplant. 2006; 21: 1675-81.
6) Jiménez-Heffernan JA, et al. Pathol Res Practice. 2008; 204: 563-7.
7) Del PG, et al. Kidney Int. 2008; 73: S26-S33.
8) Mandl-Weber S, et al. Kidney Int. 2002; 61: 570-8.
9) Ha H, et al. Perit Dial Int. 2002; 22: 171-7.
10) Catar R, et al. Kidney Int. 2013; 84: 1119-28.
11) Perez-Lozano ML, et al. PLoS One. 2013; 8: e60776.
12) Del PG, et al. Kidney Int. 2008; 73: S26-S33.
13) Mizutani M, et al. Am J Physiol Renal Physiol. 2010; 298: F721-3.

I章　腹膜透析

14) De Vriese AS, et al. Myofibroblast transdifferentiation of mesothelial cells is mediated by RAGE and contributes to peritoneal fibrosis in uraemia. Nephrol Dial Transplant. 2006; 21: 2549-55.

15) Honda K, et al. Nephrol Dial Transplant. 1999; 14: 1541-9.

16) 山本忠司, 他. 透析会誌. 2004; 37: 2069-77.

17) Himmele R, et al. Perit Dial Int. 2012; 32: 444-52.

18) 山本忠司, 他. 透析会誌. 2009; 42: 835-46.

19) Ayuzawa N, et al. Perit Dial Int. 2012; 32: 159-67.

20) Hamada C, et al. J Artif Organs. 2015; 18: 243-50.

21) Nakayama M, et al. Perit Dial Int. 2014; 34: 766-74.

22) Do JY, et al. Perit Dial Int. 2008; 28: S101-6.

23) Bajo MA, et al. Nephrol Dial Transplant. 2011; 26: 282-91.

24) Tamura M, et al. 透析会誌. 2016; 49: 655-60.

25) Lomashvili K, et al. Kidney Int. 2006; 69: 1464-70.

26) Yohanna S, et al. Clin J Am Soc Nephrol. 2015; 10: 1380-8.

（北村温美）

I-9. 患者教育・自己管理

I-9 患者教育・自己管理

● POINT ●

- 慢性腎不全は代表的な慢性疾患の一つである. 診療の質の向上のためには, 医療者が慢性疾患と急性疾患の相違点をよく理解した上で, 患者が疾患に向き合い, 能動的に自己管理を行えるように患者教育を行うことが重要である.
- 連携医療機関からの early referral と, 基幹病院における多職種による体系的な保存期腎不全教育は, chronic kidney disease (CKD) 患者の生命予後を改善する.
- 有効な教育のためには, 記憶・学習理論の知見に基づき, 個々の施設の環境, スタッフに合った教育プログラムが必要である.

■ 急性疾患と慢性疾患の違い

慢性疾患は急性疾患と質的に大きく異なる (表1. 実際には慢性腎不全は尿毒症や合併症の出現時には急性疾患の様相を呈する)[1]. このため, 医療者からのアプローチも急性疾患とは異なる方法論が必要になる. 罹病期間の大半において医療者が側にいない慢性疾患では, 可能な範囲で患者 (または家族) が自ら疾患のケアの主体となる (自立) ことでケアの質が大きく向上する[2~6]. 患者が疾患の自己管理を実現するには, 必要な知識・手技を身につけるための患者教育が必要となる. また患者が疾患に向き合い, 不安に対処し, 自律を達成できるよう援助を行う.

■ CKD における early referral の重要性

2002 年に National Kidney Foundation (NKF) Kidney Disease Outcomes Quality Initiative (KDOQI) により CKD の概念が提

I章　腹膜透析

表1 急性疾患と慢性疾患の相違点（文献1より改変）

	急性疾患	慢性疾患
罹患期間	短い	長い（時に一生）
治療の場	重症は入院，軽症は外来	外来中心
患者の役割	受動的	能動的に関わる必要あり
医療者の役割	緊急事態に対処，患者に指示する	患者を自立へと導く，より対等に近い関係
疾患の捉え方	治癒が可能	持続的，毎日対処が必要
疾患のコントロール	外的	内的（患者・家族も治療に参加）
罹患中に医療者は	ほとんどの時間近くにいる	ほとんどの時間不在である
医療者に対する感情	感謝，尊敬	対立もあり，感謝の度合いは低い
指示に従わないと…	重大な事態（死亡など）を招く可能性あり	直ちに重大な事態が起きるわけではない

唱され，治療が必要な患者をプライマリケアの時点で確実に選別し，適切な時期に速やかに専門医に紹介（early referral）することの重要性が強調された[7]．しかし最近の研究で，これに加え体系立った保存期教育を行うことがきわめて重要であることが報告されている[8,9]．

保存期・多職種教育の重要性（図1）

保存期教育，多職種教育に関する臨床研究には少数のランダム化試験（RCT）と，適切にデザインされた観察研究がいくつか存在する（表2）．保存期腎不全教育により，腎代替療法導入後の生命予後改善，Hb，Alb値の改善，計画的透析導入の増加，

54

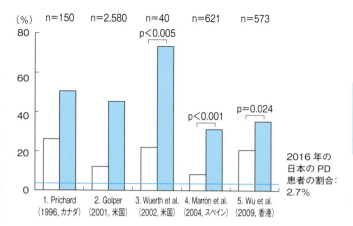

図1 保存期患者教育の療法選択への影響
（文献 19, 22, 25〜27 より）

合併症による入院の減少などが報告されている．また，患者の就労継続，社会復帰の割合の増加も報告されている．研究の性質上，選択バイアスを完全に排除することは困難であるが[23]，Devins らの研究[16]では intention to treat 分析でも有意な差が認められている．

これらの研究における教育の内容は，腎臓の働き，腎不全の症状・合併症，食事療法，治療薬，腎代替療法に関する一般的な知識を含み，後述のように多職種が関わり，患者に自己管理のための知識を定着させる上で適切に構築されたプログラムをもって行われる[11, 13, 21, 24]．

腎代替療法選択に関する情報提供

保存期腎不全の時点で HD，PD，腎移植に関してそれぞれの治療法の概要に関して情報提供を行うことは非常に重要である．

I章　腹膜透析

表2　保存期患者教育に関する主な研究

著者	研究デザイン	n	観察期間	生命予後	導入までの日数	Hb	Alb	計画的導入	入院日数	PD選択患者	その他
Binik (1993)[10]	ランダム化試験	204			延長						
Levin (1997)[11]	前向きコホート	76	1年			↑		増加	→		
Ravani (2003)[12]	前向きコホート	229	3年					増加	→		
Devins (2003)[13]	ランダム化試験	297	4年		延長						
Ravani (2003)[14]	前向きコホート	229	3年	改善		↑	↑	増加			
Goldstein (2004)[15]	後向きコホート	87	54カ月	改善		↑	↑	不変	→		
Devins (2005)[16]	ランダム化試験	335	20年	改善	延長						
Curtis (2005)[17]	症例対照	288	3年	改善	延長	↑	↑				
Marrón (2006)[18]	後向きコホート	1,504	63カ月		延長	↑	↑	増加		増加	
Marrón (2005)[19]	後向きコホート	621	5年			↑	↑	増加		増加	
Lee (2007)[20]	後向き観察	113	12カ月	不変		↑			→		
Wingard (2007)[21]	前向きコホート	1,938	12カ月	改善		↑	↑		→		QOL改善
Wu (2009)[22]	前向きコホート	573	12カ月	改善	延長	↑	↑	増加	→	増加	

腎代替療法はいずれも生活とともにある治療法であり患者・家族が納得のいく形で主体的に治療を行うことが必要である．

適切な情報提供のタイミングは腎不全が進行性で，将来透析の回避が困難と判断された時点が実際的である．eGFR < 30mL/min が一つの目安となり実際に CKDG3b-5 診療ガイドラインにおいても G4 に至った時点で腎代替療法に関して患者・家族に情報提供するように推奨されている．この時点で直ちに腎代替療法を決定する必要はなく，患者にどの療法が自分の生活に適しているか，ゆっくり考える時間を与える．教育入院を活用するのも一つの方法である．患者がさまざまな不安を払拭し，安心して治療法を選択できる機会を提供するために，腎代替療法の選択肢の提示は早いほどよい．

多職種チームによる教育 multidisciplinary team

教育は医師 1 人で行うよりも，多職種からなる医療チームで行うほうが効果的であり[11]，通常の診療と比べ，保存期における eGFR 低下速度の減少，導入期の入院日数の減少，緊急導入の減少，短期・長期生命予後の改善が報告されている（図 2, 3）[14, 16, 17, 22, 36〜38]．職種としては医師のほかに，看護師，薬剤師，管理栄養士，心理

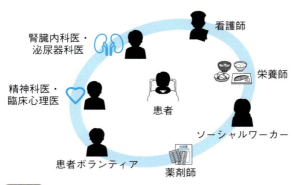

図 2　多職種チームによる教育

I章 腹膜透析

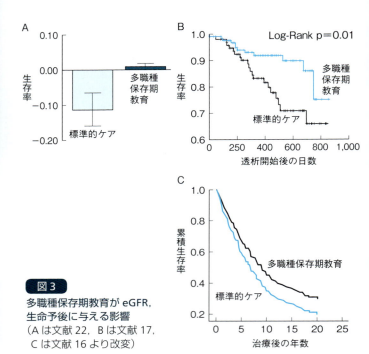

図3
多職種保存期教育が eGFR, 生命予後に与える影響
（A は文献 22, B は文献 17, C は文献 16 より改変）

士, MSW などが参加する.

現在カナダ, オーストラリア, 英国などのガイドラインでは保存期患者教育の実施が推奨されている[28, 29]. またカナダのように, 全国的に教育プログラムが整備されている国もある（86% の医療機関で患者に教育プログラムを受けさせられる環境が整っている）[30].

> **なぜ多職種教育が有効か？**
> - 同じことを複数の人が説明→患者の理解できない部分が減る→学習効果↑
> - 質問できる機会の増加→学習効果↑

I-9. 患者教育・自己管理

- 多数のスタッフにサポートされているという実感→自己管理へのモチベーションの向上
- より多面的な，患者の生活に即したアプローチが可能．
- わが国では医師が患者教育にかけられる時間は他国に比べ非常に限られているため[31]，良いケアを達成するためには，看護師を中心とした多職種による保存期腎不全教育の重要性が特に大きい．
- 実際，一般外来で教育に必要な最低限の時間を割くことはほぼ不可能である．専門外来日を設けると，通常の内科外来よりも教育的アプローチを行いやすい．
- 早期より多職種で分担しながら，十分な時間をかけて患者教育を行うことは，ケアの主体を徐々に患者に移行させることを可能とし，患者の自立を促す．その結果，CKDの合併症は減少し，またケア内容・知識を定期的にチェックするだけで，短時間の診療で済むようになるなど，医療スタッフの負担を減らすことにもつながる．

患者教育の方法論: 学習 / 記憶理論の重要性

PDにおいて自己管理の重要性が高いことを踏まえ，国際腹膜透析学会（International Society for Peritoneal Dialysis: ISPD）は2006年に患者教育のガイドラインを発表しており，先駆的な試みといえる[32]．同ガイドラインでも述べられているが，教育方法は記憶・学習のメカニズムに基づいていなければ効果はない．図4，5にその中心となる概念の概略を示す．

I章　腹膜透析

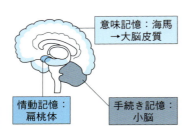

記憶の種類
①意味記憶: 知識の記憶
②手続き記憶: バッグ交換など手技の記憶に関係する
③情動記憶: 情動を伴う記憶は忘れにくい→楽しみながら覚えた方が効率も良い

図4 記憶に関係する脳の部位

短期貯蔵庫: 前頭連合野など7つ前後の事しか覚えられない．

長期貯蔵庫: 大脳皮質に分析膨大な情報を記憶可能

感覚器からの情報（視覚，聴覚など） → 注目した情報を選別 → 短期記憶（作動記憶）一次的に保持され，短時間で忘れてしまう記憶．1〜2日の内に大半が忘れられる．間隔を空け，繰り返し記憶することで長期記憶へ移行． → 海馬により長期記憶へ移行 ⇄ 想起 → 長期記憶 非常に長期間保持される（生涯持続することも多い）

反復した学習

- 例として，一度しかかけたことのない電話番号はまず覚えていないが，自分の職場の電話番号は覚えているのは，記憶するという行為を繰り返したからである．
- 私達医療者の医学知識も，繰り返し学習して身につけたものであり，一度の説明で患者が覚えることは不可能である．
- 一度に長時間説明するのは無意味: どんなに一生懸命説明しても，数日のうちに全て忘れられる．それよりも，ビデオを見てもらい，患者が内容をどれだけ理解したかをチェックすることを繰り返すほうがはるかに効果が高い．

図5 短期記憶と長期記憶

Ⅰ-9. 患者教育・自己管理

ISPD 患者教育ガイドラインの要点

以下に ISPD 患者教育ガイドラインの要点を示す（表3）.

表3 ISPD 患者教育ガイドラインより，教育学に基づいた成人教育の手法（文献 32 より改変）

知識の記憶

● 反復した学習で短期記憶が長期記憶へと移行する. ⇒間隔を空け，最低 3 回程度のセッションを行う.

● 理解・解釈された情報は長期記憶に定着しやすい.「丸暗記」は最も覚えにくく，かつ簡単に忘れやすい.

　例: 2 年間腹膜炎を経験していない患者はほぼ全員が腹膜炎の徴候を忘れている.

● 適切な質問で学習効果↑「次にすることは？」. 簡単な質問から始める.

● 答えるまで十分な時間を与える（考え，解釈させる）. 時間がかかっても必ず待つ.

● 定期的に知識のチェック・再教育を行う（半年〜 1 年毎，PET 施行日などに合わせて）.

　時間が経つと，誤った記憶が生じていることもあるため必須である.

手技の学習

● 効果的な方法: ①教育者が見本を見せる（解説なし→解説ありの順に）.

　　　　　　　②患者に言葉で各ステップを説明させる.

　　　　　　　③完全に説明できてから実際に手技の練習を行う.

● 手技の実施中は質問には答えない. 前か後に説明を行う.

I章　腹膜透析

文献上で有効な教育プログラムの特徴は以下の通りである.

- 教育者兼総責任者として case manager を置く[17, 21, 22]. 看護師であることが多い.
- 教育内容のガイドラインを作成し, 教育者は事前に訓練を受ける[10, 11, 13].
- 自己管理を行うことを目的に教育を行うことを明確にする[21].
- 一度のセッションは 1 ～ 2 時間で, 複数の職種により教育を行う[11, 14].
- セッション回数は 3 ～ 4 カ月毎に 1 回が多く, 期間は 3 カ月～数年とさまざまである. 保存期のみの教育であっても効果は長期間持続する[16, 17, 22].
- セッションの形式はスライドを用いた講義, ディスカッション, ビデオの視聴などさまざまである.
- セッションと同内容の資料（文章またはビデオ・DVD）を渡す[16, 21].
- Case manager は定期的に患者に電話し（10 分程度）, 定期的な受診と, 困っている点や疑問を医師に伝えることを促す[13, 22].
- 患者の心理社会的ニーズを把握し, 必要な社会的サービスを紹介し, 社会復帰を支援する[20, 21].
- 知識確認のテストを行う[21].

上記に加え, 当院での経験上重要と思われる点を補足する.

- 自己管理に必要な情報のみ伝え（表 4）, 不要な情報は省く（例: 貧血の管理は患者の関与が少ないため, 食塩制限などよりも優先度は低くなる）.
- 必要最低限の情報を整理し, スタッフ間で共有しておくと有用である. またその内容を資料にまとめ, 自宅でも再学習が可能なように手渡すとよい[13].
- 外来の待ち時間に学習できる教材を用意する.
- 診療は静かなプライバシーの守られた部屋で行う.
- 家族を適切な時期に関与させる.
- 情報を与え, 指示をするだけ（例:「水分～ mL, 塩分～ g まで制限して下さい」と伝えるだけ）では不十分. 患者がなぜ指

Ⅰ-9. 患者教育・自己管理

示に従う必要があるのか納得していないと non-compliant になりやすい．自己管理をしないことによる不利益を具体的に（QOL，予後への影響，具体的に生活にどういう変化があるか）理解させる（「心理的リアクタンス」p.65 参照）．

- Positive feedback（できたことに関し褒め，励ます）を与える．肯定的な感情（面白い，楽しい，自信を得る）は「成功体験」として学習効果を促進する[33]．
- 唯一の「正しい」教育法はない．定期的にプログラムを検証し，各施設の環境に合い，スタッフの使いやすいものに修正していく．
- 動機づけを工夫する：遊びの要素を入れて楽しめるものにする〔例：巻末資料のようなクイズ形式のものは患者にも受け入れられやすい〕．

表4 患者の自己管理に必要な最低限の情報

- 体液管理：塩分制限の方法，体液過剰になると何が起きるか（具体的な合併症，とその影響について）
- バッグ交換の仕方，APD の使い方
- 出口部感染・腹膜炎予防による腹膜劣化の防止
  - ⇨「清潔」の概念
  - ⇨ 出口部の見方
  - ⇨ 出口部ケアの方法
  - ⇨ 腹膜炎の症状，症状出現時の対処
  - ⇨ 排液混濁の意味，対処法（排液を持参，抗生剤内服）
  - ⇨ チューブ交換のタイミング
  - ⇨ 接続操作に失敗した時の対処
  - ⇨ 透析機器故障時の対処法
- カリウム：高カリウム血症で何が起きるか，カリウムを含む食品
- リン：高リン血症で何が起きるか，リンを含む食品
- 災害時の対処法

I章 腹膜透析

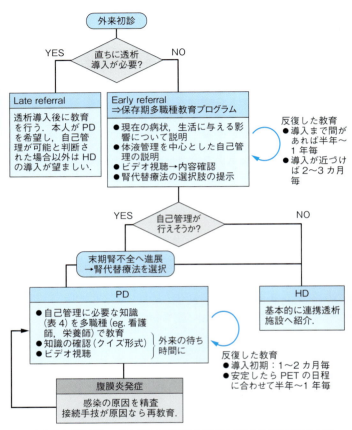

※もちろん HD においても PD と同様の教育プログラムを実施することは可能である.

図6 患者教育の流れ

当院における多職種外来

当院における外来の流れを図7に示した.

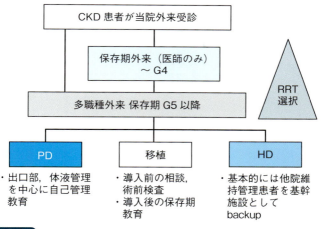

図7 当院における外来の流れ

心理的リアクタンス（psychological reactance）[34, 35]
- 医師は患者の不適切な行動の変容を目指すが，行動の自由を制限されることは大きな苦痛・ストレスを伴い，患者はしばしばこれに抵抗する.
- このとき，指示・説得に従わないことで自由を回復しようとする心の働きが起きる（心理的リアクタンス）. 幼児期に特に強くみられる，無意識で根源的な反応である.
- 慢性疾患の診療中よくみられる反応であり，円滑な治療の妨げとなる.
- リアクタンスを生じないためには患者が「自分の意思で」その行動をとることが必要. 患者が納得できるように十分な説明が必要.

I章　腹膜透析

■ ツールの利用

　適切なツールを使用することで患者の理解を助けることができ，積極的に活用するべきである．
- ・当院のツール
- ・ビデオ（視聴後知識を確認）
- ・理解度評価ツール
- ・図を活用
- ・専門用語を可能な限り使わない．→非医療者にチェックしてもらう．
- ・インターネット：情報の正確性に問題があるが，現在では多くの医療機関も情報を発信しており，容易に大量の情報に接することができる利点は大きい．特定のサイトは薦めにくいが，有用性が短所を上回ると考えられる．

> まとめ：実効性のある患者教育の手法
> - 良いケアには自己管理が不可欠．そのために患者教育が必要．教育に時間を割くため診療を最大限効率化する．
> - 同時に自己管理への動機づけ（どのような生活を送りたいか）が重要．
> - 常に①反復した教育，②定期的に理解度のチェックを行う．
> - 患者がなぜある行動をとる必要があるのか納得する必要がある（リアクタンスの回避）．
> - 多職種による保存期からの教育
> - 常に feedback しプログラム改良を行っていく．

■文献
1) Ballerini, ISPD 2005 meeting.
2) Chodosh J, et al. Ann Intern Med. 2005; 143: 427-38.
3) Lorig KR, et al. Eff Clin Pract. 2001; 4: 256-62.

I -9. 患者教育・自己管理

4) Bodenheimer T, et al. JAMA. 2002; 288: 2469-75.

5) Lorig KR, et al. Med Care. 2001; 39: 1217-23.

6) Lorig KR, et al. Med Care. 1999; 37: 5-14.

7) National Kidney Foundation. Am J Kidney Dis. 2002; 39: S1-266.

8) Quaglia M, et al. Arch Intern Med. 2011; 171: 2065-6.

9) St Peter WL, et al. Am J Kidney Dis. 2003; 41: 903-24.

10) Binik YM, et al. J Nerv Ment Dis. 1993; 181: 371-6.

11) Levin A, et al. Am J Kidney Dis. 1997; 29: 533-40.

12) Ravani P, et al. J Nephrol. 2003; 16: 862-9.

13) Devins GM, et al. Am J Kidney Dis. 2003; 42: 693-703.

14) Ravani P, et al. J Nephrol. 2003; 16: 870-7.

15) Goldstein M, et al. Am J Kidney Dis. 2004; 44: 706-14.

16) Devins GM, et al. Am J Kidney Dis. 2005; 46: 1088-98.

17) Curtis BM, et al. Nephrol Dial Transplant. 2005; 20: 147-54.

18) Marrón B, et al. Nephrol Dial Transplant. 2006; 21 Suppl 2: ii51-5.

19) Marrón B, et al. Perit Dial Int. 2005; 25 Suppl 3: S56-9.

20) Lee W, et al. Nephrol Dial Transplant. 2007; 22: 833-8.

21) Wingard RL, et al. Clin J Am Soc Nephrol. 2007; 2: 1170-5.

22) Wu IW, et al. Nephrol Dial Transplant. 2009; 24: 3426-33.

23) Van Biesen W, et al. Nephrol Dial Transplant. 2009; 24: 3277-9.

24) Seminars in Dialysis-Vol 11, No 3 (May-June) 1998. p.175-80.

25) Prichard SS. Perit Dial Int. 1996; 16: 69-72.

26) Golper T. Nephrol Dial Transplant. 2001; 16 Suppl 7: 20-4.

27) Wuerth DB, et al. Perit Dial Int. 2002; 22: 184-90.

28) Kelly J, et al. Nephrology. 2005; 10 Suppl 4: S46-60.

29) Thomas MC, et al. Nephrology. 2007; 12 Suppl 1: S46-8.

30) Curtis BM, et al. Am J Kidney Dis. 2007; 50: 733-42.

31) OECD Health Data 2011.

32) Bernardini J, et al. Perit Dial Int. 2006; 26: 625-32.

33) Picard RW, et al. BT Technology Journal. 2004; 22: 253-69.

34) Lehane E, et al. Int J Nurs Stud. 2007; 44: 1468-77.

35) Fogarty JS. Soc Sci Med. 1997; 45: 1277-88.

36) Lei CC, et al. Ren Fail. 2013; 35: 9-16.

37) Fenton A, et al. Nephron Clin Pract. 2010; 115: c283-8.

38) Cho EJ, et al. Nephrology (Carlton). 2012; 17: 472-9.

（高上紀之　上條由佳）

I 章　腹膜透析

I-10 PD 導入入院

●POINT●

- 十分な腎代替療法（HD，PD，移植）の説明と保存期腎不全教育を行ってから PD を導入する.
- 入院中にカンファレンスを行い，患者と家族の希望，治療に対する姿勢を確認する.
- PD 導入入院は患者教育の重要な機会である. 導入後も自己管理の重要性を繰り返し伝える（血圧管理手帳，PD 手帳を確認する）.

当院における PD 導入入院の流れを以下に示す.

カンファレンス

　入院中に複数回カンファレンスを行う. 導入前カンファレンス，中間カンファレンス，退院前カンファレンスで計 3 回としている. 参加者は患者，医師，看護師，家族，家族以外で患者のケアに直接または間接に関わる方（ヘルパー，施設入所者の場合は施設のスタッフ，医療ソーシャルワーカーなど）に，可能な限り予定を合わせ参加してもらう.

　当院ではカンファレンスの際に以下の用紙を用いてチェック項目を確認している（資料 1~3）.

1) 導入前カンファレンス（資料 1）
　目的
- 患者と家族の希望を医療チームで確認し，順調に PD を導入するために必要な患者の主体性，知識，家族のサポートなどを確認する.
- 患者の PD 選択理由，導入に際して不安な点，退院後の生活の

I-10. PD 導入入院

希望・やりたいことを共有する.
- 医療者側からは腎代替療法の概説, PD 継続のうえで重要な点である「体液管理と感染予防」を中心に知識を確認する.

2) カテーテル挿入手術

3) コンディショニング〜貯留開始
実際の PD 処方 (例)
＊PD 液は基本的に低糖濃度液を用いる.

＜術後 1 日目＞
500mL での洗浄を 1 日 2 回行う.
＜術後 2 〜 3 日目＞
1000mL での洗浄を 1 日 2 回行う.
＜術後 4 〜 5 日目＞
1500mL での洗浄を 1 日 2 回行う.
＜術後 6 日目〜＞
貯留を開始する. 問題なければ目標の透析液量, メニューに合わせて増量していく.

＊APD を希望する場合は, APD への移行および訓練期間を設ける. その場合初回は日中に APD を行う設定にし, アラーム音や牽引痛がないか確認する.

4) 中間カンファレンス (資料 2)
目的
- 実際に手技を開始してみての不安点や疑問点を共有し, どのように生活に組み込んでいくか考える.
- PD 処方メニューの検討を行い, 必要な社会資源に関して相談する.

5) 退院前カンファレンス (資料 3)
目的
- 接続手技や注排液の手技が自宅でも継続可能であることを確認

I章　腹膜透析

する．社会資源を導入する場合は往診医や訪問看護師と情報を
共有する．
- 外来通院の見通しを説明し，必要な物品がそろっているか確認
する．
- PD 処方メニューの最終確認を行う．
- 知識の確認（特に緊急時対応に関して）を行う．

資料: PD 導入カンファレンスシート

＊＊＊＊　**資料1: 腹膜透析導入前カンファレンス**　＊＊＊＊

【出席者】
- 患者さん，支援者（ご家族，同居人，支援者など）
- 医療者（担当医師，外来・病棟看護師，退院支援室看護師，
メーカー担当者など）

【内容】
①今後の生活で続けていきたいこと，大事にしていること
（患者さん・ご家族より）
②腹膜透析の選択理由，導入に際して不安な点（患者さん・
ご家族より）
③外来での自己管理・生活面・知識・ご自宅環境など（外来看護師
より）
④社会資源の導入，書類申請について（退院支援室看護師より）
⑤退院までに必要な物品について（メーカー担当者より）

【知識（医師より）】
- 腎代替療法の概要: 別紙を用いて説明
- 腎保護のポイント:「食塩制限」
- PD を良好に保つには食塩と感染予防が最も大切です！
- 腹膜透析合併症について: 感染に一番気をつけます．「予防」「早期
診断」
①基本に忠実な操作（入院中に病棟看護師を中心にしっかりトレー
ニングを受けていただきます．自己流が一番危険です．不安な際
には退院後しばらく訪問看護師の導入も可能です．）
②食塩管理
③便通管理

70

I-10. PD 導入入院

が合併症予防のポイントです！

※内視鏡検査，婦人科検診を受ける際は予めご相談ください．

【今後の予定】
・手術日
・方法
・中間カンファレンスの日程

【ご質問】

**** 資料 2：中間カンファレンス ****

【出席者】
・患者さん，支援者（ご家族，同居人，支援者など）
・医療者（担当医師，外来・病棟看護師，退院支援室看護師，
メーカー担当者など）

【内容】
①現時点での問題点や不安な点（患者さん・ご家族より）
②手技・知識獲得の進行具合（病棟看護師より）
③治療メニューの経過と退院時メニューの予定（医師より）
④社会資源の導入，書類申請について（退院支援室看護師より）
⑤退院後の生活面・治療面・サポートなどについて（外来看護師・
訪問看護師より）
⑥退院までに必要な物品やご自宅環境について（メーカー担当者よ
り）

【今後の予定】
・栄養指導の日程（未受講であれば）
・退院前カンファレンスの日程
・退院日のめやす

【ご質問】

I章　腹膜透析

＊＊＊＊　資料3：退院前カンファレンス　＊＊＊＊

【出席者】
　・患者さん，支援者（ご家族，同居人，支援者など）
　・医療者（担当医師，外来・病棟看護師，退院支援室看護師，
　※訪問看護師，※往診医，メーカー担当者など）　※必要時

【内容】
　①退院に向けてご不安な点，希望する生活など（患者さん・
　　ご家族より）
　②手技・知識・緊急対応・退院後の生活についての確認
　　（病棟看護師より）
　③治療メニューの経過と退院時メニューの予定（医師より）
　④社会資源の導入，書類申請について（退院支援室看護師より）
　⑤退院後の生活面・治療面・サポートなどについて（外来看護師・
　　訪問看護師より）
　⑥退院までに必要な物品や処方の配送日について
　　（メーカー担当者より）

【今後の予定】
　・退院日の決定
　・外来日の決定
　・外来受診のながれ，持参するものなど（外来看護師より）

【ご質問】
（医療者より）
　・PD を良好に続けていく上で大切なことは何でしょうか？
　・もし，排液が濁っていたらどのように対応しますか？
　・もし，チューブの接合不良を起こしたら（マニュアル接続の場合は
　　触ってしまったら）どのように対応しますか？

ご退院おめでとうございます！！長いトレーニング期間おつかれさま
でした．
これからはご自宅での生活が待っています．ご不安な点はその都度サ
ポートいたしますので外来スタッフを中心になんでもご相談ください．

（高上紀之　上條由佳）

I-11. PD 関連手術（テンコフカテーテル留置・出口部変更術）

I-11 PD 関連手術
（テンコフカテーテル留置・出口部変更術）

I-11-1 テンコフカテーテル留置

• POINT •
- 原則全身麻酔下に行う.
- 下腹壁動静脈に注意する（結紮，必要に応じて切断）.
- カテーテルは膀胱または子宮壁に固定する.
- 腹膜は連続縫合，特に腹膜カフの部分は全周性に行いヘルニアやリークを予防する.
- カテーテルは愛護的に扱う（特に腹膜カフよりも体外側，針による損傷に注意）.

PD を順調に行うためには，適切なテンコフカテーテル留置術が必須であるが，定められた術式はなく，施設間で異なる．当院では，これまで 200 件以上のテンコフカテーテル留置を以下の方針で行っている.

① 可能な限り全身麻酔で行う

局麻手術は手軽だが疼痛コントロールで劣り，また腹腔内での操作が難しい．ただし，全身状態が悪い場合は局所麻酔が選択されることもあり，腹横筋膜面（transversus abdominis plane: TAP）ブロックは術後疼痛予防を含め有効と考える[1].

② 腹部手術既往のみでは適応から外さない

全身麻酔であれば，手術歴のある症例でも癒着剥離を行うなどして，透析のスペースを作成することができる．当院では，大腸癌や子宮筋腫術後，帝王切開後などの症例にも PD を導入している.

③ 皮切を比較的下腹部におく

カテーテル先端をスタイレットは用いずに直視下に直腸膀胱窩または直腸子宮窩近傍へ誘導するために，下腹部腹直筋上傍正中

I章　腹膜透析

切開を行っている.

④ カテーテルを膀胱または子宮壁に固定する（2005 年以降）

　カテーテル位置異常の予防に有用である[2].　適宜大網切除や卵管固定を追加する.

⑤ 腹膜を連続縫合する

　丁寧に連続縫合することで透析液のリークや腹壁瘢痕ヘルニアを予防する.

⑥ 皮下トンネルを長くとる

　感染予防のため.　特に皮下カフからの距離を長くとる.

　最後に当院では腹腔鏡または経皮的アプローチではなく開放手術で留置術を施行している.　PD が「費用のかからない医療」を目指す以上，また世界的にみて腹腔鏡の行えない地域でもこの術式が取り入れられることを目指し，2017 年時点で保険適応の術式となっていないことからも，あえて腹腔鏡では行っていない.　また，腹腔鏡のポートを抜去した後，腹膜の欠損が生じ（ポートの穴の腹膜を完全に縫合することは難しい），その部位からの透析液のリークも懸念される[3].

術前に行うこと

1）手術の説明

　皮切の位置，出口部の位置，術中の所見によっては追加の皮切や皮切の延長，変更もありうること，術後の腹膜縫合不全（透析液リーク），カテーテルの位置異常，大網や卵管が巻絡することによる排液不良などのカテーテルトラブルについて説明する.　さらに一般的な周術期合併症として，出血，感染などにより再手術になる可能性，感染症，呼吸不全，心不全・心筋梗塞，肝不全，残存腎機能への影響，脳梗塞，肺塞栓などにも言及する.

2）皮下トンネルのデザインと出口部のマーキング（図 1）

　ベルトや帯，利き手などを参考に事前にマーキングする.　実際に患者に出口部処置のシミュレーションを行ってもらうなどし

I-11. PD関連手術(テンコフカテーテル留置・出口部変更術)

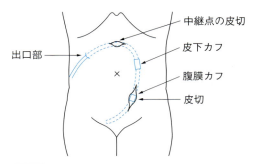

図1 カテーテル走行の模式図

て,良い位置を決めておく.当院では術前のマーキングに担当看護師も積極的に関わっている.

3) 麻酔科へ術前コンサルト

糖尿病,虚血性心疾患などの合併症を有する症例が多い.事前に関連の疾患を専門医(例えば循環器内科)に評価してもらった上で,麻酔科にコンサルトし,周術期管理について指示を仰ぐ.

周術期の準備

①除毛は基本的に不要.臍処理を行う.
②朝より禁水・禁食.浣腸は必須ではない.
③点滴は1日尿量・残存腎機能により適宜調整する.当院では無尿の患者の場合はおおむね下記のように行っている.
・当日朝より:YDソリタT1号®500mL(20mL/時間)
・手術開始時:セファゾリンNa®1g+生食50mL(100mL/時間)
・術後の疼痛時:ソセゴン®15mg(±アタラックスP® 25mg)+生食50mL(100mL/時間,数時間空ける)

手術手技の実際

1) 皮切から腹腔到達まで

体位は仰臥位で行う.尿道カテーテルを挿入する前にエコーで

I章 腹膜透析

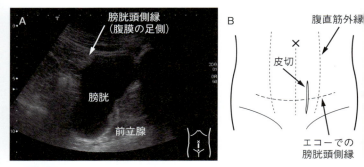

図2 エコーによる膀胱の位置確認と皮切

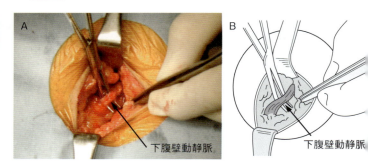

図3 下腹壁動脈処置

腹腔の足側の位置を確認する．カテーテル挿入後に膀胱内に生食を50〜100 mL注入して行ってもよい（図2A）．腹直筋外縁より1〜2 cm程度内側，エコーでみた腹腔の足側縁より1 cm程度足側から約5〜7 cm程度の皮切をおく（図2B）．皮下組織，腹直筋筋膜を切開し，腹直筋は鈍的に分ける．腹直筋の裏に下腹壁動静脈を容易に見出すことができる．通常，腹膜の切開ラインと交差することが多いのでこの部位で結紮・切断する（図3A, B）．

2）腹腔到達からカテーテル留置まで

腹膜を切開した後に腹腔内を観察する．大網がカテーテル挿入

Ⅰ-11. PD 関連手術（テンコフカテーテル留置・出口部変更術）

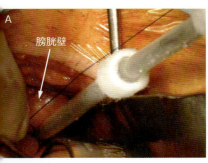
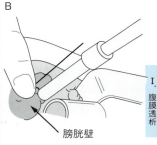

図4 カテーテルの膀胱壁固定

予定部位に存在しているときは巻絡予防のため必要な部分を大網切除しておく．腹腔内に癒着がある場合，特に骨盤底については癒着剥離術を追加し，透析液貯留のための十分な空間を作成する．腸べらを用いて直腸膀胱窩，直腸子宮窩を直視する．腸べらは5cm幅のものを用いると楽である．腸が邪魔する場合，一時的に手術台を head down するのも有効である．カテーテルを直腸膀胱窩，直腸子宮窩に挿入し位置を確認する．一番深い部分では排液の際に直腸刺激症状が出現するので，それよりも1～2cm程度浮かせた部分に固定する．膀胱や子宮に固定する際に運針のため膀胱や子宮を少し牽引することを考え，最終的な固定位置を決める．サージプロ®3-0を膀胱壁または子宮壁にZ縫合しカテーテルを固定する．臓器への運針は深くなりすぎない（内腔に糸が露出しない），締めすぎない（固定点が壊死しないように），カテーテルへの固定はカテーテルの側孔のない部分で結紮し，糸を締めすぎないことに注意する．固定は2針行う．固定後20mL程度の生食をカテーテルより注入し，大きな問題のないことを確認する（図4A，B）．

さらに妊娠の予定のない女性の場合は，挿入部付近に卵巣があるので，卵管采の巻絡防止として，卵巣または卵管采を側方に固定する（通常片側のみ）．

3) 腹膜の縫合

腹膜はサージプロ®3-0 で water tight に連続縫合を行う．最も注意すべき点は腹膜カフ周囲の縫合である．必ず全周を連続縫合し，隙間のないことを十分に確認する（図5A，B）．縫合はカテーテルが腹膜に対して鋭角に沿うように努め，屈曲の防止をする．当院ではカテーテル周囲の腹膜をタバコ縫合により腹膜カフ下面で閉鎖することは行っていない．腹膜は5mm 間隔程度でしっかりと大きめに（周囲の組織も拾って）腹膜を縫合する．腹膜の取り方が小さいと，たとえ細かい間隔で縫合しても腹膜自体

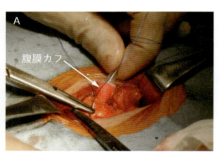

図5 腹膜カフと腹膜の縫合（連続）

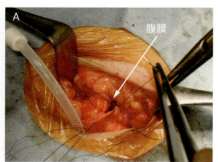

図6 腹膜の縫合

に針による穴があいてしまい，縫合不全の原因となる（図6A，B）．不完全な縫合があると自然に閉じることはほとんどないためである．場合により二重に縫い付けることもある．縫合が終了した後にリークテストを生食200mLで行う（経験上200mLで十分である）．縫合面から少量滲出することは問題ないが，明らかな欠損部を認めた場合は縫合を追加する．

4）皮下トンネル作成

当院では皮下トンネルはトロッカーを用いずに鈍的に作成している．出口部にできるだけ小さな皮切をおく．耳鼻科用の細径の吸引管を出口部より挿入，筋膜の上を通るようなイメージで吸引管を皮下で進めてゆく．吸引管が術創に達したら，カテーテル内に挿入し（ちょうど口径が一致している），カテーテルを出口部から引き出す．出口部が大きくなることが予想されるようであれば予め針糸を通しておきカテーテルを取り出した後にその部分を結紮することも可能である．最後に筋膜，皮下脂肪を縫合，皮膚はステープラで縫合し終了する．これらの操作では決してカテーテルを傷つけないことが重要で，運針の際には針に十分に気をつける．小さな傷も長い年月のうちにカテーテル損傷につながりうる．最後に100mL生食を注入し，スムーズに出し入れできるかを確認する（途中の屈曲がないかなど）．この段階で通常3〜4割程度回収できれば，術後の排液には大きな支障はない．

■ 術後管理，その他

歩行，飲水，食事は翌日から可．腹膜はwater tightに縫合してあるので理論上は当日からPDは可能である．ただし当院では実際には手術後7日目よりコンディショニングを開始している．

■文献
1) Markić D. Perit Dial Int. 2017; 37: 29-33
2) Kume H, et al. Perit Dial Int. 2011; 31: 694-7.
3) Kume H. Int J Urol. 2011; 18: 610-1.

（松本明彦　久米春喜）

Ⅰ章　腹膜透析

Ⅰ-11-2　出口部変更術
(subcutaneous pathway diversion：SPD)

•POINT•

- 適応は，PD カテーテル感染を繰り返す場合，また適切な抗菌薬加療を 3 週間行っても改善不十分の場合である．
- 局所麻酔下で施行可能だが，現在，全身麻酔下で行う頻度が増えている．
- 局所麻酔を十分に使用し，術中の疼痛には特に配慮する．術中の著しい疼痛は患者の出口部変更術への恐怖心を生み出し，再感染が将来発生した場合の治療に悪影響を与える．
- 新たなカテーテルの経路は清潔野として感染創とは完全に隔離する．
- カテーテルは愛護的に扱う（特に腹膜カフよりも体外側，針による損傷に注意）．

▌術前に行うこと

1）手術適応

　感染が皮下カフを越えていないことが前提である．感染に対しては抗菌薬による保存的治療が第一に選択されるが，PD カテーテル感染を繰り返す場合，抗菌薬加療を 2 週間行っても改善不十分の場合（緑膿菌は 3 週間），手術適応としている．後手に回るとカテーテルロスにつながるので，早期の適切な対応が重要である．国際腹膜透析学会のカテーテル関連感染症に関する勧告：2017 年改訂において，腹膜炎を伴わない難治性の出口部感染またはトンネル感染において，抗菌薬の投与下でカテーテルの抜去と新しい出口部によるカテーテル再挿入を一期的に行うことがグレード 1C で推奨されていることも考慮する[1]．

I-11. PD 関連手術（テンコフカテーテル留置・出口部変更術）

2）手術に関する患者への説明

皮切の位置，新出口部の位置，術中の所見によっては皮切の追加，延長，変更がありうることについて説明する．さらに一般的な周術期合併症として，出血，感染などにより再手術になる可能性，局所麻酔薬による合併症（アレルギー反応，ショック），局所麻酔の効果が不十分なことによる疼痛，疼痛に関連したストレス・血圧上昇や，それに伴う併発症発生の可能性などについても言及する．

出口部変更術を行っても感染が完全にコントロールできない場合もあり，再手術やカテーテル抜去を行わなくてはならない可能性があることは事前に納得していただく必要がある．

3）出口部のマーキング

詳細はカテーテル留置（I-21，p.149）と同様．

4）麻酔科へ術前コンサルト

局所麻酔なので基本的には不要であるが，全身状態の悪い時は，局所麻酔手術であっても麻酔科医に術中管理を依頼することもある．全身麻酔の場合，麻酔科へ術前コンサルトは必要．詳細はカテーテル留置と同様．

■ 周術期の準備

①除毛は基本的に不要である．皮切部位と大きく重なる場合はあらかじめ行っておく（麻酔後でも可）．
②朝より禁水・禁食．浣腸は必須ではない．
③点滴は 1 日尿量・残存腎機能により適宜調整する．当院では無尿の患者の場合はおおむね下記のように行っている．
・当日朝より：YD ソリタ T1 号®500mL（20mL/時間）
・手術開始時：セファゾリン Na®1g ＋生食 50mL（100mL/時間）
・術後の疼痛時：ソセゴン®15mg（±アタラックス P® 25mg）
　＋生食 50mL（100mL/時間，数時間空ける）

Ⅰ章　腹膜透析

手術手技の実際

1）麻酔など

　局所麻酔の場合，麻酔薬は1％キシロカイン®を使用し，エピネフリンは混合しない．心血管系への負担になることもあるので，使用量は40mL以内としている．

　局所麻酔注入の際にカテーテルを傷つけないよう十分に配慮する．損傷によりリークが発生した場合は，全身麻酔によるカテーテル交換という事態にもなりかねない．

　重要な点は疼痛への配慮であり，局所麻酔を十分に使用し術中の疼痛を可能な限り減らすことがきわめて重要である．術中の著しい疼痛は患者の出口部変更術への恐怖心を生み出し，再感染が将来発生した場合，治療に悪影響を与える．

2）マーキング，消毒

　体位は仰臥位で行う．

　消毒の前にカテーテルの皮下の走行を必ず確認し，皮下カフの位置をマーキングしておく．消毒し手袋をはめた後では感触が鈍くなり，わかりづらくなる．カテーテル切断部位は皮下カフよりできるだけ腹膜よりに置くが，あまり腹膜に近いとカテーテルが深くなり操作が困難になる．皮下カフより3cm程度離れていれば十分と考えられる．

　消毒はまずカテーテル切断予定部と新出口予定部を十分に行う．この時，感染している出口部付近に消毒面球が触れないように注意する．次いで旧出口部を消毒するが，感染した滲出液が術野にこぼれないように旧出口部を覆っているバイオパッチやガーゼなどはあえて外していない．消毒の後に，出口部，体外部分のカテーテルはオイフテープを貼付し，術野と隔離する．

　オイフは丸穴のものを用い，カテーテル切断予定部が中に入り，感染部位が穴の外に出るようにして両者を分離する．

3）皮切から新カテーテル接続，新出口作成まで

　カテーテル切断予定部に3cm程度の皮切をおく（図7）．筋鉤などで鈍的に皮下組織を分け，カテーテルを見出し，カテーテルの周囲に組織を付けた状態（剥き出しの状態ではなく）で確保する．腹膜側まで2cm程度剥離を進め，周囲組織を付けた状態でペアンにてカテーテルを把持する．このようにあくまでもカテーテルは愛護的に扱う（図8, 9）．

　カテーテルを切断しチタニウムコネクターで腹膜側のカ

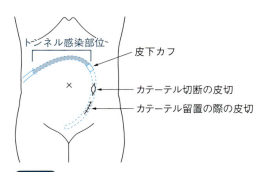

図7　カテーテル切断予定部の皮切

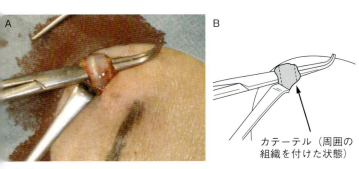

図8　カテーテルを確保したところ
　　カテーテルは周囲に若干の組織を付ける形で全周を剥離し，確保する．

Ⅰ章　腹膜透析

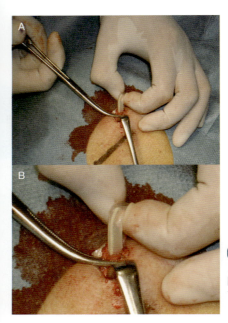

図9 BはAの拡大図
カテーテルを鉗子で把持する際も周囲の組織を付けた状態で把持する．決して直接かむことはしない．

テーテルと新しいカテーテルと接続する．コネクターとカテーテルの接続は口径の関係で少し難しいこともあるが，カテーテルをガーゼで把持するなどして，愛護的に扱うことを心がける．新たに接続するカテーテルは，新品のカテーテルの皮下カフと腹膜カフの間を切断して使用しているが，新出口部の位置を考え長さを調節する必要がある．

　新出口部より新カテーテルを導き出す手順はカテーテル留置のトンネル作成と同様である（図10）．感染カテーテル抜去の作業の前にチタニウムアダプター，エクステンションチューブと接続を行い，感染がカテーテル内に及ばないように配慮する．創内の出口部に通じるトンネルはZ字縫合で閉鎖の上，カテーテル切断部の皮膚はこの時点で縫合し，新出口部とともにサージカルド

I-11. PD関連手術（テンコフカテーテル留置・出口部変更術）

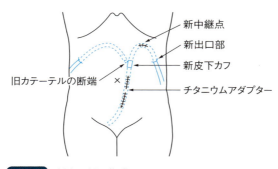

図10　新出口部の作成

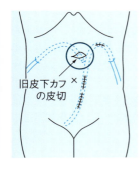

図11　旧カテーテル抜去のための皮切．他の創部や新出口部をサージカルドレープで覆ったところ

レープやオイフテープなどにより完全に覆ってしまい，感染創と分離する（図11）．

4）感染カテーテル抜去

　皮下カフの部分に小切開を加え皮下組織を鈍的に剥離してカフまたはカテーテルを見出す．カフの周囲を電気メスなどで剥離し，カフを確保する（図12）．すでに切断されているためカフより腹膜側のカテーテルは容易に引き出すことができる．

　カフを切断し培養に提出する．通常はカフ周囲のデブリドメン

I章　腹膜透析

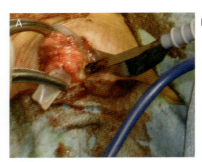
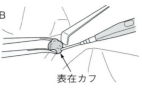

図12 表在カフの周囲を剥離しているところ

トが必要なほど感染は高度ではない．

カフを切断した後に旧カテーテルを創外に引き出す．トンネル自体を外科的にくりぬくようにして摘出する場合もある．古い出口部はドレナージもかねて閉じず，ドレーンは留置していない．皮下カフの皮切を縫合し手術を終了する．

最後に，カテーテル切断部，新出口部の消毒・ドレッシングは手袋や消毒液を新しく換えて行う．旧出口部からは滲出液が出ることがあるのでガーゼを当てておく．

術後管理，その他

局所麻酔であれば当日より飲水，食事，歩行は可能である（全身麻酔であれば翌日）．旧出口部や旧皮下カフの皮切部からの滲出液により，新カテーテルが感染しないように十分に注意することが重要である．

■文献
1) Szeto CC, et al. Perit Dial Int. 2017; 37: 141-54.

〈松本明彦　久米春喜〉

I-12 在宅診療

I-12-1 高齢者 PD と在宅支援
～安定した生活のためのケアプランの重要性～

● POINT ●

- 特に機能低下のある高齢 PD 患者には，患者，家族に寄り添いながら，生活を支えるという視点を持つことが重要である．
- 退院前にしっかりと在宅支援体制を整えることで，家族の不安や負担は軽減され，安定した在宅治療の継続が可能となる．

　2015 年わが国の透析導入患者の平均年齢は 69.2 歳，新規透析導入の約 7 割が 65 歳以上の高齢者と報告されている．その多くの高齢者は血液透析療法（以下 HD）を受けている．一方腹膜透析療法（以下 PD）は残存腎機能の保持に優れ，循環動態の変化も少なく，何より通院回数が少なく住み慣れた自宅で治療を継続し生活を継続できることから，高齢者には適切な治療法と考えられるがその選択率はまだまだ低い．

高齢 PD 患者の特徴

　高齢透析患者は，腎不全に加え，脳血管障害，心疾患，視力障害や聴力低下，関節症，うつ，認知機能低下などさまざまな身体的合併症を生じやすく，日常生活で自立が困難な者も多い．透析療法導入当初は軽度の介助のみで療養生活を営まれていた高齢PD 患者も，合併症などの入院加療を契機に，ADL が低下し，医療面のみならず生活面双方の管理やケアが必要となるケースも少なくない．その際，あらためて在宅支援体制を整えることにより，介護を必要とする高齢者でも PD の治療継続により住み慣れ

Ⅰ章　腹膜透析

た自宅での生活は可能となる.

在宅支援に必要なアセスメントの方法

　生き甲斐を持ってその人らしく振舞い安心して心地良く自宅での生活を継続できるか，すなわち自身の能力を発揮し，継続的な生活に対してどのように総合的な支援体制を整えるべきかに着目し，実際の療養生活を想定して在宅での援助内容を確認し作成する必要がある.

　まずは病院からの退院前に主治医と相談の上，PD の開始や終了のタイミングを家族の生活サイクルにあわせて調整し，さらにさまざまな生活支援を具体的に検討する．アセスメントの方法として，ニーズプランチェック表（表1）をもとに ADL の状況，必要なケアの内容を確認し，退院後のおよそ1週間の治療と生活のサイクルをスケジュールしてみる．このチェック表より日常生活の中で健常者が当たり前にできている動作をもとに，患者に必要なケアを抽出し，ニーズに対し現状での不足の内容を誰がどのように援助すれば，それが実現するのかを検討する．それをもとに主治医，看護師，家族，ケアマネージャーなど関係者と話し合い，治療メニューと介護サービスの導入内容などについて調整を図る．その際，介護者の負担（調理，買い物，ゴミの処理，洗濯，掃除などの生活に関わる実際の手間に加え，治療上，物品管理やダンボール処理，排液処理など，さまざまな仕事が上乗せされる）をも充分に理解し検討する必要もある.

事例紹介

年齢・性別: 82 歳，男性
原疾患: 腎硬化症
性格: 頑固
家族背景: 会社勤務（フルタイム）の次女とふたり暮らし．妻は認知症で介護施設入所中．長女は結婚し他県に居住．
今迄の経過: 脳梗塞発症後，右不全麻痺が存在したが身の回

I-12. 在宅診療

表 1-1 ニーズ＆プラン・チェック表

年　　月　　日　患者名（　　　　　　）殿

確認事項		要ケア・ケア不要	実際の状況	今後の計画
		○ ・ ×	○　誰が　・　×	いつ, 誰が
①モーニングケア	1. 起床			
	2. 洗面			
	3. 歯みがき			
	4. 整髪、化粧			
	5. 髭剃り			
	6. 清拭・シャワー浴			
	7. 陰部洗浄・清潔			
	8. 着替え			
	9. 移動			
	10. その他			
②食事ケア	1. 炊事			
	2. 姿勢セット			
	3. 介助			
	4. 後片付け			
	5. 服薬援助			
	6. 口腔ケア			
③排泄	1. トイレ介助			
	2. オムツ交換			
	3. 尿便器整理			
④移動ケア	1. 座位援助			
	2. 椅子等への移動			
	3. ベッドへの移動			
	4. 体位変換			
⑤おやつ	1. おやつ・お茶			
	2. 移動			
	3. おしゃべり			
⑥イブニング	1. トイレ援助			
	2. 洗面			
	3. 着替え			
	4. ベッド等への移動			
	5. 周囲セット			
⑦家事	1. ゴミだし			
	2. 周囲整理整頓			
	3. その他			

I. 腹膜透析

Ⅰ章　腹膜透析

表 1-2　ニーズ&プラン・チェック表

年　　月　　日　患者名（　　　　　　）殿

確認事項			要ケア・ケア不要	実際の状況	今後の計画
			○ ・ ×	○ 誰が ・ ×	いつ, 誰が
ウィークリーケア	1. 洗濯	干す			
		たたむ			
		収納			
	2. 掃除	居室			
		その他			
	3. 買い物	食品			
		日用品			
		その他			
	4. 入浴・清拭				
		準備			
		移動			
		洗体			
	5. 爪切り				
	6. リハビリ				
	7. 通院送迎				
			本人の希望	実際の状況	ケア計画
クオリティーケア	散歩				
	墓参り				
	帰省				
	散髪・美容院				
	趣味				
	旅行				
	外食				
	自分で買い物				
	観劇・コンサート				
	あいたい人に会う				
	宗教活動				
	その他				

I-12. 在宅診療

表 1-3 ニーズ&プラン・チェック表

年 　 月 　 日 　 患者名（ 　　　　　）殿

確認事項	要ケア・ケア不要 ○ ・ ×	実際の状況 ○ 誰が ・ ×	今後の計画 いつ、誰が
1. 介護保険理解			
介護保険申請			
ケアマネ依頼			
2. 血圧測定			
血糖測定			
インスリン注射			
体重測定			
記録			
3. PD バッグ交換			
排液操作			
延長チューブ接続			
APD セッティング			
切り離し操作			
排液処理（計測）			
記録			
4. 出口部ケア			
入浴時カテーテルケア			
5. PD 物品在庫管理			
梱包などのゴミ処理			
排液タンクなどの片付け			
傷の処置			
体位交換			
6. 緊急時トラブル時の対処			

I. 腹膜透析

I章 腹膜透析

りのことはほぼ自立されていた．転倒により腰椎圧迫骨折，大腿部頸部骨折で入院．腎機能低下を認め本人の希望を考慮しPD導入．

介護度：入院前は要介護2→入院中区分変更申請を行い要介護5

退院に向けての在宅移行の実際

まずは，家族と本人の病状や退院後の生活について説明しどのように理解されるかを確認する．そのため事例のケースでは主たる介護者の次女と面談を行った．

次女は（図1）のように父親のADLが低下している中で，父親絶対主義のような親子関係があり，仕事と介護の両立に加えPDのサポートへの負担感が強く，相当な不安を抱えていることがわかった．

そこで，自宅での生活を，本人家族が「具体的にイメージ」できるように1週間分の生活スタイルを想定しながら，生活と治療のプランを調整（図2）した．

過去のエピソード

以前，父親が呼んでいたら，すぐに行かないとすぐに怒鳴ることがあった．
食事を作っても残して食べない．
子供の頃から，父親が言いつけた事には絶対に従わなければならない！という父親絶対主義のような親子関係が存在する

本音

介護と治療のサポートによる負担感．
父を自宅に引き取る自信が無い．
父を家で看るという覚悟は正直無い．

安定した生活のためのケアプラン作成の結果

父親本人が腹膜透析を選び，自宅に帰って治療を続ける事を望んでいるのだから，娘の自分たちには出来ないという選択肢はなく，父の気持ちを受け入れる．

図1 家族の声

Ⅰ-12. 在宅診療

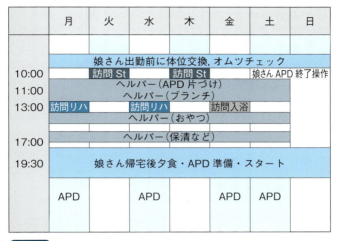

図2 日常生活の調整例

　週に4回，家族が帰宅後APDを開始．日中のPD終了に合わせて，週2回訪問ナース，週末は家族が対応．便秘傾向があるため，排泄ケアには浣腸や摘便が必要であり訪問ナースが行う．さらにバイタルチェック，出口部ケア，全身状態チェック，腹膜炎，脱水など症状の確認，拘縮予防の運動，空バックへの排液操作と排液状況の確認．APD記録ノート記入，APDのカセット取り出しも訪問ナースへ依頼．その後の排液タンクの処理やAPDの片付け，ゴミ処理などは訪問ヘルパーに依頼．次は食事を誰がどのように提供するか検討してヘルパーのサポートも依頼．週に数回，訪問リハビリや入浴サービスも利用．透析以外の日も，ヘルパーは食事や排泄介助で1日3回訪問．配食サービスの利用と介護用ベッドやエアーマットも使用する．

　これらの介護サービスが退院後速やかに提供されるよう，入院中からケアマネージャーと連携し退院前に十分なケアプランを立てる．さらに必要な場合には入院中から訪問ナースと情報を共有し連携する．

Ⅰ章　腹膜透析

　このように退院後に始まる長期の療養生活に対して，患者と家族の「生活」に視点をおいて，社会資源などの必要な情報を整理し，多職種との連携を密にし，専門的立場で援助し，支援することは，家族や本人の今後の生活に対する不安の軽減に結びつく．

　さらに，生活に密着したサポートを在宅スタッフが支えることで，治療はもちろん，日々の生活は順調となり，PD 治療を受けながら自分らしさを取り戻し，ますます元気にその能力を伸ばす高齢者もいる．在宅治療で閉じこもりになりがちな患者に訪問ナースが出向くことはその関わりが良い刺激になる．また定期的な訪問が異常の早期発見早期対処に繋がる．

おわりに

　患者が自宅で過ごすためには「何が必要か」を患者や家族に寄り添いながら一緒に考えることが大切である．特に高齢 PD 患者の場合，病院での治療そのものを在宅での治療に求めることは，患者ならびに家族の負担増になり，その不安も増大する可能性も高い．在宅では，その人の生活を優先することが大切であり，そして家族が患者の治療と介護に疲弊しない在宅支援体制プランを整えることが重要である．高齢者においては生命予後だけではなく，QOL を包括した総合的な観点で透析療法の在り方を考えなくてはならない．

　高齢者は，家族に負担をかけたくないと思いながら，本音では自宅に帰りたいと願っている．一方家族は高齢者すなわち親の願いを考えつつも，今後の自らの生活に不安と葛藤を覚えている．このような状況を克服するために，関係者が本人家族と寄り添いケアプランを作成し実行することが期待されることが，安定したPD による高齢者の生活を実現する．

■文献
1) 日本透析医学会統計調査委員会．わが国の慢性透析療法の現況（2015 年 12 月 31 日現在）．

〈冨田ゆかり〉

I-12. 在宅診療

I-12-2 システマティックな在宅診療

• POINT •

- システマティックな在宅診療によって医療の質の向上と効率化を同時に実現するにはICTの活用が有効である.
- ICTを活用したシステマティックな在宅診療は,地域包括ケアの取組みにおいても有用である.
- システムは開発が2割,運用が8割.運用を通じて多職種間で議論を重ね,問題解決を図る仕組み作りこそが重要である.

医療法人社団鉄祐会は都内4カ所,宮城県石巻市に1カ所の在宅医療を中心とするクリニックを運営している.筆者は東京大学医学部附属病院,三井記念病院にて循環器内科医として勤務し,その後マッキンゼー・アンド・カンパニーを経て2010年1月に文京区千石にて祐ホームクリニックを開業した.2006年に在宅療養支援診療所の制度ができたが,まだまだ開業当時には在宅医療はマイナーな存在だった.しかし制度ができて4年は経過し,都内を中心に施設在宅専門クリニックが複数できあがっていた.当時は施設在宅医療への診療報酬が現在の4〜5倍高く,ある意味では効率的に収益を上げているクリニックがあった.しかし,私は在宅医療の一つのゴールは看取りや終末期にあると考えていたので居宅在宅を中心に始めた(図3).

在宅医療と病院医療の違いは多くあるが,在宅医療では患者本人および家族も含めてより多元的に診る必要がある.病気だけではなく人間を診るためより個別性を考えないといけない.さらに非効率的な面も多くシステム化したオペレーションを構築することが必要である.

さて,祐ホームクリニック(その後医療法人社団鉄祐会と法人化する)を設立した時点で私はいくつか実現したいテーマをもっていた.まず,医療の質の向上と効率化を同時に実現すること,次にクレド経営,そして新しい価値の創造である.

I章 腹膜透析

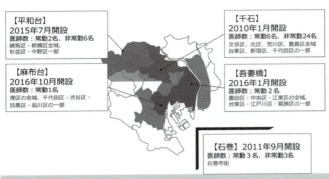

図3 鉄祐会の紹介

ICT を活用した取り組み

　医療の質の向上の効率化に関しては病院勤務での経験がまずベースにあった．医療関係者ならばよく理解していただけると思うが病院では医師は雑多な仕事が山のようにある．必ずしも医師でなくてもできる仕事も沢山ある．看護師も同様だ．そこで，クリニックで行われる全てのタスクをリスト化し誰がいつ行わなければいけないかをチームメンバーと議論した．医師がやるべき仕事とは例えば患者を診察し，診断を行い，治療を提供することである．同様に当院での看護師の役割を定義した．単なる看護だけではない．院内・院外の患者に関わる情報のハブとして機能しているので仕事内容も多岐に渡る．しかし単純作業をなるべく減らすように設計をした．その代わりに導入したのがICT（information and communication technology）システムである（図4）．

　まず院内用のシステムを開発した．主な機能は，スケジューリング，タスク管理，ルート作成などである．鉄祐会は現在約

I-12. 在宅診療

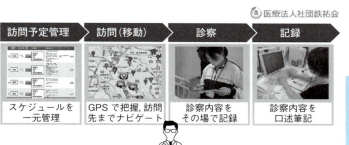

図4 ICTを活用した在宅医療の質と生産性の向上

1,400名の患者の診療を行っており，毎月3,000件の訪問を行っている．年間の看取りは200人弱であり，当然ながら緊急往診の数も多くなる．緊急往診を定期訪問よりも優先して行く必要があるが，定期訪問する患者さんを長く待たせる訳にもいかない．したがってロジスティックスの最適化を図ることが重要である．われわれのシステムではマップ上に患者宅がバルーンですべて示されている．また往診している医師がどこにいるかもリアルタイムでわかる．院内のスタッフはチームごとの全体のスケジュールと緊急往診する患者さんの状態，地理情報，担当医などを考慮してどの医師が訪問するかを決定する．医師は指示があればクラウド型電子カルテを見て予習をしてから訪問をする．医師が患者さんを診ることに集中できるように，現場とバックオフィスの役割を定義した．

さらにはディクテーションシステムを導入した．車で移動している間に医師がディクテーションセンターに電話をしてカルテ内容を吹き込むとセンターのスタッフがカルテのドラフトを作成す

I章　腹膜透析

る．医師は帰院後に内容をチェックし，少し修正をして最終化する．このシステムの導入により医師の残業時間や負担感は相当減った．またこの結果医師はより多くの時間を患者宅で過ごすこともできるようになり，医師も患者も満足度の向上が見られた．また施設在宅では訪問時に看護師が事前にバイタルをとって表にしてくれていることが多い．これも表を撮影してシステムにアップするとセンターがカルテドラフトに記載してくれてるので大変助かっている．

　次に地域医療・介護情報連携のシステムの開発を行った．在宅医療はチーム医療であり，多職種が関わっている．関係者間の情報連携は言うまでもなく必須だが，実際には結構難しい．理由はいろいろとあるが，職種間のヒエラルキーが1つの理由となっているのも現実である．医療が介護より発言力が強く，医療関係者が情報を出さないと連携は始まらないことが多い．また，使用している言葉やその意味も職種により異なることもある．何より視点が異なるためにお互いに有益となる情報の伝達内容，手段，タイミングの整理がないと有効なコミュニケーションとならない．

石巻での地域包括ケアの取組み

　東日本大震災の最大の被災地である石巻市に私が初めて行ったのは2011年5月4日のことだった．当時は東京でも計画停電が予定されていて，当初は東京での対応に追われていた．そしてようやく震災から2カ月近く経過したゴールデンウィークに私は石巻に向かった．テレビで被災後の住民の状況はみていたものの，まず自分の目で確認したいと思ったからだ．実は東京駅を出る時には石巻での開業を考え始めていた．しかし余りに非現実的な話でありまずは誰にも言わず古川駅に向かった．仙台駅から石巻には直接行けず，古川駅からしか到達できなかった．その時のタクシードライバーが後に入職してくれた伊藤さんであった．

　さて，石巻に入っていくつかの避難所を回った．体育館のような所で集団生活をされていた被災者は一様に今後の生活や健康への不安を伝えてくれた．津波から逃れることができた被災者に

とっては今後の医療へのアクセスや慢性疾患の管理が重要となっていたのである．医療機関も大変な被害にあったので，そもそも医師不足の地域であった石巻ではさらなる医療アクセスの問題が大きくなることが予想できた．翌日に東京に戻る時には一緒にいたチームに開業の意思を告げ，そして祐ホームクリニックの職員にも説明をした．その後，院長や場所を探すこと，資金集め，行政手続きなど当初想像もしていない課題に直面するが，チームが頑張ってくれて最終的には 2011 年 9 月に私が院長として赴任した．

　さて，開業してすぐに ICT を用いた地域連携の取り組みを開始した．当時どこでもそうだったが，医療・介護の情報連携は電話や FAX を用いていた．しかしこれだと不正確で，時間的な制限も多くなる．また多くの人に情報共有しようとすると手間もかかる．やはり，ICT を用いた連携は望ましい．そこで 2012 年に祐ホームクリニック石巻と連携をしている約 10 の薬局，訪問看護ステーション，居宅介護支援事業所，グループホームなどとワーキンググループを立ち上げた．まず，どんな情報をいつ，どのように共有すれば各職種に役立つかを議論した．先述した通りにそれぞれの職種で必要な情報は異なる．ここで注意したのは，単なる情報共有に留まらず次のアクションにつなげるためにはどうすればよいのか，ということだった．そのためには例えば医師はケアマネジャーの視点を知らないといけない．またケアマネジャーが理解できる用語を選び，かつ介護の視点も入れた内容にすれば情報の価値が上がる．

　このワーキンググループで各職種にインタビューを繰り返し，具体的な内容を詰めていった．同時にシステムの開発を富士通と一緒に開始した．ここで直面したのがタブレットを扱うことに慣れていない人が多くいるという事実であった．看護師，介護関係者の多くはタブレットを使用したことがなかった．そこで専属のサポーターを 2 名準備しタブレットの使い方を教えて回った．また，この過程でさらに現場からのインプットやフィードバックを得ることが可能となり，いわゆる「リーンかつデザインシンキン

I章　腹膜透析

グ」な開発にもつながった.

　ワーキンググループでの議論を踏まえて, システムがもつ機能は大きく掲示板, メッセージ, カレンダーの3つとなった. 訪問を行ったメンバーはその内容を掲示板にアップする. 誰かに伝えたいことが特にある場合はメッセージを送る. また全員の訪問予定はカレンダー上で共有される. 実際に利用を始めるとまた大きな課題にぶつかった. 当初はタブレットのウェブ上でシステムが動いていたために入力するのが困難であった. タブレットは見るには良いが, 入力するにあまり向いていない. 情報がアップされないと結果使われないシステムになってしまう. これには3つの対策を行った. まずPC版の開発である. これにより入力負荷は軽減された. 次に入力のサポートを1年間行った. 先述したディクテーションセンターを地域に開放した. 例えば薬剤師が訪問をした後に電話でセンターに内容を吹き込む. またヘルパーが記載した自宅にある連絡帳を写真で撮影しアップする. 訪問看護師が記載した訪問記録をFAXする. これら全てをセンターのスタッフが文字化する. これらのことを行った結果, 情報をアップすること, 読んで自分の役に立てることをみんなが理解してくれるようになった.

　次に参加機関を増やすことを目標にした. そのためにも公的な取り組みにする必要があり, 石巻在宅医療・介護情報連携協議会を立ち上げた. 主だった病院, 在宅医療クリニック, 訪問看護ステーション, 居宅介護支援事業所, 訪問薬局, 高齢者施設がメンバーとなった. また, 医師会, 薬剤師会, 歯科医師会, 石巻市, 宮城県もオブザーバーで参加した. 少しずつ地域の中で広がりをみせ, 現在では90近い施設が加入していて日々患者が登録されている. さらにはランニングコストは医師会が支出し, 事務局も医師会訪問看護ステーションが担っている (図5). これら全ては現地の関係者が最初はよそ者であるわれわれを受け入れてくれたことから始まったに尽きる. 改めて感謝の意を伝えたい.

協議会の発足	協議会運営委員を組織	地域医療従事者の参加
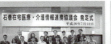	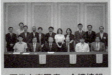	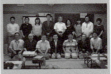
地域のみならず中央省庁とも連携し協議会を発足	石巻在宅医療・介護情報連携協議会運営委員を組織	地域の在宅医療・介護事業所の約9割が参加

オブザーバー

石巻市医師会, 石巻歯科医師会, 石巻薬剤師会, 石巻市健康部, 宮城県東部保健福祉事務所, 宮城県石巻保健所

震災復興後も持続的な医療の仕組みを共に構築

図5 地域包括ケアへの取り組み

運用を通じて問題解決を図る仕組み作りの重要性

在宅医療および地域包括ケアをICTを用いて質を向上し，効率化させる試みをご紹介してきた．8年間にわたる活動の結果，思うのは「システムの開発は2割，運用が8割」ということである．使いやすいシステムを作るのはもちろん重要である．しかし，実際に多くの人が使い続けるには運用のルールを決めたり，数多く症例カンファを行いみんなで問題解決をしていく仕組みこそが最もクリティカルである．

〈武藤真祐〉

Ⅰ章 腹膜透析

I-13 運動療法

• POINT •
- 末期腎不全患者の身体活動量を維持することは，フレイル予防の観点からも必要である．
- 運動の効果を得るためには，運動処方に基づき継続的に実施することが必要である．

運動の必要性

腹膜透析患者や腎移植患者は血液透析患者と比較して，身体機能や QOL が保たれると報告されている[1]．しかし，患者の高齢化，不活発な生活習慣や低栄養状態は，筋肉量や筋力の低下をきたし，CKD ステージの進行とともにフレイルが増加している[2]．また，腎移植患者に関しては，免疫抑制療法による副作用・合併症により ADL 低下の要因となる．その方らしい自立した生活が送れるために，体力の維持は必要不可欠である．

腎不全透析患者の運動の効果

定期的な運動習慣を持つことにより，心身共に運動効果が認められている（表1）[3]．

表1

1. 最大酸素摂取量の増加
2. 左心室収縮の亢進（安静時・運動時）
3. 心臓副交感神経系の活性化
4. 心臓交感神経系の過緊張の改善
5. PEW（protein energy wasting）の改善
6. 貧血の改善
7. 睡眠の質の改善
8. 不安, うつ, QOL の改善
9. ADL の改善
10. 前腕静脈サイズの増加（特に等張性運動による）
11. 透析効率の改善
12. 死亡率の低下

（文献3より）

運動の実際

運動処方では, FITT の原則に基づき実施する（表2）.
（運動の頻度 F: frequency, 強度 I: intensity, 持続時間 T: time, 種類 T: type of exercise）

腹膜透析患者, 腎移植患者の運動の工夫

血液透析患者は透析中に監視下での運動が実施できることから, 運動効果は非監視下と比べて高いと報告されている[5]. しかし, 腹膜透析患者や腎移植患者は, 通院する回数が少ないため, 自宅での運動の取り組みが中心となる.

例えば, 運動習慣がない, または運動に不慣れな患者に対しては, ウォーキングや自重での筋肉トレーニングなど, 簡単に取り組めるものから始めることが大切である. その際, 歩数計の活用や運動の記録をすることで, モチベーションが維持しやすい. 運動を言葉で勧めるのは容易だが, 医療職者側は継続的に運動が実施できているか, 声がけや励ましも必要となる. 自宅での透析管

Ⅰ章　腹膜透析

表2　米国スポーツ医学会による慢性腎不全患者の運動勧告

頻度 Frequency	有酸素運動: 3 〜 5 日/週 レジスタンス運動: 2 〜 3 日/週
強度 Intensity	中等度強度の有酸素運動: 　酸素摂取予備能の 40 〜 60% 　ボルグ指数 11 〜 13 点 レジスタンス運動: 　1RM の 60 〜 75%
持続時間 Time	持続的な有酸素運動: 20 〜 60 分/日 　この運動に耐えられなければ, 10 分間 　の間欠的運動 20 〜 60 分/日 レジスタンス運動: 10 〜 15 回反復で 1 セット. 　患者の耐容能と時間に応じて何セットでもよい
種類 Type	有酸素運動: ウォーキング, 自転車など レジスタンス運動: マシーンまたはフリーウェイトを使用. 大筋群を動かす 8 〜 10 種類の異なる運動を選択

注意点

腹膜透析患者	腎移植後患者
腹腔内に透析液があるうちに運動を試みるかもしれないが, この結果が思わしくない場合は, 患者は体液を除去することが勧められる	拒絶の期間中は運動の強度と時間は減少されるべきだが, 運動は継続して実施してよい

（文献 4 より）

理や就労で時間的余裕のない患者も多いため, ライフスタイルを見据えて, 医療職全体で運動を仕向けていくようなサポートをすることが求められる.

104

■文献

1) Boateng EA, et al. J Ren Care. 2011; 37: 190-200.

2) Chowdhury R, et al. Arch Gerontol Geriatr. 2017; 68: 135-42.

3) 上月正博. 腎臓リハビリテーション. 東京: 医歯薬出版; 2012. p.14.

4) 日本体力医学会体力科学編集委員会, 監訳. 運動処方の指針―運動負荷試験と運動プログラム (原書第 8 版). 東京: 南江堂; 2011. p.275-84.

5) Konstantinidou E, et al. J Rehabil Med. 2002; 34: 40-5.

〈渡辺久美〉

Ⅰ章　腹膜透析

I-14 栄養評価

● POINT ●
● 腹膜透析患者はブドウ糖負荷と蛋白喪失を特徴とした栄養障害を生じやすい.
● 栄養評価は複数の指標を用いて定期的に評価を行う.
● 低栄養は透析不足と関連しており,栄養障害が出現する場合,処方の変更あるいは他の治療法への変更を検討する.

腹膜透析患者に特徴的な栄養障害

透析を含む慢性腎臓病患者の栄養障害は,これまで protein-energy malnutrition(PEM)[1] や malnutrition, inflammation, atherosclerosis 症候群(MIA 症候群)[2] などと表現されてきた.しかし,慢性腎臓病患者の栄養障害の原因は,炎症以外にも透析不足や異化亢進,代謝異常などさまざまであるため,2008 年に国際腎疾患栄養代謝学会,国際腎臓学会より,慢性腎臓病患者の栄養障害を protein-energy wasting(PEW)[3] 表 1 として統一することが提唱された.また近年,高齢化が進み,高齢患者の筋力・筋肉量の低下も問題となる.加齢に伴い筋力・筋肉量が低下した状態は,サルコペニア[4] 図 1 と言い,加齢以外に明らかな原因が考えられない場合は一次性サルコペニア,加齢以外にも原因がある場合を二次性サルコペニアと言う.慢性腎臓病は,透析からの蛋白質の漏出や炎症,代謝異常などから二次性サルコペニアのリスクになる.

106　　JCOPY 498-22442

I-14. 栄養評価

表 1 PEW 診断基準（文献 3，5 より改変）

1. **血液生化学（下記のうちどれか 1 項目）**
   - 血清アルブミン＜ 3.8g/dL
   - 血清トランスサイレチン＜ 30mg/dL
   - 血清総コレステロール＜ 100mg/dL

2. **体格指標（下記のうちどれか 1 項目）**
   - BMI ＜ 23kg/m^2（ただし，日本人では＜ 18.5kg/m^2）
   - 非意図的体重減少
     3 カ月間に 5%，6 カ月間に 10%以上
   - 体脂肪率＜ 10%

3. **筋肉量（下記のうちどれか 1 項目）**
   - 筋肉消耗度
     2 カ月間で 5%，6 カ月間で 10%以上
   - クレアチニン産生率
     2 カ月間で 5%，6 カ月間で 10%以上
   - 上腕筋周囲面積
     健常人の平均より 10%以上低値

4. **食事摂取量（下記のうちどれか 1 項目）**
   - 非意図的低たんぱく質摂取
     少なくても 2 カ月間 0.8g/kg /day 未満
   - 非意図的低エネルギー摂取
     少なくても 2 カ月間 25kcal/kg/day 未満

＊上記の 4 つのクライテリアのうち 3 つ該当すれば PEW と診断する

I章　腹膜透析

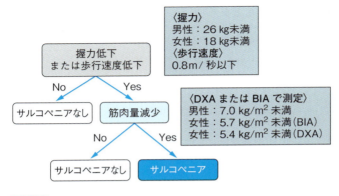

図1　サルコペニア診断基準（文献6）

栄養評価

栄養状態の評価は，体重・体組成，血液生化学検査，栄養スクリーニングツール，食事調査など複数の指標を総合し，定期的に評価する．

1) 体重・体組成評価

体重は，外来受診時や自宅で測定した体重を記録し，透析の除水量や浮腫の状態も見ながら変動を観察することで，エネルギー摂取と消費のバランス，透析が適正に行われているかを評価する．体脂肪量，除脂肪量の評価には，dual-energy X-ray absorptiometry (DEXA) や bioelectrical impedance analysis (BIA) が有効とされている．

2) 血液生化学検査
① 血清アルブミン

血清アルブミンは末期腎不全患者の予後規定因子である[7]．しかし，腹膜透析患者では炎症，透析液への喪失，透析不足，体液

管理不良などにより血清アルブミン値が低下するため，体蛋白質や栄養状態の単独の指標とはならないことに留意する[8]．

② 血清クレアチニン

血清クレアチニンは，筋肉量に比例するため，筋肉量の指標となる．しかし，腎機能の低下でも値が上昇するため，腎機能も考慮して評価する．

③ 血中尿素窒素（BUN）

蛋白質の異化亢進やたんぱく質摂取量の増加で上昇する．また，残腎機能低下や透析不足では排泄が低下するため，BUN は上昇する．

④ 血清コレステロール

腹膜透析では，持続的なブドウ糖負荷により低 HDL コレステロール血症を呈し，心循環器合併症のリスクが報告されている[9]．

⑤ C反応性蛋白（CRP）

炎症反応により，肝臓で合成される蛋白である．
CRP は腹膜透析患者において死亡リスクの予後因子とされている[10]．

3）腹膜透析の栄養スクリーニングツール

透析患者の栄養アセスメントツールには，subjective global assessment（主観的包括的評価法；SGA）[11] や geriatric nutritional risk index（GNRI）[12]，malnutrition inflammation score（MIS）などが用いられる．中でも，MIS は透析患者の栄養評価に特化しており，栄養障害のリスクを低栄養と炎症の観点から評価できる栄養評価法である[13]（図 2）．評価は，0 〜 30 点で点数が高いほど栄養障害のリスクがあると判定する．当院では，0 〜 3 点を栄養状態良好，4 〜 7 点を軽度栄養障害リスク，8 点以上を中高度栄養障害リスクと評価している．

これらツールによる評価で栄養障害のリスクがあると判定された場合は，食事摂取量不足，炎症，透析不足の有無などを確認する．透析不足が関連する場合は，処方の変更あるいは他の治療法への変更を検討する．

I 章　腹膜透析

ID		氏名		性別	年齢	調査日	.	.
身長	cm　体重		kg	生年月日	.	.	透析導入日	. .

(A) 病歴

1. 体重の変化（過去3～6カ月の変化）

0	1	2	3
0.5kg 未満の減少	0.5kg 以上 1.0 未満の減少	1.0kg 以上, 5％未満の減少	5％以上の減少

2. 食事摂取

0	1	2	3
摂取低下なし 摂取良好	やや摂取不良	中等度の摂取不良または 流動食のみ摂取可能	少量の流動食 または摂取不能

3. 消化器症状

0	1	2	3
問題なし 食欲良好	食欲不振から悪心等の 軽度症状あり	時々嘔吐等の 中等度症状あり	頻回の下痢, 嘔吐 著しい食欲不振

4. 身体機能（栄養状態が関連した身体機能障害）

0	1	2	3
正常	時々歩行困難や 倦怠感あり	日常生活に一部介助が 必要（入浴など）	自立生活困難 ベッド上生活・車いす

5. 透析歴と合併症

0	1	2	3
透析歴1年未満 健康状態良好	透析歴1～4年 軽度合併症あり	透析歴4年以上, 中等度合併 症あり（MCCを1つ含む）	重篤で多数の合併症あり （MCCを2つ以上含む）

MCC：心不全 classⅢorⅣ, 心筋梗塞, エイズ, 中等度～重症 COPD, 脳血管障害, 悪性腫瘍の転移もしくは化学療法の施行

(B) 身体所見

6. 皮下脂肪減少の有無：（下眼瞼, 三頭筋, 二頭筋, 胸部）

0	1	2	3
変化なし	軽度	中等度	重度

7. 筋肉量減少の有無：（こめかみ, 鎖骨, 肩甲骨, 肋骨, 膝等の突出, 大腿四頭筋部）

0	1	2	3
変化なし	軽度	中等度	重度

(C) Body mass index

8. Body mass index：BMI= 体重(kg) / 身長 (m^2)

0	1	2	3
BMI ≧20 kg/m^2	BMI 18～19.99 kg/m^2	BMI 16～17.99 kg/m^2	BMI <16 kg/m^2

(D) 検査データ

9. 血清アルブミン

0	1	2	3
Alb ≧4.0 g/dL	Alb 3.5～3.9 g/dL	Alb 3.0～3.4 g/dL	Alb<3.0 g/dL

10. 血清 TIBC（総鉄結合能）

0	1	2	3
TIBC ≧250 mg/dL	TIBC 200～249 mg/dL	TIBC 150～199 mg/dL	TIBC <150 mg/dL

総合評価：10 項目の合計（0～30 点）　　　　　　　点

図2　MIS シート（文献 13 より改変）

I−14. 栄養評価

腹膜透析患者の食事摂取基準

　腹膜透析では腹膜から吸収されるブドウ糖を想定すべきであるが，透析液によるブドウ糖負荷が異なることに留意する．総エネルギー摂取量（食事摂取エネルギー量＋腹膜吸収エネルギー量）を算定する場合は，標準体重は BMI 22kg/m^2 を基準とし，標準体重当たり 30 〜 35kcal/kg/日，年齢，性別，身体活動レベルを参考にして患者個別に設定する[14]．腹膜からのブドウ糖吸収エネルギー量は，使用透析液濃度，貯留時間，腹膜機能などの影響を受けるが，1.5％ブドウ糖濃度 2L 4 時間貯留では約 70kcal，2.5％ブドウ糖濃度液 2L 4 時間貯留では約 120kcal，4.25％ブドウ糖濃度液 2L 4 時間貯留では約 220kcal と計算して，総エネルギー量から腹膜吸収エネルギー量を減量して栄養指導を行う．腹膜透析では持続的なブドウ糖負荷により，高中性脂肪，低 HDL コレステロール血症を呈しやすい．糖尿病性腎症患者では低めのエネルギー設定として 30 〜 32kcal/kg/日 が適当と考えられているが，患者個別に適正エネルギー量を設定するのが望ましい[9, 15]．たん

表2　慢性腎臓病患者の食事摂取基準（文献 4 より）

	腹膜透析患者	血液透析患者（週 3 回）
エネルギー	30 〜 35kcal/kg/日[注1) 注2) 4)]	30 〜 35kcal/kg/日[注1) 注2)]
たんぱく質	0.9 〜 1.2g/kg/日[注1)]	0.9 〜 1.2g/kg/日[注1)]
食塩	3 〜 6g/日 （3 g に近い方が良い）	3 〜 6g/日 （3 g に近い方が良い）
水分	PD 除水量＋尿量 /日	できるだけ少なく
カリウム	制限なし[注5)]	2,000mg 以下 /日
リン	たんぱく質 (g)× 15mg 以下 /日	たんぱく質 (g)× 15mg 以下 /日

注 1）体重は基本的に標準体重（BMI ＝ 22）を用いる．
注 2）性別，年齢，合併症，身体活動度により異なる．
注 3）尿量，身体活動度，体格，栄養状態，透析間体重増加を考慮して適宜調整する．
注 4）腹膜吸収ブドウ糖からのエネルギー分を差し引く．
注 5）高 K 血症を認める場合には血液透析同様に制限する．

I章　腹膜透析

ぱく質摂取量は，適正なエネルギー摂取を前提とした場合，0.9
〜 1.2g/kg/日を目標とする．食塩摂取量は，PD 除水量（L）×
7.5 ＋尿量（L）× 5g/日とされているが，個々の尿量，除水量を
勘案して行う必要がある．また，リンの過剰摂取は，血管の異所
性石灰化や骨粗鬆症などの原因となるため注意する．リンの摂取
量は，たんぱく質（g）× 15mg 以下/日となっている．カリウム
は，基本的に摂取制限はない（表2）．

■文献
1）Kalantar-Zadeh K, et al. Am J Kidney Dis. 2001; 38: 1343-50.
2）Stenvinkel P, et al. Nephrol Dial Transplant. 2000; 15: 953-60.
3）Fouque D, et al. Kidny Int. 2008; 73: 391-8.
4）Cruz-Jentoft AJ, et al. Age Ageing. 2010; 39: 412-23.
5）金澤良枝，他．透析会誌．2013; 46: 101-2.
6）日本サルコペニア・フレイル学会．サルコペニア診療ガイドライン. 2017.
7）Lowrie EG, et al. Am J Kidney Dis. 1995; 26: 220-8.
8）Han DS, et al. Adv Perit Dial. 1996; 12: 288-92.
9）日本透析医学会．腹膜透析ガイドライン．透析会誌．2009; 42: 285-315.
10）Noh H, et al. Perit Dial Int. 1998; 18: 387-94.
11）Detsky AS, et al. J Parenter Enteral Nutr. 1987; 11: 8-13.
12）Bouillanne O, et al. Am J Clin Nutr. 2005; 82: 777-83.
13）Kalanter-Zadeh K, et al. Am J Kidney Dis. 2001; 38: 1251-63.
14）中尾俊之，他．透析会誌．2014; 47: 287-91.
15）金澤良枝，他．透析会誌．1988; 21: 825-30.

（伊東　稔　鈴木美帆）

I-15. 腹膜細胞診

I-15 腹膜細胞診

•POINT•
PD 排液細胞診の 2 つの意義
- 細胞の種類や形態，非細胞成分，微生物の存在など，炎症状態や全身状態把握の一助となる．医師自ら外来で排液の形状を鏡検することが望ましい．
- 中皮細胞面積測定による腹膜劣化の程度の把握〔被嚢性腹膜硬化症（EPS）予防〕．計測細胞診であるので臨床検査技師が行うことも可能．

細胞診の手技

① 早朝排液を 50mL 採取（コンタミに注意）．
② 遠心後，沈渣を Cytospin® により遠心塗抹（一般塗抹法は不可）．
③ 乾燥後，May-Grünwald Giemsa 染色．封入．

注意点：採液はイコデキストリン液でも可．集細胞には早朝排液が望ましいが，4 時間貯留液でも測定は可能．採取した排液は 4℃以下で 48 時間保存可能．詳細は白鷺病院ホームページ（http://www.shirasagi-hp.or.jp/）を参照．

正常排液中に存在する細胞はマクロファージが 90%，中皮細胞・好酸球・好中球・リンパ球が各 5% 程度（図 1）．

排液細胞診のポイント

1）中皮細胞
① 正常体腔液の中皮細胞とはやや異なる形態を示す．透析液

JCOPY 498-22442

113

I章　腹膜透析

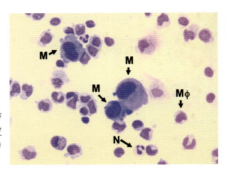

図1　正常排液細胞
多くがマクロファージ（Mφ）．中心部に中皮細胞（M）．好中球（N）も散見される．（×400）

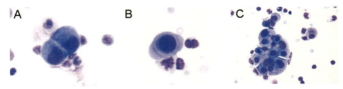

図2　A：細胞結合（結合部が直線的．×400），B：ブレブ形成（細胞質が滲み出したようにみえる．×400），C：シート状（×200）

の刺激により反応性に富む（細胞診分類における反応性中皮細胞と考えてよい）（表1，図1）．
② 細胞は多核形成，直線状結合や細胞質の一部が偽足のように突出するブレブを形成することも多い．シート状にクラスターを形成することもある．これらはPD排液では常にみられ，異常所見ではない（図2）．

2) マクロファージ
① 排液中細胞のほとんどを占める．組織球（histiocyte）とよばれることもある（表1，図1）．
② 中皮細胞と同様に反応性に富むことがあり，中皮細胞との判別が困難なことがある（表1，図3）．腹腔内が何らかの炎症状態にあるとき，ステロイド投与時にみられることが多い．

I-15. 腹膜細胞診

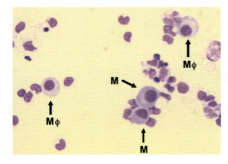

図3
反応性マクロファージ（Mφ）
中皮細胞（M）との見分けが困難なことがある（×400）.

表1 中皮細胞とマクロファージの比較

	中皮細胞	マクロファージ	反応性マクロファージ
核	円形，類円形，中心性 クロマチンは密，分布均等（細顆粒状）で濃染性 時に多核を形成	非定形，偏在性 クロマチンは粗，分布不均等（粗顆粒状，粗網状）で淡染性	円形，類円形，中心性 クロマチンはやや粗，分布やや不均等（粗顆粒状）で濃染性
細胞質	濃染性，細胞質内外で染色性に差があることが多い. 時に空胞がみられる．辺縁は全周性にファジーになる傾向がある．	淡染性，粗網状，細胞質内外の染色性の差はない．小空胞がみられることが多い．	淡〜濃染性，細胞質内外で染色性に差があることもある．空胞がみられることもある．
その他	細胞形は円形	細胞形は一定しない	細胞形は円形

I章 腹膜透析

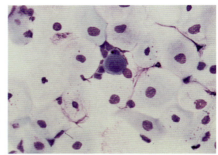

図4

扁平化生中皮細胞
中心部分にある正常中皮細胞と比べると巨大である．ここではシート状であるが単独でも存在する（×400）．

3）扁平化生中皮細胞：病的意義なし

① 扁平化した中皮細胞（squamous cell）がみられることがあり，フラットセル（flat cell）ともよばれる[1]．
② 核は円形，類円形で中心性．クロマチンは粗，分布不均等（粗顆粒状，粗網状），時に凝縮様像を示す．細胞形は円形，類円形で細胞質は淡染色性．巨大化しN/C比が極端に小さいことが特徴的である（図4）．
③ PD患者の6％に出現し，女性に高頻度（80％）にみられる．PD期間，PET，中皮細胞面積，EPSとの関連性はなく，腹膜劣化やEPSを示唆するものではない．

4）好酸球

① しばしば増加がみられる（分画10％以上）．無菌性，無症候性で，白血球数の増加（>100/μL）を伴わない場合は排液好酸球増多症として分類，好酸球性腹膜炎とは区別される（図5）．
② 発症頻度は12カ月以上の長期PD症例では0.6％．腹腔洗浄例では18.1％．
③ 血液好酸球増多症の75％，血液正常例の30％に排液好酸球増多症がみられる[2]．
④ 原因，予後との関係は不明．20名の腹腔洗浄中の好酸球増多症の追跡調査では1名でEPSが発症．長期に認められる

Ⅰ-15. 腹膜細胞診

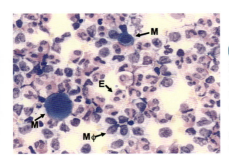

図5
好酸球（E）が多数みられる．中皮細胞（M）およびマクロファージ（Mφ）は炎症性に反応している．何らかの炎症の存在が示唆される（×400）．

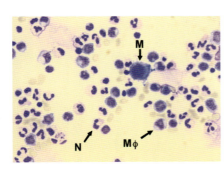

図6
好中球（N）が多数みられる．細胞数は100/μL未満である．中皮細胞（M）やマクロファージ（Mφ）も炎症性変化を認める．この症例は反復性腹膜炎治癒後3週目，好中球が多数存在し再発する可能性が大きい（×400）．

場合は要精査．

5) 好中球

① しばしば増加する（分画10%以上）．好中球増多症として分類，腹膜炎（白血球数＞100/μL）とは区別される．
② 無症候性である．腹膜炎の発症前か治癒最終過程のこともある．持続するようであれば精査が必要（図6）．

6) 赤血球

① しばしば，赤血球の増加を認める（400倍で5個以上／視野，試験紙法で尿潜血±，出血量としては数10μL）．肉眼的血性排液としては識別されず，顕微鏡的血性排液と定義

I章　腹膜透析

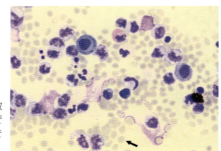

図7
赤血球（矢印）が多数存在する．この程度でも肉眼的には識別できない（×400）．

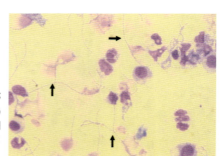

図8
レンサ球菌（矢印）がコロニーを形成し始めている．白血球の増加は認められない（×400）．

される（図7）．
② PD患者の約40％に認められ，特に70歳以上の女性では70％にみられる．PD期間，PET，原疾患とは関連性がない．原因は不明だが何らかの腹膜傷害が推測される．

7）その他（微生物，結晶，異物）
① 微生物：白血球が増加していなければ採液時のコンタミが原因であることが多い．まれに，腹膜炎の前兆のこともあるので要観察．その場合，桿菌か球菌の判別が即時可能で，グラム染色も施行可能である（図8）．
② カルシウム塩結晶（要注意）：採液後に析出したものか，または腹腔内の石灰化が断片化したものである（図9）．後

I-15. 腹膜細胞診

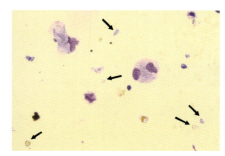

図9
石灰化の断片（矢印）が多数みられる．その他に細胞も破壊されている．要注意の症例である（×400）．

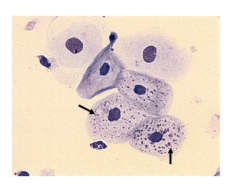

図10
扁平中皮細胞での inclusion body（矢印）細胞質に滴状に多数みられる（×400）

者の場合，結晶形は不定で細胞も破壊されていることが多い．長期症例に多く認められ，危険な状態である．PD 中止後は腹腔洗浄も考慮すべきである．
③ 異物：花粉，タルク，酵母が多い．いずれも採液時に混入．

8）核質滴状逸出物（inclusion body）

中皮細胞の細胞質に散在してみられ，特に扁平化生中皮細胞で著明である（図10）．出現率は PD 長期症例で 11％，イコデキストリン液使用症例では PD 期間に関係なく 26％である．由来は不明であるが，免疫染色では CD68 陽性であり（図11），ライソソームでのエンドサイトーシスやオートファジーの老廃物，また

図 11
CD68 染色
ライソーム蛋白に反応して同様の滴状逸出物がみられる（× 400）

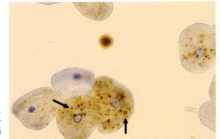

はイコデキストリンやその代謝物が蓄積したものと推測される．中皮細胞の老化の一つの指標と考えられる．

中皮細胞診のポイント

1) 測定について
   ① 変性や細胞収縮が強い場合は計測しない．クラスターを形成するものは，細胞周囲の判断が可能なもの，周囲の細胞により変形を受けていないものを計測する．
   ② ブレブは面積測定部分には入れない（図 2B）．
   ③ 扁平化生中皮細胞は測定しない（図 4）．
   ④ 面積は 50 個以上を計測し，その平均と標準誤差（SEM）をとる．採液量 50 mL で集細胞が困難な場合，300 mL 程度（50 mL 容器 6 本）まで増やす．
   ⑤ フィブリンの析出は細胞変性（収縮）を伴うことがあり，測定困難となる．
   ⑥ 白血球数（腹膜炎）や赤血球数（血性排液）が多い場合は測定困難である．
   ⑦ 中皮細胞診は面積の経過観察が重要であり，1 回測定での判断は避ける．
   ＊測定の詳細は白鷺病院ホームページ（http://www.shirasagi-hp.or.jp/）を参照．なお，白鷺病院では中皮細胞診検査を受け付けています．

2）中皮細胞診アルゴリズム[3～5]

PD 中止基準と腹腔洗浄導入基準・中止基準に分けられる．PD 中止基準として EPS の危険因子である PD 期間，中皮面積に基づき Low risk，Middle risk，High risk の 3 群に，洗浄中止基準も PD 中止時面積と洗浄時面積により Low risk，Middle risk，High risk の 3 群に分類される（図 12）．

① PD 中止基準（図 12）

- **Low risk 群**：最も問題のない病期であり，PD の継続は可能である．PD 中止後，カテーテル抜去も可能である．PD 中止または休息により腹膜組織の回復も見込まれ，PET の程度により中止後の PD 再開も可能である．
- **Middle risk 群**：PD 継続は可能であるが要観察である．HD 併用療法などの腹膜休息や中止後の洗浄も考慮すべきである．
- **High risk 群**：要観察の病期であり，PD の中止や HD 併用療法

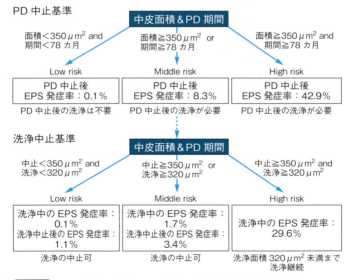

図 12 EPS 予防のための PD 中止，腹腔洗浄中止基準

などの腹膜休息も考慮すべきである．また，PD の継続は中止後の腹腔洗浄を前提に行うことが望ましい．

② 洗浄中止基準
- Low risk 群：これ以上の洗浄継続の必要はなく，カテーテル抜去が可能である．
- Middle risk 群：洗浄継続中止は可能であるが，要観察である．
- High risk 群：洗浄中止後の EPS 発症率は不明であるが 30％以上と推測される．また，洗浄時の面積は 18〜21 カ月以後は上昇傾向にあるため，18〜21 カ月以内に洗浄時面積が $320\mu m^2$ 未満にならない場合は洗浄のみで EPS の予防は不可能であり，ステロイドなどの単独/併用も考慮すべきであるが，詳細なエビデンスはない．

3) アルゴリズムの注意点
- PD 中止時面積が測定されていない場合は，上記の洗浄中止基準を適用することができず，オプションとして，PD 期間 78 カ月を中止時面積に置き換えて，ある程度応用可能である（図 13）．
- PD 期間，中皮細胞面積では予測しえない EPS が存在する．中止基準としては他の臨床所見なども考慮する必要がある．

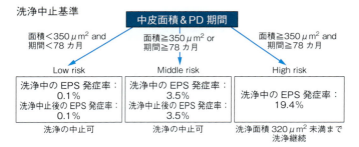

図 13 PD 中止時面積が不明の場合の洗浄中止基準
（PD 期間 78 カ月から判定）

I-15. 腹膜細胞診

PET 値は有意な危険因子ではなく，アルゴリズムからは省いたが，腹膜機能として重要な因子である．
- 本アルゴリズムは免疫抑制薬（ステロイド）使用症例は除いており，これらの症例では適用できないことがある．

■文献
1) Fernandez de Castro M, et al. Perit Dial Int. 1994; 14: 265-70.
2) Chandran PK, et al. Arch Intern Med. 1985; 145: 114-6.
3) Yamamoto T, et al. Am J Kidney Dis. 1998; 32: 946-52.
4) Izumotani T, et al. Nephron. 2001; 89: 43-9.
5) Yamamoto T, et al. Perit Dial Int. 2008; 30: 343-52.

（山本忠司）

I-16 腹膜組織診

> **● POINT ●**
> - 長期 PD に伴い，腹膜中皮細胞の剥離，基底膜〜中皮下組織の線維性肥厚，中皮下細血管のヒアリン性硬化・増殖がみられる．
> - 微小血管障害は腹膜機能透過性と相関する．
> カテーテル抜去時の腹膜状態の評価として有用である．

正常腹膜組織と PD に伴う変化

　腹膜組織は壁側および臓側ともに表面より中皮細胞，基底膜，中皮下組織で構成される．中皮細胞は 1 層で存在し，基底膜を覆っている．微小線毛を有し，リン脂質を表面に吸着させることにより腹膜を摩耗や損傷から守る役割を担うほか，細胞間隙や細胞自体が中皮下脈管と腹水の間の物質輸送・交換に関与している．中皮下組織には脂肪細胞を含む疎らな結合組織の中に，細

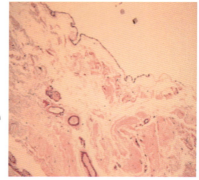

図 1

正常腹膜組織（PAS 染色，200 倍）
中皮細胞：1 層に配列している．重層化（−）
間質：肥厚（−）
血管：硝子化（−）新生（−）
深部には脂肪組織を認める．

血管,リンパ管が密なネットワークを形成しているほか,神経線維や免疫細胞,線維芽細胞も散在している.これらは臓器を保護するクッションとしての役割のほか,腹水との間の物質輸送・交換や免疫応答などさまざまな機能を担っており,PD における溶質除去・除水を規定するのも主に中皮下脈管である[1](図 1).本稿で提示する腹膜組織はいずれも酸性透析液(ブドウ糖分解産物 [GDPs] を高濃度に含有)を用いた症例より得られた検体であるが,進行速度・程度に差はあれど現在主流の中性液でも PD に伴う変化は同様に知られている.

PD の導入後初期には繰り返される注排液による中皮細胞の剥脱とその修復機転としての中皮細胞の増殖・重層化が出現する.また,中皮細胞が線維芽細胞に形態・機能を変化させ,中皮下組織へと移行する epitherial-to-mesenchymal transition(EMT)という現象も知られており,基底膜〜中皮下組織の線維性肥厚,血管基底膜の肥厚,リンパ管の減少などが進行する.しかし初期の数年の時点では腹膜の構造自体はよく保たれており,腹膜機能には変化をきたさないことが多い(図 2).

PD 期間が長期になると,中皮細胞は完全に剥脱し,基底膜〜中皮下組織にかけての線維性肥厚は著明となる.中皮下細血管は

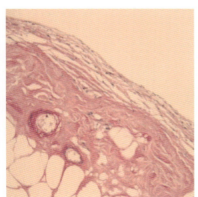

図 2

酸性透析液使用時(PD 歴 2.5 年)の腹膜組織
中皮細胞:重層化(+)
間質:肥厚(+)
血管:多層化(+)
(三井記念病院多川斉先生,
　杉本徳一郎先生よりご提供)

I章 腹膜透析

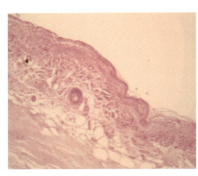

図3
単純性腹膜硬化症の腹膜組織
酸性透析液を用いた PD 単独療法 11 年
中皮細胞：大型化，変性，消失．
間質：線維化，細胞砂漠化（cellular desert）
血管：基底膜の重層化，多層化・閉塞が目立つ．
（三井記念病院多川斉先生，杉本徳一郎先生よりご提供）

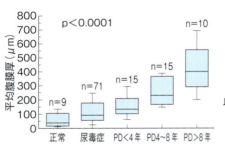
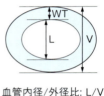

血管内径/外径比: L/V
L: 血管内径
V: 血管外径
WT: 血管壁厚

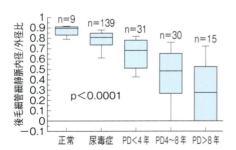

図4　PD 期間と腹膜線維化/血管障害の関係
（左上下）PD 期間と線維性肥厚の関係，（右上）PD 期間と細血管内径/外径比の関係
PD 期間が長いほど線維性肥厚と細血管狭窄が進行し，特に 8 年以降では高度である．
PD 症例は 1994〜2005 年に腹膜生検を受けたもの（文献 2 より改変）．

ヒアリン性硬化・狭窄を示すとともに新生血管により面積当たりの細血管数の増加がみられ、リンパ管は完全に消失する[2]. 最終的にcellular desertとよばれる無細胞の構造物になることが報告されている（図3, 4）.

腹膜組織所見と腹膜機能・予後

中皮細胞の重層化や消失は先述したが、腹膜機能とは関連がない. 中皮下の変化、すなわち線維性肥厚や最小血管の硝子化や閉塞・新生は腹膜血管透過性の上昇と関連し除水不全の原因となる. これらの変化は、酸性高GDP透析液を用いて旧来の溶質除去を重視したPD診療指針での長期PD患者の特徴である. EPSでは線維性肥厚や血管障害の高度の進行に加え、腹膜構造の破綻、炎症性細胞の浸潤や異型化、血管や基底膜の石灰化などが知られるが（図5）、これらがみられる前に他の検査（腹水細胞診など）を含めて総合的に判断しPDを離脱することが望ましい[3].

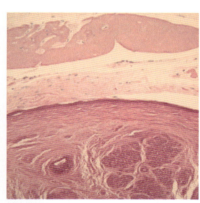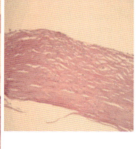

図5　被嚢性腹膜硬化症（EPS）の腹膜組織
酸性透析液を用いたPD単独療法14年.
未分化な細胞による線維合成亢進、新生皮膜を認め、腸管癒着の原因となる.（三井記念病院 多川斉先生、杉本徳一郎先生ご提供）

Ⅰ章　腹膜透析

腹膜予後の改善を目指して

　腹膜組織保護が重要である．腹膜劣化の原因として，尿毒症・透析液の生体不適合（低 pH，高浸透圧，高糖濃度，GDPs）が重要である．腹膜炎は腹膜障害の原因になり得る．体液管理を重視した総合的管理も重要である．中性低 GDP 透析液を用い，残存腎機能消失後にも，わが国で広く行われる PD + HD 併用療法を導入することにより，腹膜組織障害軽減の可能性が見出されている[4]．

腹膜生検における注意点

　腹膜生検は侵襲的手技のため，適応を慎重に判断すべきである（表 1）．腹膜炎直後は評価困難のため生検は避ける．実際の腹膜生検においては，ディープカフから数 cm 離して $1cm^2$ のサイズで行う．また，カテーテルの第一カフ（腹膜カフ）設置部付近もカフによる線維化があるため生検は避ける．組織切片作成においては切断縁から十分離れた位置で腹膜表面に垂直な断面を作ることが重要である．当院では線維性肥厚の評価に Masson trichrome 染色や Azan 染色などを，血管障害の評価に EVG 染色などを用いている．

表 1　腹膜生検の適応

腹膜生検を検討する症例	腹膜生検を行う機会
長期 PD（＞ 4 〜 5 年） 除水・溶質除去能低下 長期 PD 後の HD 移行時 PD 関連腹膜炎などによる PD 離脱 　からの復帰時 HD から PD への移行時　など	カテーテル抜去術 カテーテル挿入術（再挿入術） カテーテル位置修正術 その他開腹術時　など

■文献

1) Di Paolo N, et al. Perit Dial Int. 2000; 20 Suppl 3: S5-96.
2) Margot N. et al. Perit Dial Int. 2009; 29: 605-17.
3) Honda K, et al. Clin J Am Soc Nephrol. 2008; 3: 720-8.
4) Ayuzawa M, et al. Perit Dial Int. 2012; 32: 159-67.

（北山智草　石橋由孝）

Ⅰ章　腹膜透析

I-17 PD 長期継続への方策

●POINT●
- 体液電解質管理
- 腹膜機能の保持と腹膜障害予防
- 腹膜炎，トンネル感染などの合併症予防
- 残腎機能および心機能保持
- 栄養・筋肉量状態の保持
- 在宅医療の支援
- PD ＋ HD 併用療法による透析量の保持

　PD は在宅でできる透析でありライフスタイルを維持しやすく，緩徐な透析であるために循環動態が安定し身体への負担が少ない．しかしながら，① PD の透析・除水効率から尿量が減少すると体液や尿毒素が貯留し，腹膜透析のみでは維持困難になる．そのため，残腎や心機能の保持は重要になる．②尿毒素貯留による栄養や筋肉量の低下は血液透析への移行の原因になる．③腹膜機能の低下や腹膜の障害により除水が困難により，PD 中止になる場合もある．④また，腹膜炎やトンネル感染など合併症や自己管理が困難になることも PD 中止の原因になる．⑤被嚢性腹膜硬化症（encapsulating peritoneal sclerosis：EPS）のリスクから頻回の腹膜炎や腹膜劣化により PD が中止される．⑥近年中性化透析液や血液透析の併用，接続デバイスや機器の進歩，在宅支援の推進により PD を比較的長期に継続可能になってきた．なお，各因子は相互に影響し合うため，総合的な対策が必要となる（図1）．従来，PD の継続期間はおおむね 5 ～ 8 年であったが，近年PD 歴 10 年を超える症例も増えてきた．しかしながら，EPS はPD を中止後にリスクが上昇するとの報告もあり[1]，適切な PD施行期間はいまだに結論が出ていない[2]．

I-17. PD 長期継続への方策

体液管理・残腎機能保持

体液の過剰は腎うっ血をもたらし，腎血流の低下とともに腎は虚血にさらされ腎機能が低下する．また，体液過剰は腹膜透過性亢進による除水量低下と関連し，さらなる体液管理悪化の原因となる[3]．また高濃度ブドウ糖液の使用が必要となるため，腹膜劣化によりさらに透過性亢進を促進する悪循環に陥る．PD は時に「食事制限の緩い，自由度の高い療法」として患者に説明されるが，これは自己管理不良につながる危険があり，必ずしも適切とはいえない．実際，体液過剰は PD 離脱の最大の原因の１つとなっており[4]，食塩制限などの自己管理も必要である（図2）（I-29，p.203 参照）．

フロセミドなどのナトリウム利尿薬は腎血流を減らし腎機能が悪化しやすい．近年心不全のある患者には水利尿薬トルバプタンが使用できるようになり，腎血流や血管内体液量を維持し，腎保護しながら体液調節が可能になった．

腹膜透析においてはブドウ糖透析液とイコデキストリン透析液で除水パターンが異なる．ブドウ糖透析液では長時間貯留によりブドウ糖濃度が低下し除水能力は低下する．ブドウ糖透析液を短時頻回に交換すると細胞内のアクアポリン１水チャネルを介した自由水の排泄が見込める．一方，イコデキストリン透析液は細胞間隙からナトリウムと水を同時に排泄する．このため，イコデキストリンによる急激な除水はフロセミド同様に血管内ボリュームを減らし，残腎機能を落とす可能性があり，注意深い観察が必要である．そのため，残腎と腹膜によるナトリウム排泄機能に応じてナトリウム摂取量を決定することが重要である．

体液量の評価には身体所見の他，胸部 X-P，心エコー，バイオインピーダンス法による体組成装置が有用である．

残腎機能保持においては適切な体液量保持の他，低 K 血症などの電解質異常を防ぐ，腎機能に影響を与えやすい抗菌薬や NSAIDs の使用をひかえる，造影剤の使用をひかえるなどの管理が必要である．残腎機能の評価は尿量が簡便で予後との関連も深

Ⅰ章　腹膜透析

い．残腎機能が保持されているうちは溶質除去，体液管理とも良好なことが多く，CVD の発症率も低いため，残腎機能を保持するための努力は最優先事項の一つである[14, 15]（Ⅰ-4, p.14 参照）.

腹膜機能の保持

　長期の PD 患者では，尿毒症，炎症細胞浸潤と種々のサイトカイン・増殖因子（IL-6, VEGF, TGF-β1 など），透析液，腹膜の各構成細胞が複雑に影響しあい，慢性炎症状態を作り出し，腹膜を徐々に劣化させる[5, 6]（Ⅰ-15, p.113 参照）. 腹膜機能低下は除水・溶質除去を困難にし，体液過剰・低栄養を増悪させ，PD 中止の原因となる. EPS のリスクも高まるため，PD 長期継続のためには腹膜機能保持に細心の注意を払う必要がある.

1) 透析量確保

　透析不足は MIA 症候群・腹膜劣化につながるため[7]，Kt/V 1.7/週以上かつ Ccr 50L/1.73m^2/週以上の維持を目標とする[8]. 腹膜平衡試験で透過性亢進を認めた場合，体液管理を強化し，PD 処方を見直す. それでもなお腹膜透過性亢進が遷延するならば，一時的な HD への移行も考慮する. 炎症・栄養状態の改善（Alb 上昇）後，腹膜機能は回復し PD 再開可能となる（Ⅰ-18, p.137 参照）.

2) 腹膜炎の予防・治療

　腹膜炎は治療が遅れると腹膜機能劣化を招くため[9, 10]，迅速な対処とともに，予防のための患者教育が必要となる. 排液の観察・出口部ケアの重要性と排液混濁の意味・対処法を患者が十分理解する必要がある. カテーテル抜去の適応となる状況では，腹膜保護を最優先し，迷わず抜去する[11]（Ⅰ-24, p.167 参照）.

3) 体液管理

　体液管理が付く患者ではできる限り高濃度ブドウ糖液や酸性液の使用を控える.

I -17. PD 長期継続への方策

4）腹膜休息

腹膜透過性亢進症例では，一時的な PD の休止が PD 除水能の回復につながる可能性がある[12]。

5）腹膜線維化の予防

ACE 阻害薬・ARB 内服患者では腹膜の線維化が抑えられたとの報告がある[13]。

生体適合性の高い透析液の使用

現在主流となっている二槽式の「中性」透析液は生理的な pH に近く，従来の酸性液と比較し腹膜保護作用[16]，残腎機能保持作用，生命予後改善効果がみられている[17]。また EPS 進展予防効果も期待されている（I -8, p.44 参照）。透析液中の glucose degradating products（GDPs）は腹膜劣化をきたし，EPS 発症のリスクを高める可能性があるが，二槽式の透析液は GDPs 濃度が大幅に抑えられており，腹膜障害の軽減に寄与している可能性がある[18]。透析液の糖濃度が高いほど腹膜透過性は亢進し，除水不全に陥りやすいため[19]，極力高濃度ブドウ糖液の使用を避ける。イコデキストリン透析液の使用もブドウ糖への曝露を減らす上で有用である可能性がある[20]。

EPS の予防

EPS は本邦ではまれとは言えない頻度で発生していたが，近年は減少している。

いかなる炎症も腸管へのフィブリン沈着を促進するため[21]，炎症の予防・治療が重要である。特に反復した重症腹膜炎は EPS 発症のハイリスクである一方，軽症の腹膜炎はリスクが少ないことが報告されており[22]，腹膜炎の早期発見・早期治療が鉄則である。

EPS の発症予測には腹膜平衡試験[23]や中皮細胞診（I -15, I -16 参照），CA125 や FDP などの血清マーカーが用いられるが，1 つで確実な予測は行えず，総合的に判断する必要がある。

I章　腹膜透析

出口部・トンネル感染の予防

腹膜炎にはカテーテル内部を通る感染の他，カテーテル周囲から波及する管外性のものがある．これには出口部・トンネル感染が深く関わっている．そのため，出口部の管理により，トンネル感染を予防することが重要である．出口部の固定方法は出口部の位置，体形，皮膚の状態によって適切な方法を選択する必要がある．出口部がピストン運動を起こすと菌が付着したカテーテルが皮下に押し込まれ，感染しやすくなる．出口部の洗浄や消毒方法の指導も外来受診時に反復指導が望ましい．トンネル感染を早期に察知するため，患者もしくは家族に触診・観察方法を指導することが重要である．トンネル感染では抗菌薬投与の他，皮下カフを超える例では早期に出口部変更やアンルーフィングなどの手術を検討すべきである．

栄養・筋肉量・骨量の保持

栄養・筋肉量の保持は透析患者において予後を規定する重要な因子である．

栄養状態は上腕筋周囲長，握力，バイオインピーダンス法により筋肉量評価がしやすい．栄養状態の評価には血清アルブミンの他，血清コレステロール，リンパ球数，甲状腺ホルモンなどの値が参考になる．DEXAなどによる骨密度の評価も骨折予防に重要な検査である．これらを指標に管理栄養士による食事指導が必要である．蛋白制限や減塩の不適切な管理により総エネルギー量が不足し，栄養状態が悪化する例があり，注意を要する．

在宅医療の支援

セルフケアが困難な高齢者において家族が行う assisted PD も少なくない．また，独居や高齢夫婦の世帯も多くみかけられ，在宅介護支援を要する場合も多い．訪問看護による支援により早期に体重変動や出口部・トンネル感染などを察知し，病院に報告をもらうことにより重症化する前に対応ができる．

Ⅰ-17. PD 長期継続への方策

　PD last を希望され，在宅介護の可能な高齢者には在宅医と連携し，在宅医による終末期管理も有用である．

PD ＋ HD 併用療法

　残腎機能消失後は体液管理や溶質除去が不十分となり，PD 継続に支障をきたす．HD の併用によりこれらを補うのが併用療法である．QOL は PD 単独とほぼ同等であり，より長期に PD が継続できる方法として期待される．高機能ダイアライザーの使用により PD で除去しきれない中分子の除去や腹膜休息による腹膜保護も期待されている．近年本邦を中心に普及している[24～26]（Ⅰ-5, p.31 参照）．

■文献
1) Brown MC, et al. Clin J Am Soc Nephrol. 2009; 4: 1222.
2) Giannattasio M, et al. Int Urol Nephrol. 2003; 35: 569-77.
3) Van Biesen W, et al. PLoS One. 2011 24; 6: e17148.
4) Kawaguchi Y, et al. Perit Dial Int. 2003; 23 Suppl 2: S175-7.
5) Topley N. Perit Dial Int. 1995; 15 (7 Suppl): S35-9; discussion S39-40.
6) Dobbie JW, et al. Perit Dial Int. 1994; 14 Suppl 3: S16-20.
7) Pecoits-Filho R, et al. Perit Dial Int. 2004; 24: 327-39.
8) Peritoneal Dialysis Adequacy 2006 Work Group. Am J Kidney Dis. 2006; 48 Suppl 1: S91-175.
9) Struijk DG, et al. Kidney Int. 1994; 45: 1739-44.
10) Wong TY, et al. Perit Dial Int. 2000; 20: 679-85.
11) Li PK, et al. Perit Dial Int. 2010; 30: 393-423.
12) Zhe XW, et al. Perit Dial Int. 2007; 27: 575-9.
13) Kolesnyk I, et al. Perit Dial Int 2007; 27: 446.
14) Tam P, et al. Perit Dial Int. 2009; 29 Suppl 2: S108-10.
15) Kendrick J, et al. Clin J Am Soc Nephrol. 2010; 5: 1123-31.
16) Williams JD, et al. Kidney Int. 2004; 66: 408-18.
17) Lee HY, et al. Perit Dial Int. 2005; 25: 248-55.
18) Passlick-Deetjen J, et al. Perit Dial Int. 2001; 21 Suppl 3: S96-101.
19) Davies SJ, et al. J Am Soc Nephrol. 2001; 12: 1046-51.
20) Davies SJ, et al. Kidney Int. 2005; 67: 1609-15.
21) Kawanishi H, et al. Adv Perit Dial. 2001; 17: 200.

Ⅰ章 腹膜透析

22) Johnson DW, et al. Kidney Int. 2010; 77: 904.
23) Brown EA, et al. Perit Dial Int. 2017; 37: 362.
24) Kawanishi H, et al. Perit Dial Int. 2007; 27 Suppl 2: S126-9.
25) Matsuo N, et al. Clin Nephrol. 2010; 74: 209-16.
26) Tanaka M, et al. Perit Dial Int. 2011; 31: 598-600.

〈衣笠哲史 森 建文〉

I-18. MIA 症候群と PD

I-18 MIA 症候群と PD

•POINT•
● 炎症，低栄養，動脈硬化は末期腎不全患者の独立した予後不良因子である．
● これらは相互に関係しながら，特に心血管合併症の発症と密接に関係する．
● 腹膜透過性亢進で除水低下をきたし，PD 継続困難となる．

I. 腹膜透析

　透析患者の最大の死因は心血管合併症である．腎不全患者の心血管合併症には複数の因子が関連しているが，その中でも透析患者で重要となる MIA（malnutrition inflammation and atherosclerosis）症候群，または MICS（malnutrition-inflammation complex/cachexia syndrome）および PD との関連について述べる．

定義

　腎不全患者における慢性炎症・炎症性サイトカインの上昇は多数報告されている[1]．CRP を炎症の指標とした報告が多いが，IL-6，TNF α なども上昇することが知られ，炎症指標が高い透析患者では予後が悪いことが示されている．MIA 症候群は 1999 年に Stenvinkel ら[2]が，透析患者の炎症を中心とし，栄養障害，動脈硬化などの心血管リスクが悪循環を形成する病態として提唱した（図1）．現在では，栄養や炎症の指標である血清アルブミン，BMI，CRP，IL-6 などは，古典的心血管合併症リスク因子と比べても，強力なリスク因子であることが示唆されている[3]．

機序

　健常人[4]，腎不全[5]においても CRP 高値は心血管合併症・生

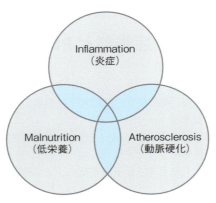

図1　Malnutrition-inflammation-atherosclerosis 症候群の成因

命予後と関連することが報告されており，腎機能低下とともに炎症が増悪すること[6]も指摘されている．つまり保存期腎不全の段階から慢性炎症が出現しており，さらには透析導入後も腎不全治療が不十分な場合には持続・進行すると考えられる．一方で動脈硬化は一種の炎症性疾患という概念がある[7]．体液過剰は，炎症を惹起し[8]，さらなる腎機能の悪化につながる[9]可能性があるため，とりわけ留意が必要である．いったん炎症亢進，低栄養状態となると腹膜透過性亢進も招き，悪循環を形成して体液管理をさらに困難とし，生命予後にも悪影響を及ぼす[10]ため一時的にHDを行うなどして状態をリセットする．また，透析液の生体適合性（酸性液，高 AGE，高 GDP）も炎症の一因となりうる[10]．概念は多少異なるが，Silverberg らは，心不全を合併する腎不全患者にエリスロポエチン製剤を使用して貧血を是正して心予後が改善したことから，cardio-renal anemia syndrome（図2）を提唱して，心不全および腎不全に対する治療においてエリスロポエチン製剤の使用を強調した[11]．しかし最近では，エリスロポエチン製剤の必要量が多いほど死亡率が高いことが報告されている[12]．これは，炎症が MIA 症候群を介してエリスロポエチン抵抗性を

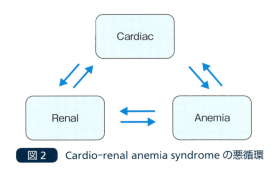

図2 Cardio-renal anemia syndrome の悪循環

増し，cardio-renal anemia syndrome を助長している可能性がある．

治療

ひとたびMIA症候群が進行すると，悪循環に陥るため体液コントロールを十分に行うなどの腎不全治療の強化をすみやかに行う必要もある．

一時的な HD への移行

MIA症候群[13]の状況下ではPD継続によって除水不全[14]，降圧薬の濫用[15]につながり悪循環に陥る．急性炎症時には，PDよりもHDが優れるとの報告[16]もあり，①体液過剰（溢水），②周

表1 一時的な HD 移行を検討する場合（オピニオン）

体液過剰
腹膜透過性亢進
周術期（大手術）
重症感染症・PD 関連腹膜炎（除水不全例）
PD 合併症の治療期間（リーク，ヘルニアなど）
MIA 症候群

術期，③感染症などの場合，PD継続が可能かどうか慎重に判断し，必要に応じて柔軟に一時的なHDへの移行を検討すべきと考える（表1）．

■文献
1) Kalantar-Zadeh K. Clin J Am Soc Nephrol. 2007; 2: 872-5. Epub 2007 Aug 16.
2) Stenvinkel P, et al. Kidney Int. 1999; 55: 1899-911.
3) Noori N, et al. Am J Nephrol. 2011; 33: 157-67.
4) Ridker PM, et al. N Engl J Med. 2000; 342: 836-43.
5) Wang AY, et al. J Am Soc Nephrol. 2003; 14: 1871-9.
6) Eustace JA, et al. Kidney Int. 2004; 65: 1031-40.
7) Ross R. N Engl J Med. 1999; 340: 115-26.
8) Konings CJ, et al. Nephrol Dial Transplant. 2003; 18: 797-803.
9) Chung SH, et al. Nephrol Dial Transplant. 2001; 16: 2240-5.
10) Stenvinkel P, et al. Perit Dial Int. 2001; 21 Suppl 3: S157-62.
11) Silverberg DS, et al. Nephrol Dial Transplant. 2003; 18: 141-6.
12) Servilla KS, et al. Am J Kidney Dis. 2009; 54: 498-510.
13) Stenvinkel P, et al. Perit Dial Int. 2001; 21 Suppl 3: S157-62.
14) Konings CJ, et al. Nephrol Dial Transplant. 2003; 18: 797-803.
15) Günal AI, et al. Am J Kidney Dis. 2001; 37: 588-93.
16) Phu NH, et al. N Engl J Med. 2002; 347: 895-902.

（辻本隆史　石橋由孝）

Ⅰ-19. 災害時の PD

I-19 災害時の PD

•POINT•
- さまざまな災害を事前にシミュレーションしておく.
- 1 週間程度余裕をもって薬剤を処方し, 災害時の薬剤内服および腹膜透析方法を指導する.
- 停電や断水時の対応を教育する.
- 災害時に持ち出すリュックの内容を指導する.
- 連絡先（メールアドレスなど）を打ち合わせしておく.

　腹膜透析は災害に比較的強い医療であり, 適切な対応をすることにより, 被害を最小限にすることができる. そのためには停電・断水・地震・火事・水害など災害ごとに事前にシミュレーションしておくことが重要である.

■ 災害に対して事前にシミュレーションし, 教育しておく必要がある項目

① 避難経路と避難先
② 避難時に持ち出すもの
③ 避難先や自宅での腹膜透析方法
　・機械接続をしている患者では電池の使用や電気を使用しない接続方法を確認する.
　・APD を用いている PD 患者は排液バッグ付きの CAPDを指導.
④ 避難先や自宅での食事管理
⑤ 医療機関や透析メーカーへの連絡
⑥ 情報収集の方法（ラジオ, テレビ, スマートフォン, MCA無線など）

Ⅰ章　腹膜透析

避難経路と避難先

　災害によって避難経路と避難場所は異なることから，さまざまな災害を想定し，それに応じた避難方法と避難場所を決めておく．最近発生した災害情報は内閣府ホームページの防災情報のページにあり（http://www.bousai.go.jp/），首相官邸ホームページ（http://www.kantei.go.jp/jp/headline/bousai/index.html）でさまざまな災害についての情報がある．

　また，APD の場合，緊急切り離し方法を修得する．急ぐ場合には接続部も APD 側のチューブを固く結び，その APD 側を切断する．これができないくらいの緊急時には回路とバッグを APD からはずし，回路につながったまま避難する．CAPD の注排液中も同様．

避難時に持ち出すもの

　災害に応じて持ち出すものは異なるが，まずは身の安全を最優先とする．

　下記のようなものはリュックなどに事前に用意しておくことが望ましい．

> ・ネームカード（氏名，生年月日，住所，連絡先（家族などの連絡先），通院病院名，主治医名などを記載する）
> ・お薬手帳のコピー
> ・腹膜透析メニューと腹膜透析の記録のコピー
> ・検査時系列データのコピー
> ・ばねばかり
> ・避難食
> ・ラジオ
> ・固定ガーゼやテープ，消毒用品（速乾性擦式手指消毒剤）
> ・数日分の接続交換キットや内服薬，内服抗生物質
> **余裕があった場合に持ち出すもの**
> ・透析記録ノート

I-19. 災害時の PD

- ・身体障害者手帳
- ・特定疾患療養受領証
- ・健康保険証
- ・内服薬，透析液，接続交換キット
- ・携帯電話・財布

避難先や自宅での腹膜透析方法

1) 停電に対して

災害時多くの場合電源の供給に困難があり，APD の患者は排液バッグを用いた CAPD を覚えておく必要がある．機械接続をしている患者では電池や電源の確保の他，電気を用いないで接続する方法を事前に学んでおく必要がある．

車のシガーライターソケットコネクターを購入しておくと，機械接続機器を充電できる場合があり，有用である．

・腹膜透析液の加温

腹膜透析液の加温方法としては湯の供給が可能であればビニール製のゴミ袋にバッグを入れ容易に加温することができる．使い捨てカイロを張り付ける方法もある．湯や発熱器具が使用できない場合は布団の中に長時間入れ，自分の身体を使って温め，なるべく体温に近づけてから注液する．

2) 透析方法

災害発生直後は水分や食事が不十分になり得ることから，除水過多には注意を要する．体重を測定できる環境にあれば体重をモニターしながら貯留時間を調節できるが，体重が測定できない場合は下腿などの周囲径を指標に浮腫を測定することもできる．透析液の供給見込みがでるまでは残量を計算し，必要最小限にすることが必要である．日頃から腹膜透析の貯留時間と除水量について教育しておくことが望ましい．

I章　腹膜透析

3）出口・接続部衛生管理

断水で水の使用が困難な場合や通常使用している消毒液付き綿棒などがない場合は速乾性擦式手指消毒剤やウェットティッシュを使用する．万一，出口部やカテーテル周囲の発赤などがみられたり，排液が濁ったりした場合には病院への連絡が望ましいが，連絡がつかない場合は早期に抗菌薬を内服する．

4）排液処理

震災時にはトイレの不自由さから排液処理に困ることもあり，衛生面を考える必要がある．CAPD で排液バッグを使用している場合はクランプの他にしっかりチューブを結び，汚物処理が可能になるまでビニールのごみ袋の中などで保管する必要がある．

食事管理

避難中の食事では塩分の多いものが多く，体液量の増加に注意する．PD では K 除去されるが，日頃高 K 血症のある患者はカリウムの摂取に注意する．腹膜透析患者はナトリウムやカリウムが患者によって過不足傾向であることがあり，日頃どちらに傾いているかを患者に知らせておく．そのため，日頃の時系列検査データのコピーを渡し，内容を説明しておくことは重要である．

医療機関や透析メーカーへの連絡

震災発生後，どこに避難し，どのような状態でいるかを医療機関や透析メーカーに連絡することが必要である．携帯電話などが使用できる場合は直接連絡が可能であるが，電話連絡がむずかしい場合は避難所担当者から MCA 無線などを介して連絡してもらうしかない．災害直後は電話が通じない場合もあり，電子メールも有用である．しかしながら，独自のサーバーを利用している病院ではメールサーバーも被災し，運用できない場合があり，携帯メールや商用メールを使用する．

また，各医療機関や腹膜透析メーカーの災害マニュアルについても患者と読み合わせをしておく．

I-19. 災害時の PD

薬剤・透析液のストック

災害にもよるが，ライフラインの復旧には 1 週間程度が目安であり，この程度の薬剤や透析液は常にストックしておく必要がある．病院は地域の流通ストックにも気を配る必要があり，災害時の流通も打ち合わせておくと良いと思われる．腹膜透析液はアメリカ軍で使用された経緯もあり，ヘリコプターでの配送も不可能ではない．

地域災害ネットワークなど

地域の災害ネットワークに加盟し，施設間の連絡体制を構築しておく．MCA 無線などの配備も検討を要する．都道府県によっては病院の電子カルテ情報をバックアップし，災害時にも利用するシステムを構築している．

腹膜透析メーカー連絡

- バクスター株式会社
  - ・サービパックグループ（透析液について）
    0120-03-3689
  - ・CAPD コールセンター（透析機器について）
    0120-50-6440
- テルモ株式会社
  - ・テルモ・コールセンター（透析機器と透析液について）
    0120-29-0941
- JMS 株式会社
  - ・コールセンター（透析機器と透析液について）
    0120-200-517
- 日機装株式会社
  - ・日機装オンラインコール（透析機器と透析液について）
    0120-200-855

Ⅰ章　腹膜透析

■参考 URL

1) 内閣府防災情報のページ　　http://www.bousai.go.jp/
2) 首相官邸　　http://www.kantei.go.jp/
3) 総務省消防庁　　http://www.fdma.go.jp/
4) 厚生労働省　　http://www.mhlw.go.jp/
5) 日本透析医学会　　http://www.jsdt.or.jp/
6) 日本透析医会　　http://www.touseki-ikai.or.jp/
7) 日本腹膜透析医学会　　http://www.jspd.jp/
8) 日本腎臓学会　　http://www.jsn.or.jp/
9) バクスター株式会社　　http://www.baxter.co.jp/
10) テルモ株式会社　　http://www.terumo.co.jp/
11) JMS　　http://www.jms.cc/CAPD_site/top.html
12) 日機装株式会社　　http://www.nikkiso.co.jp
13) 東北医科薬科大学病院　　http://www.hosp.tohoku-mpu.ac.jp/

〈森　建文〉

I-20. TRC 研修

I-20 TRC 研修

• POINT •

- 医療は公共サービスであるが，実際の医療現場では医療者の経験や知識により診療の質が規定されると考えられる．
- 医療機関同士の交流により相互の質を高める場を設けることが必要と考えられる．
- 慢性化・高齢化の時代背景を鑑み，
  ・学術的には，人文知や精神医学，心理学の知見の導入．
  ・実践的には，視点を共有した多職種協同が必要と考えている．

TRC とは

Total renal care（TRC）は，「腎疾患における包括的・全人的医療アプローチ」を表した言葉である（I-1, p.1 参照）．したがって TRC は，単なる PD 専門外来でなく，保存期腎不全から透析導入，さらには腎移植および終末期に至るまで，腎不全患者が辿るあらゆる時期に対応して診療を行う．

I. 腹膜透析

147

I章　腹膜透析

● TRC による「理論」と「実践」例

1日目　理論

オリエンテーション，
ニーズの拾い上げ
クルズス PART-1
1. 個別化腎不全医療
2. システム・基幹病院・地域連携
地域医療連携
総論（医師）実践（看護師，
診療所と訪問 ST）
3. 保存期ケア
患者教育
減塩の重要性
4. PD 導入後
MIA 症候群と PD
EPS
カテーテル挿入術
感染性腹膜炎：総論
PD 関連腹膜炎：各論
糖尿病患者の PD
腹膜病理
PD の適応：身体管理
至適透析
透析液の生体適合性
5. 腎移植への移行
献腎移植
6. 死生学，現象学と看護
7. 高齢者腎不全医療・地域医療
連携
8. 総括

2日目　実践

外来実習（診療を通じて）
外来前多職種カンファ
保存期腎不全患者の教育
CAPD 患者，離脱後患者
PD ＋ HD 併用
高齢者腎不全医療・
アシスト PD
腎移植後のフォロー
看護師による
院内システム構築
出口部ケアの実践
（看護師）
認知行動療法を用いた
介入（心理士）

外来振り返りカンファ，
症例総括
担当者会議（病棟）など

まとめ，
その他ディスカッション

※お帰りの時間に合わせて終了

＊ご希望に応じて適宜プログラムを変更しております．医療チーム（多人数）
の受け入れも可能です．
＊TRC 研修の受講を御希望の方は下記へ御連絡下さい．
代表者：石橋由孝
日本赤十字社医療センター腎臓内科
〒 150-8935　東京都渋谷区広尾 4-1-22
Tel: 03-3400-1311（代表）　　E-mail: yi431204@gmail.com

（上條由佳）

I-21. カテーテル出口部・トンネル管理

I-21 カテーテル出口部・トンネル管理

• POINT •
- 出口部・トンネル管理の目的は，腹膜炎の予防にある.
- 出口とトンネルの組織学的な境界は出口部から1cm程度である.
- 術後の出口，維持期の出口，感染合併期の出口に分けて考える.

カテーテル挿入周術期（出口部完成前）のケア [1～8]

- 手術当日：バイオフィルム形成を防ぐため，術前に抗菌薬（バンコマイシンまたはセフェム系）を投与し，数日継続する.
- 手術：手術室の環境が最も無菌的であるため，手術室で出口部およびカテーテルを固定し，ドレッシングする.
- 手術後：術後7～10日間は，著明な血腫やドレッシング剥離がない限り，ドレッシングは剥がさない．週1回，PDカテーテル管理の経験豊富なスタッフの指導下で，医療者が出口部の評価と消毒を行う.
- 物理的刺激による皮膚刺激を経験するために，ドレッシングを剥がすときは丁寧に行う.
…当院では，
- 出口部をイソジン綿棒で消毒した後，クロルヘキシジンパッチ（バイオパッチ®）（図1）を装着して，その上からテープで固定する [7]．滲出液が多い場合はドレナージのためガーゼ保護がよい．全身状態不良（低栄養，糖尿病，腎不全，ステロイド使用）の場合には創傷治癒が遅れるためケア期間を延長する．感染徴候や出血を認めた場合は，出口部を毎日観察し，Yガーゼを用いてドレナージし，必要に応じて抗菌薬を継続する．ま

I章 腹膜透析

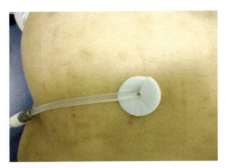

図1 バイオパッチ®

表1 治癒過程の指標（文献6より）

症状・徴候	治癒過程 良好	治癒過程 不良
自発痛・圧痛	改善	不変または増悪
痂皮	減少	不変または増加
肉芽	なし	時に存在
色調	ピンクまたは薄いピンク	時に紅斑あり
滲出液	なし/血性漿液性/漿液性	血性/膿性
上皮化の速度	速い	遅延する，または断続的
出口部培養	早期は陰性	早期は陽性

た．出口部リークを認めた場合には，腹膜炎や出口部感染のリスクとなるため，一般的に抗菌薬使用が推奨される．

手術直後の出口部の外観[3]

　正常な出口部の外観は一様で個人差がない．色調は明るいピンク，直径13mm以下，サイナストラクトの上皮化不十分，滲出液は漿液性で血餅も存在する．経過良好の場合，色調は徐々に薄くなり，出口部直径・滲出液量が減少し，サイナストラクトの上

皮化が進む．治癒経過不良の場合は，発赤の範囲が広がり，滲出液が増量し肉芽組織の色調が濃くなる（表1）．

■ 維持期（出口部が完成後）のケア [1〜8, 12, 13]

- 維持期とは，出口部が上皮化し，皮下トンネルが完成した状態（カテーテルを軽く引っ張っても腹壁によく固定されている）を指し，十分な患者教育を前提として，患者主体の管理へ徐々に移行する（図2）．
- 包交・観察は少なくとも週2回は行い，できれば毎日行うことが望ましい．
- 頻度が高く難治性となり得る黄色ブドウ球菌，緑膿菌やセラチアの感染予防が重要である．

- 微温湯の入ったボトル
- 液体石鹸
- 1％のイソジン®液（温めておく）
- バイオパッチ® 1枚
- テガダーム 10cm×12cm 2〜3枚
- テガダーム™ 4cm×6cm 1枚
- 滅菌ガーゼ 2枚
- 固定用テープ 1枚
- オムツ 1枚

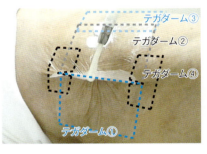

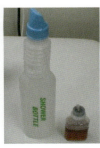
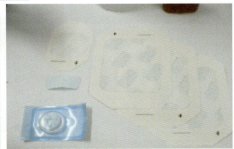

図2 フィルム法

I章　腹膜透析

- 維持期には消毒は必ずしも必要ないが，消毒薬としてはポピドンヨード，クロルヘキシジン溶液，次亜塩素酸溶液などが用いられる．黄色ブドウ球菌鼻腔内保菌者はムピロシン軟膏で除菌することが多い[9〜11]．

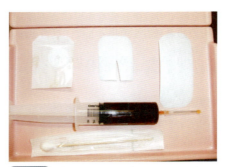

図3　維持期の出口部管理に必要な物品

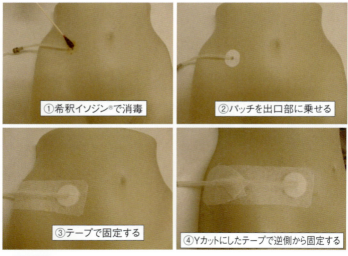

図4　維持期の出口部管理の手順

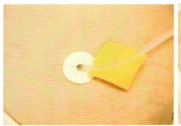 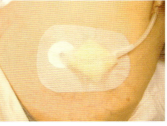

図5 カテーテル接触による皮膚トラブルを防ぐためにスポンジを利用した固定法

- 痂皮はできるだけ剥がさない．出口部が完成すれば，患者・支援者による観察とケアとし，医療者はその確認が役割となる．

実際に当院で維持期の出口部管理に必要な物品と手順（図3，図4）を示す．出口部の傷を作りにくくするように，カテーテルはトンネル部からの自然な向きで固定するように気を配っている．また皮膚が弱い患者には被覆材を変更する，スポンジを用いるなどの工夫をしている（図5）．

感染時のケア（Ⅰ-22, p.157 も参照）

① **急性出口部感染**（図6）…出口部培養を行い，結果を待たず抗菌薬の全身投与を行う．良好なドレナージを得るため，消毒後はガーゼ保護とする．
② **慢性出口部感染**（図7）…未治療の場合は直ちに抗菌薬の全身投与を開始するが，通常治療への反応は遅い．良好な出口部へ移行したら抗菌薬を中止する．グラム陰性菌が起因菌の場合，耐性菌出現を防ぐため1菌種に対し2系統以上の抗菌薬を使用する．肉芽が消退しない場合は，ポピドンヨードゲルによる処置を継続すると良い．抗菌薬投与を3週以上行っても治療反応が十分ではない場合，出口部変更術が推奨される．
③ **感染疑い**（図8）…抗菌薬の局所塗布を行う．

I章 腹膜透析

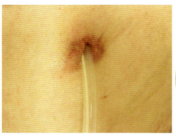

図6 出口部（急性感染）

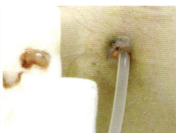

図7 出口部（慢性感染）

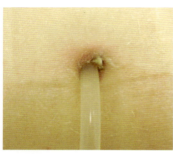

図8 出口部（感染疑い）　　図9 出口部（完全）

（※図6〜図9は三井記念病院三瀬直文先生よりご提供）

④ **良好**…治療不要
⑤ **完全**（図9）…治療不要
⑥ **カフ感染のみ**（出口部感染なし）…治療への反応は遅く，完全に治癒しないことが多い．カフシェービングが奏効することもあるが，基本的には出口部変更術などを行う．
⑦ **外傷**…出血は細菌の発育を助長するので抗菌薬を投与する．

出口部トンネルの観察のポイント

　出口部：圧痛，痂皮，上皮の色，滲出液，および肉芽組織の有無を評価する．

I-21. カテーテル出口部・トンネル管理

トンネル：自覚症状（浮いた感じなど）や腫脹，および発赤の有無をみる．

ケアの注意点[1〜8]

- 患者がケアを行う際は，手洗いの励行を指導する．
- 医療者が行う場合は，手洗いを行い，さらにマスク・手袋を装着する．
- 出口部損傷は感染の原因となるため，カテーテルに外力がかからないよう配慮する．出口部は滅菌ガーゼかパッチで密閉後，テープでしっかりと固定する．不十分な固定は創傷治癒の遅延，トンネル感染の原因となる．
- 出口部は殺菌性の中性石鹸を用いて洗浄し，シャワーで圧力を

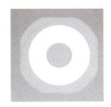
入浴用パック普及型

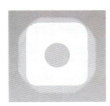
安心タイプ

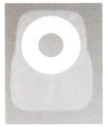
大型タイプ

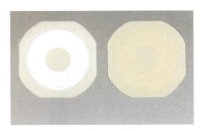
肌色タイプ

図10 入浴用パック各種

Ⅰ章　腹膜透析

かけよく洗い流した後，清潔なタオルで拭き十分に乾燥させる．シャワーや入浴は，出口部・皮下トンネルが完成してから（通常，数カ月を要する）許可する．入浴の際にはパウチ型の入浴パックを使用するかフィルム法を行う（図2，図10）.

● 維持期でトンネル部がタイトになるまでは入浴は禁止である．

■文献

1) Prowant BF, et al. ANNA J. 1988; 15: 219-23.
2) Twardowski ZJ, et al. Perit Dial Int. 1996; 16 Suppl 3: S32-50.
3) Twardowski ZJ, et al. Perit Dial Int. 1996; 16 Suppl 3: S51-70.
4) Twardowski ZJ, et al. Perit Dial Int. 1996; 16 Suppl 3: S71-93.
5) Prowant BF, et al. Perit Dial Int. 1996; 16 Suppl 3: S94-9.
6) Twardowski ZJ, et al. Nephrol Dial Transplant. 1997; 12: 1284-95.
7) Piraino B, et al. Perit Dial Int. 2005; 25: 107-31.
8) Bender FH, et al. Kidney Int Suppl. 2006;（103): S44-54.
9) Luzar MA, et al. N Engl J Med. 1990; 322: 505-9.
10) Pérez-Fontán M, et al. Am J Kidney Dis. 1993; 22: 708-12.
11) Mupirocin Study Group. J Am Soc Nephrol. 1996; 7: 2403-8.
12) Mushahar L, et al. Perit Dial Int. 2016; 36: 135-9.
13) Prowant BF, et al. Perit Dial Int. 1993; 13: 149-54.

（高上紀之）

I-22. 出口部感染

I-22 出口部感染

• POINT •

- 出口部感染は，トンネル感染や腹膜炎へ進展する可能性のある重要な合併症である．
- 早期に診断し，適切な抗菌薬治療を開始する．
- 難治例やトンネル感染例では出口部変更術やカテーテル抜去などの外科的処置を考慮する．
- 黄色ブドウ球菌と緑膿菌は難治性腹膜炎へ進展しやすいため，確実に治療する．

定義と分類

ISPD ガイドラインでは出口部より排膿を認めた場合は出口部感染と診断するとされている．出口部評価としては Twardowski らの分類（図 1）や Schaefer らの報告を修正した ISPD ガイドラインによる分類を用いる（表 1）[1, 2]．炎症の四徴（熱感，発赤，腫脹，疼痛）を基本とし，滲出液の存在，表皮の後退（上皮細胞の退縮），肉芽の有無を評価する．改善とともに，色調は明るく（肌色〜薄いピンク色）なるが，赤味の増強や径の増加は増悪を意味する．

診断

カテーテル出口部より膿性分泌液を認めた場合に出口部感染と診断し，出口部滲出液を一般細菌培養に提出する（I-21, 図 6〜9, p.154 を参照）．当院では，抗酸菌培養もルーチンで提出しており，陽性例も何例か認めている．抗菌薬投与中は，出口部培養はしばしば陰性であることに注意する．また出口部培養で細菌が証明されても，炎症所見がなければ感染ではなくコロナイゼー

Ⅰ章　腹膜透析

	完全	良好	カフ感染 (出口部感染なし)	感染疑い	慢性感染	急性感染
自発痛・圧痛	なし		カフ部にあり	なし	増悪時のみ	あり
色調	肌色 / 薄い ピンク / 暗色	肌色 / 薄いピンク / 紫 / 暗色 / 明るいピンク		明るいピンク / 赤		
直径 (紅斑)	<13 mm				増悪時のみ >13 mm	>13 mm
硬結	なし or 小さく剥離しや すい, 少量の痂皮		通常なし	あり, 大きく剥離 しにくいことあり		あり
痂皮	なし				時々あり	
滲出液	なし		慢性 / 間欠的, 膿性・血性, 粘稠性	なし, 被覆材に乾 いた滲出液付着	膿性・血性, 圧迫時; 被覆材に付着	
腫脹	なし		カフの硬結 を触知	なし	増悪時 のみ	時々あり
肉芽	なし			良性〜過剰 肉芽	不良肉芽	

図1 出口部の外観に基づく分類（文献1より）

表1 出口部評価スコア

	0 点	1 点	2 点
腫脹	なし	< 0.5cm	> 0.5cm[1]
痂皮	なし	< 0.5cm	> 0.5cm
発赤	なし	< 0.5cm	> 0.5cm
疼痛	なし	軽度	重度
滲出液	なし	漿液性	膿性

> 4 点で感染, ただし膿性滲出液を認める場合も感染[1]
またはトンネル部を含む

ションと判断する．皮下トンネルへ感染が及び，トンネル部の発
赤・腫脹・圧痛が認められる場合にはトンネル感染と診断する．
超音波検査では，カテーテル周囲の液体貯留を認めることがあ
り，臨床所見がなく超音波検査のみで発見される場合もある[3]．
黄色ブドウ球菌や緑膿菌による出口部感染はトンネル感染に進展
しやすいので特に注意する[4]．

■ 予防

1）カテーテルの種類と出口部デザイン

　カテーテルの種類や出口部デザインと出口部感染に関してはさ
まざまな報告があるが一定の見解は得られていない．出口部デザ
インとしては横向きもしくは下向きが良いとされる．

2）出口部の洗浄

　石鹸と水道水が用いられることが多い．洗浄した後にきれいな
タオルでしっかりと拭き取るようにする．

3）出口部への消毒薬

　ポピドンヨード，クロルヘキシジン，次亜塩素酸ナトリウム溶
解液などが用いられる．皮膚が消毒薬に弱い場合もあり必ずしも
必要ではない．

4）出口部への予防的抗菌薬塗布

　ムピロシンやゲンタマイシン軟膏の塗布の有効性が報告されて
おり[5,6]，ISPD ガイドラインでは連日塗布することが推奨されて
いる．当院ではルーチンには行っていない．出口部に傷がある場
合や感染疑いのときに行う．

5）カテーテル固定法

　カテーテルが動かないように固定する．皮膚のかぶれを認める
場合は固定のテープの種類を変えるなど工夫を行う．

I章　腹膜透析

6）患者教育

　患者教育も出口部感染予防においては非常に重要であり，特に繰り返す場合は反復して教育を行う．ISPD ガイドラインでも推奨されている．

治療

　抗菌薬感受性結果に基づいた適切な抗菌薬治療を少なくとも2週間行い（緑膿菌の場合は3週間），出口部所見が完全に改善するまで継続する（表2）．点滴の抗菌薬を用いてもよい．出口部のケアは少なくとも1日1回行う．培養結果が判明する前に治療を開始する場合，必ず黄色ブドウ球菌，表皮ブドウ球菌をカバー

表2 出口部・トンネル感染における経口抗菌薬の用量（成人）
（文献4より）

アモキシシリン（サワシリン®）	250 〜 500mg　1日2回
セファレキシン（ケフレックス®）	500mg　1日2 〜 3回
シプロフロキサシン（シプロキサン®）	250mg　1日2回
クラリスロマイシン（クラリス®）	（初回）500mg， （以後）250mg　1日2 〜 4回
ジクロキサシリン	500mg　1日4回
エリスロマイシン（エリスロシン®）	500mg　1日4回
フルクロキサシリン（クルペン®） クロキサシリン（メトシリンS®）	500mg　1日4回
フルコナゾール（ジフルカン®）	（2日間）200mg　1日4回， （以後）100mg　1日4回
フルシトシン（アンコチル®）	0.5 〜 1g/ 日［血清トラフ濃度25 〜 50µg/mL を目標に調節］
イソニアジド（イスコチン®）	200 〜 300mg　1日4回
リネゾリド（ザイボックス®）	400 〜 600mg　1日2回
メトロニダゾール（フラジール®）	400mg　1日3回
モキシフロキサシン（アベロックス®）	400mg　1日1回
オフロキサシン（タリビット®）	（初日）400mg，（以後）200mg　1日4回
ピラジナミド（ピラマイド原末®）	25 〜 35mg/kg　週3回
リファンピシン（リファジン®）	（体重50 kg 未満）450mg　1日4回 （体重50 kg 以上）600mg　1日4回
ST合剤（バクタ®）	スルファメトキサゾール400mg/ トリメトプリム80mg 1日4回

I-22. 出口部感染

する．また既往がある場合は緑膿菌もカバーした抗菌薬を選択する．これら2つの起因菌はしばしば合併感染し，またトンネル感染や腹膜炎へ急速に進展する可能性があり注意が必要である．MRSAの既往がある場合は抗MRSA薬を含めた感受性のある薬剤の使用を検討する．起因菌判明後はグラム陽性菌に対しては感受性のある1剤，陰性菌に対しては感受性のある2剤（ゲンタシン軟膏®塗布＋ニューキノロン内服が標準的）を投与する．治療期間に上限はないが，3週間以上適切な抗菌薬を投与しても改善が得られない場合には，難治性出口部感染として出口部変更術やカテーテル抜去を考慮する[7]．抗酸菌による感染の場合は難治性でありすみやかに外科的治療を行う．

■ 監視培養

出口部所見が改善した後も経過観察として監視培養を提出する[8]．

■文献
1) Twardowski ZJ, et al. Nephrol Dial Transplant. 1997; 12: 1284-95.
2) Schaefer F, et al. J Am Soc Nephrol. 1999; 10: 136-45.
3) Plum J, et al. Am J Kidney Dis. 1994; 23: 99-104.
4) Holly JL, et al. Am J Kidney Dis. 1991; 18: 344-8.
5) Xu G, et al. Nephrol Dial Transplant. 2010; 25: 587-92.
6) Chu KH, et al. Perit Dial Int. 2008; 28: 505-8.
7) Li PK, et al. Perit Dial Int. 2010; 30: 393-423.
8) Piraino B, et al. Perit Dial Int. 2011; 31: 614-30.

（高上紀之）

I-23 排液混濁の考え方

> • POINT •
> - 排液中細胞数および細胞分画を確認する.
> - 細胞数増加は感染症を第一に注意する.
> - 好中球増加は，細菌感染症として扱う.
> - 好酸球増加は，原因を検索する.
> - 単球や中皮細胞の増加も炎症の存在を示し，原因検索が必要である.

診断

排液混濁を認めた場合，まず白血球増加の有無を確認する（図1）.

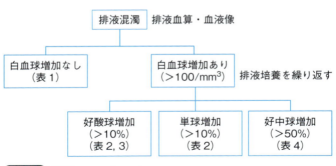

図1　診断フローチャート

I -23. 排液混濁の考え方

1）白血球増加なし

白血球以外による混濁（表1）

表1 白血球増加以外の排液混濁の原因

- ・フィブリン：PD 開始初期，腹膜炎後
- ・血性排液
- ・悪性腫瘍（まれ）
- ・乳び排液（中性脂肪，蛋白）（まれ）：急性膵炎，リンパ還流障害（悪性腫瘍，カテ外傷），上大静脈症候群，ジヒドロピリジン系 Ca 拮抗薬
- ・カテーテルの物理的な刺激（APD による腸間膜の吸引，空の腹腔からの排液など）
- ・摘便後

2）白血球増加あり

原則感染を疑う．

a）一般細菌培養陽性

PD 腹膜炎と考える．（I -24 参照）

b）一般細菌培養陰性

① 下記の偽陰性の可能性を除外する．
- ・検体採取のタイミングが早すぎる（菌分離に十分なコロニー数に達する前の採取）
- ・検体量不足・培養方法が不適切（I -24 参照）
- ・他の理由による抗菌薬使用下の培養[1]（適切に培養がなされた場合，感染性でありながら培養陰性となるのは 10 ～ 20％である[2]）．

② 3 日間培養陰性で抗菌薬による改善を認めない場合
- ・特殊培養（結核，非定型抗酸菌，真菌，カンピロバクター，マイコプラズマ・ウレアプラズマ，レジオネラ，腸内ウイルスなど）も行う．

③ 持続的に培養陰性かつ以下の場合は非感染性の原因も考慮して鑑別を進める[1~3]．
- ・好中球以外の白血球分画の増加（表2）：好酸球性腹膜炎

163

I 章　腹膜透析

表 2　好中球以外の白血球分画増加の原因

1. 好酸球増加（＞ 10%）
   アレルギー反応: PD システム（カテーテル，バッグ）
   腹腔内空気混入: 腹腔鏡（CO_2）
   薬剤性: バンコマイシン，ゲンタマイシン，ストレプトキナーゼ，セファロスポリン，他
   イコデキストリン（に含まれる peptidoglycan）
   腹膜炎経過（細菌感染）
   感染: 真菌，寄生虫，ウイルス
   逆行性月経（血液）
2. 単球増加（＞ 10%）
   イコデキストリン（に含まれる peptidoglycan）[4]
   結核，非定型抗酸菌

表 3　好酸球性腹膜炎: 特発性／感染性の鑑別ポイント（文献 3 より）

	特発性	感染性
PD 導入後	2 カ月以内	3 カ月以降
初回腹膜炎として	現れる	現れない
腹痛	ほとんどない	強い
末梢血好酸球	認める	認めない
排液の WBC 数（/mm^3）	＜ 1000	≧ 1000
排液の好中球（%）	＜ 50	≧ 50
排液の好酸球（%）	＞ 20	10 〜 20

表 4　好中球増加を伴う非感染性腹膜炎（まれ）

1. 化学性: アンホテリシン B，バンコマイシン（ジェネリック品に多い）[5, 6]
2. 後腹膜疾患: 膵炎，脾梗塞，膿瘍，腎細胞癌，リンパ腫，白血病
3. 腹腔内疾患: 胆嚢炎，虫垂炎，無菌性膿瘍破裂，小腸嵌頓*，腸虚血*

*非穿孔時の無菌的炎症波及時

（表 3），単球増加．

- ・好中球増加を伴う排液混濁の場合，特に感染が強く疑われるが培養陰性が持続し（例：週 1 回の培養で 1 カ月以上）（結核，非定型抗酸菌，真菌も確実に除外する），抗菌薬中止後も改善傾向を認めるならば，好中球増加を伴う非感染性腹膜炎を疑う（表 4）．
- ＊非感染性腹膜炎：感染以外の原因で腹腔内の白血球が増加した状態であるが，臨床的には非感染性の PD 排液混濁を意味する．

治療

白血球増加以外の排液混濁の場合，個々に応じて対処する．フィブリン析出に対しては少量のヘパリン（500 単位/L）[2] やウロキナーゼを透析液に加えることが有効な場合がある．白血球増加を伴う場合，培養陰性の感染性腹膜炎との鑑別はしばしば困難であり，感染性腹膜炎の初期治療を行いながら鑑別を進める．無症状で抗菌薬への反応に乏しく，各種培養陰性が持続（例：2 週間）する場合，少なくとも週 1 回の排液培養検査（特殊培養を含む）を行いながら，抗菌薬および被疑薬剤などを順次中止して経過観察する[6]．好酸球増加の場合，非感染性は基本的に自然軽快するため経過観察でよい（表 3）．腹痛などの症状が強く，持続・再発する場合はステロイドや抗ヒスタミン薬を短期使用する[7]．

■文献

1) de Freitas DG, et al. Perit Dial Int. 2005; 25: 146-51.
2) Li PK, et al. Perit Dial Int. 2016; 36: 481-508.
3) Rocklin MA, et al. Semin Dial. 2001; 14: 37-40.
4) Goffin E. Perit Dial Int. 2006; 26: 314-6.
5) Wong PN, et al. Perit Dial Int. 1997; 17: 202-4.
6) Freitas C, et al. Nefrologia. 2011; 31: 625-6.
7) Fontán MP, et al. Perit Dial Int. 2003; 23: 460-4.

〈小野慶介〉

I章　腹膜透析

I-24 PD 関連腹膜炎

●POINT●

- 腹膜炎は PD 離脱の主要な原因かつ重大な合併症である.
- 予防と発症時の緊急診療の医療体制の確立が必要である.
- 排液混濁を認めたら腹膜炎を第一に疑い，排液細胞数と白血球分画，排液培養を提出し，ただちに抗菌薬治療を開始する.
- 腹膜炎は腹膜機能低下につながりうるため，カテーテル温存よりも腹膜劣化予防を優先させるよう心がけ，治療抵抗性の場合カテーテル抜去を躊躇しない.

予防

- 排液の観察により早期に診断が可能であるため患者および支援者への教育が重要である.
- 治療の遅れは再燃，カテーテル抜去，PD 離脱，死亡（まれ）といった重大な結果に至る可能性があり，迅速・適切な対処が必要である[1].

症状

排液混濁（98 ～ 100％），腹痛（自発痛 67 ～ 97％，圧痛 62 ～ 79％，反跳痛 35 ～ 62％），発熱（34 ～ 36％），悪寒（18 ～ 23％），嘔気（30 ～ 35％），嘔吐（25 ～ 30％），下痢（7％）など．除水不良も多い．疼痛は汎発性であることが一般的であり，限局した腹痛は虫垂炎などのような外科的疾患の存在も考慮する.

166

I-24. PD 関連腹膜炎

原因

- ・接続時汚染
- ・トンネル感染
- ・内因性

があるが，後二者は予後不良でカテーテル抜去を躊躇しない．

診察

- ●排液混濁を呈した患者は感染性腹膜炎を疑う．
- ●出口部とトンネル部を観察する．
- ●問診により感染経路の同定を急ぐ（表 1）．

表 1 PD 関連腹膜炎の感染経路（文献 2 より改変）

原因		割合（%）
体外由来	接触汚染：接続操作関連	46.8
	出口部/トンネル感染（管外性）	20.4
体内由来	腹腔内疾患由来：憩室炎，虫垂炎，腫瘍，便秘，虚血性腸疾患，腸管穿孔，胆嚢・胆管炎，膵炎，腹腔内臓器損傷など	12.9
	下痢/尿路感染/骨盤内炎症	2.9
	敗血症	2.8
手術・検査	腹部手術後の汚染	1.3
	手術後のカテーテル留置	5.2
その他	抗菌薬投与後，婦人科処置後（例：生検），抜歯後など	

I 章　腹膜透析

〈問診のポイント〉
→最近のバッグ交換の手技の確認（汚染や接続不良の有無など）
→最近の消化管内視鏡検査・婦人科の処置（生検など），抜歯，下痢や便秘の有無
→最近の出口部感染と過去の腹膜炎に関する情報

● 腸管由来の腹膜炎（enteric peritonitis）は腹膜炎の10%を占め，高齢者に多く，予後不良である．他の原因による腹膜炎が減少する中，近年相対的に増加している[3]．カテーテル抜去が必要なことが多い[4]．
● 腹痛は一般にコアグラーゼ陰性ブドウ球菌（CNS）では弱く，黄色ブドウ球菌，レンサ球菌，グラム陰性桿菌，真菌で強い．
● 血圧低下をきたした患者，静注の鎮痛薬が必要な患者は入院が必要なことが多く，一つの目安となる[1,5]．

患者教育

普段より以下の点について教育し，定期的に知識を確認する[1]．

● 腹膜炎の症状・徴候
● 腹膜炎の影響：特に腹膜劣化，PD 中止に繋がること
● 排液混濁を認めた場合の対応（後述，特に排液を絶対に捨てないこと，必ず排液してから抗菌薬を飲むこと）
● 腹膜炎かもしれないと思ったときは，迷った場合も必ず連絡すること

また腹膜炎の原因が接触汚染であった場合は，正しいバッグ交換操作の再教育が必要となる（I-9，p.53 参照）．

168

I-24. PD 関連腹膜炎

検査[1]

必須検査:

- 排液培養検査・グラム染色: 排液ポートより無菌的に排液を採取し，5 〜 10mL を血液培養ボトルで培養する（培養陰性率 10 〜 20%）．排液 50mL を 3,000g，15 分間遠心後，沈殿物を生理食塩水 3 〜 5mL で再懸濁し培養すれば検出率が上がり（培養陰性率 5%未満），検出時間も短縮する．
- 排液白血球数 / 分画: 血算用の採血管で提出．貯留時間が短い場合は白血球分画をより重視する．
  透析液の貯留がない場合，透析液を 1L 注入し 1 〜 2 時間後採取し検査を行う．結果が不明瞭，または症状があるが排液が清明な場合，再度貯留を行う（2 時間以上）．

考慮すべき検査:

- 出口部培養: 排膿を疑う所見があれば必ず行う．出口部感染と腹膜炎が同一起因菌による場合にはカテーテル抜去が必要になるため重要である（後述）．
- 血液培養: 腹膜炎は敗血症に進展することがあり，できる限り提出する．
- 胸部単純写真: 横隔膜下のフリーエアは少量ならバッグ交換時に混入した空気と考えられるが，大量であれば腸管穿孔の可能性がある．
- 腹部造影 CT: 外科的な要因を疑う場合

診断基準

① 排液混濁または / かつ腹痛（図 1，排液混濁の鑑別診断は I-23 を参照）
② 2 時間以上貯留した排液で WBC $\geq$ 100 個/μL，かつ好中球の比率$\geq$ 50%
③ 排液の培養・グラム染色で起因菌の検出（表 2）．

I章 腹膜透析

正常排液 (⑤まで透視可能)	排液混濁 (③まで透視可能)	排液混濁 (透視不可能)
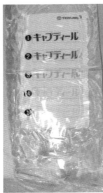	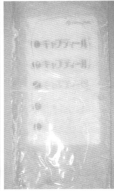	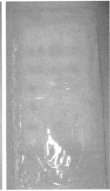

図1 排液混濁の診断

表2 腹膜炎の起因菌（文献6より改変*）

	菌腫	割合（%）
グラム陽性菌	コアグラーゼ陰性ブドウ球菌	31.7
	溶連菌	11.1
	黄色ブドウ球菌	9.1
	腸球菌	4.5
	コリネバクテリウム	1.9
	他のグラム陽性菌	2.6
グラム陰性菌	大腸菌	6.4
	クレブシエラ	4.0
	シュードモナス（緑膿菌を含む）	3.3
	アシネトバクター	2.3
	セラチア	1.4
	エンテロバクター	2.0
	シトロバクター	1.1
	ナイセリア	0.6
	プロテウス	0.5
	他のグラム陰性菌	2.2
真菌	カンジダ	2.5
	他の真菌	1.2
培養陰性		18.5

*複数菌による感染は除外している．また抗酸菌・嫌気性菌による感染はまれであった．

I-24. PD 関連腹膜炎

治療

腹膜炎の徴候を認めた場合，患者は排液をバッグごと保存し（原因菌の同定のため，決して捨てないよう日頃より教育する），あらかじめ処方されたモキシフロキサシン（アベロックス®）400mg を内服後，バッグを持ち医療機関を受診する（図2）.

〈当院の初期治療処方例（発症から3日間）〉

グラム陽性菌・陰性菌の両者をカバーする〔陰性菌に関してはセフェピム（マキシピーム®），メロペネム（メロペン®），アズトレオナム（アザクタム®）も使用可能〕[1,7]. 腹膜炎の既往がある場合には，過去の起因菌や進入ルートも参考にする[8,9].

〈培養結果が判明したら〉

必ず感受性を考慮して抗菌薬を選択する.

A. グラム陽性菌（図3, 5）

① 黄色ブドウ球菌: セファゾリンを継続しセフタジジムは中止する. 出口部/トンネル感染に起因することが多く，その場合カテーテル抜去が必要. 24〜48時間後も改善に乏しい場合，リファンピシン（リファジン®）の内服を追加してもよい（耐性化しやすいため最大7日間）. 同剤は反

表3	腹膜炎に関する用語の定義（文献1より）
再発性 （Recurrent）	前回腹膜炎の治療終了時より4週以内に，異なる起因菌により発症した腹膜炎
再燃性 （Relapsing）	前回腹膜炎の治療終了時より4週以内に，同一菌により発症した，または培養陰性の腹膜炎
反復性 （Repeat）	前回腹膜炎の治療終了時より4週以上経過後に，同一菌により発症した腹膜炎
難治性/不応性 （Refractory）	適切な抗菌薬を5日間投与しても排液混濁が改善しない場合
カテーテル関連 腹膜炎	出口部/トンネル感染を伴う腹膜炎で，両者が同一菌によるか片方が培養陰性の場合

I 章　腹膜透析

感染経路と菌種の同定を急ぐ一方で，経験的な治療を即座に開始する．

排液混濁 または 腹痛

白血球正常，混濁のみ：経過観察
好酸球増多（10%以上）かつ
無症状：好酸球性腹膜炎（経過観察）

	①排液をバッグ ごと保存	②手持ちの モキシフロキサシン 400mg を内服	③バッグを持ち速やかに受診 ・夜間で症状が軽く，手持 ちの抗菌薬がある場合は 受診は翌日としてよい	・ただし症状が 強い場合は 救急外来受診
（受診前）				

（受診後）

0〜6h

必須検査
・採血
・排液細胞数・白血球分画（WBC＞100/mm³
　および好中球＞50%で診断）
・排液培養・感受性試験・グラム染色

直ちに抗菌薬開始
・過去の培養結果・抗菌薬投与・施設の感受
　性パターンを考慮する
・腹腔内投与の場合貯留時間は最低 6h とする
・初期治療はグラム陰性・陽性菌の両方
　をカバー

第 1 世代セフェム または バンコマイシン div
（グラム陽性菌）
＋
第 3 世代セフェム または アミノグリコシド div
（グラム陰性菌）

バンコマイシンを考慮する場合：
・MRSA 感染・保菌の既往
・全身状態不良
・ペニシリン・セフェムアレルギー
・当該施設での MRSA 感染症の
　増加

セフェムアレルギーの場合アズトレ
オナムがセフタジジム，セフェピム
の代わりとなる．

バンコマイシンとセフタジジムは貯
留量＞1L の場合に混合が可能．
シリンジなどによる直接混合は不可．
アミノグリコシドとペニシリンは混注
不可．

6〜

・2 回目以降の抗菌薬を決定
・今後の方針を説明
・感受性試験の結果を待つ

図2 腹膜炎の初期対応

復，再燃のリスクを下げる効果も有する[10]．ただし結核の
流行地域では使用を控える．MRSA の場合，リファンピシ
ンを追加し，セファゾリンからクリンダマイシン（ダラシ
ン®）/バンコマイシン/テイコプラニン（タゴシット®）の
いずれかに変更する．

② 溶連菌・腸球菌：腹痛が激しいことが多い．溶連菌は口腔
内由来の場合があり歯科コンサルト，また腸球菌はしばし
ば腹腔内の病因に由来し，複数菌感染が多く重症化しやす
いため，腹部単純 / 造影 CT を施行し外科コンサルトを検

172

I-24. PD 関連腹膜炎

表4

残存腎機能あり	セファゾリン（セファメジン®）1g/ 生理食塩水 50mL 静注，またはバンコマイシン（バンコマイシン®）1g/ 生理食塩水 50mL 点滴静注（5 日ごと） + セフタジジム（モダシン®）1g/ 生理食塩水 50mL 点滴静注
残存腎機能なし（尿量< 100mL）	セファゾリン（セファメジン®）1g/ 生理食塩水 50mL 静注，またはバンコマイシン（バンコマイシン®）1g/ 生理食塩水 50mL 点滴静注（5 日ごと） + アミカシン（アミカシン®）200mg（2 日目以降は 100mg）/ 生理食塩水 50mL 点滴静注

＊アミカシンの短期使用（2 〜 3 週）は残存腎機能に影響を与えない.
＊MRSA による感染が多い施設はセファゾリンよりバンコマイシンを選択すべきである. バンコマイシンは血中濃度測定を必ず行い，トラフ濃度を 15 μg/mL 以上に保つ（残存腎機能に応じて 3 〜 5 日ごとの投与）[7].
＊ガイドラインでは腹腔内投与を推奨しているが，当院では APD 患者が多く，APD 患者の腹膜炎の腹腔内投与に関するエビデンスは少ないため，基本的に抗菌薬は経静脈投与としているが，特に問題なく治療できている. 腹腔内投与は 1 日 1 回のみ投与する方法（間欠的投与）と，分割してバッグ交換ごとに投与する方法（連続的投与）がある. 前者の場合は血管内に十分に吸収されるように抗菌薬を 6 時間以上貯留させる.
＊過去の症例における起因菌の感受性を調べ，経験的治療の内容を決めておくことが推奨される.

討する[11].

③ コアグラーゼ陰性ブドウ球菌（CNS，表皮ブドウ球菌を含む）：バッグ接続操作の問題であることが多いため，手技の見直しが必要である. 再燃を起こしやすく，そのような例ではバイオフィルム形成の可能性が高くカテーテルを入れ替える[12]. セフタジジムを中止し，セファゾリンに反応すればそのまま継続し，反応が乏しければクリンダマイシンやバンコマイシンを考慮する.

④ 複数の菌：接触汚染または出口部/トンネル感染によることが多い. 前者はバッグ接続操作の見直し，後者はカーテー

I章 腹膜透析

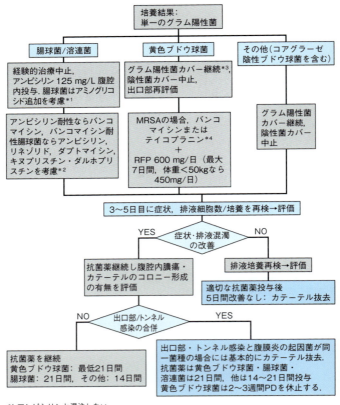

*¹ アンピシリンと混注しない.
*² リネゾリドは開始10～14日後の骨髄抑制に注意.
*³ バンコマイシン耐性黄色ブドウ球菌の場合はリネゾリド,ダプトマイシン,キヌプリスチン・ダルホプリスチンを用いる.
*⁴ テイコプラニンは15mg/kgを5～7日毎に投与する.

図3 単一のグラム陽性菌による腹膜炎の治療

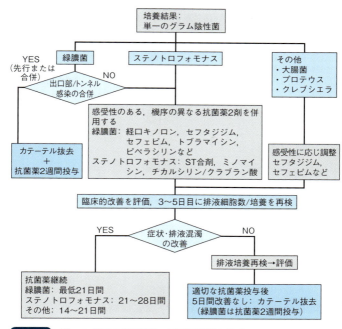

図4 単一のグラム陰性菌による腹膜炎の治療

ル抜去が必要である.

B. グラム陰性菌

感染経路は腹腔内病変（最多），接触汚染，尿路感染，動物との接触，汚染された水，口腔など多様である[13, 14]．

① セフタジジムに感受性のある単一菌感染（図4，大腸菌，クレブシエラなど）：セフタジジムを継続し，セファゾリン中止．改善に乏しければ感受性のある2剤目の追加が有効で，再発も減少させる[15, 16]．近年第3世代セフェムなどに耐性を示す基質特異性拡張型βラクタマーゼ産生大腸菌による腹膜炎が増加しており，予後不良である[17]．治療には

I章 腹膜透析

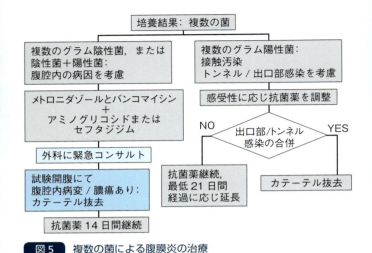

図5　複数の菌による腹膜炎の治療

カルバペネム系抗菌薬を用いる．
② 複数の菌，嫌気性菌（図5）：常に腹腔内の病因（表1）の可能性を考慮し，開腹手術による原因検索を検討する[2]．低血圧，敗血症，乳酸アシドーシス，腹腔内アミラーゼ値の上昇を認める場合，特に外科的病因の可能性が高い[3]．メトロニダゾール（フラジール®，500mgを8時間ごと）とバンコマイシンに加え，セフタジジム，アミカシンのいずれかを併用する（3剤併用）．
③ 緑膿菌：通常難治性である．セフタジジムを継続し，感受性のある抗菌薬を追加して（図4），2剤以上を併用し3〜4週間加療する．出口部/トンネル感染に関連することが多く，その場合カテーテル抜去と2週間の抗菌薬投与が必要である[18]．また多くの例で，発症前1カ月以内に抗菌薬が投与されており，そのような例では治療抵抗性である[19]．
④ ステノトロフォモナス：有効な薬剤は少ない（図4）．2剤を用い3〜4週間加療する．

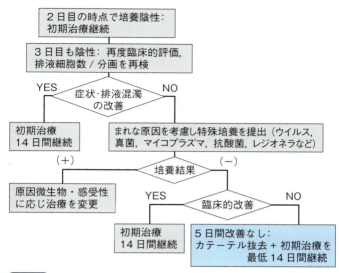

図6 培養陰性腹膜炎の治療

C. 培養陰性の場合（図6）

臨床的に改善傾向であれば初期治療を2週間継続する．3日間培養しても菌が同定されない場合，排液白血球数/分画を再検する．改善がみられなければ，通常の培養に加え特殊培養（真菌，抗酸菌，マイコプラズマ，レジオネラ，ウイルスなど）を施行し，以降病原体が検出されるまで7日ごとに繰り返す．また感染以外の原因の検索を行う（I-23参照）．5日間改善がなければカテーテルの抜去が推奨される．

D. 真菌

起因菌は90％以上が酵母様真菌，その内75％以上がカンジダ属（*C. albicans*, *C. parapsilosis* など，腸管由来）である[20]．致死率が高く（25％以上），グラム染色/培養で真菌が同定された場合，ただちにカテーテルを抜去する[21,22]．細菌性腹膜炎に対す

Ⅰ章　腹膜透析

る抗菌薬長期投与例に多い[23]. 起因菌が判明するまではフルコナゾール（ジフルカン®）（200mg 連日経口）またはアムホテリシンB（ファンギゾン®/アムビゾーム®, 0.6mg/kg/日）に加え，フルシトシン（アンコチル®, 初日 2g, 翌日以降 1g 経口）の 2 剤を併用する. 抜去後，経口的にフルシトシン 1g 経口とフルコナゾール 100 〜 200mg 経口を 14 日間投与する.

E. 抗酸菌性腹膜炎：Ⅰ–25 参照

抗菌薬の投与期間

起因菌により推奨される抗菌薬投与期間は異なる[1]. 抗菌薬を開始または変更した場合には 72 時間後に評価する. 毎日の排液の観察が重要である.
〈臨床的に改善がある場合〉
① グラム陽性菌または培養陰性：排液の混濁消失（WBC ＜ 100/mm^3）および培養陰性化後，1 週間継続. 通常 10 〜 14 日間. 黄色ブドウ球菌は 3 週間
② グラム陰性菌：通常 21 日. 緑膿菌/ステノトロフォモナスは最低 3 週間. 複数のグラム陰性菌が検出された場合，再発率が高く，臨床的に改善を認めてもカテーテルの抜去を考慮する.
③ 真菌：最低 4 週間継続
〈臨床的に改善がない場合〉
カテーテルを抜去し，1 週間以上抗菌薬を継続. 複数菌による場合，嫌気性菌による場合は外科的検索を考慮. 抜去後改善なければ腹腔内膿瘍を疑う.

予防

● 定期的に（例：半年ごと）患者のバッグ交換操作の手順をチェックする.
● 難治性出口部・トンネル感染は速やかに一期的にカテーテル入れ替えを行う（基本的に対側に新しい出口部・トンネル部を作

I-24. PD 関連腹膜炎

成する).
- 鼻腔内黄色ブドウ球菌保菌者に対しては，出口部に定期的にム
  ピロシン（バクトロバン®）塗布またはリファンピシン内服に
  より出口部・トンネル感染が減少することが知られている．
- 便秘を予防する．
- 歯科的治療前にはアモキシシリン（サワシリン®など）2g を
  投与する．
- 大腸ポリペクトミー施行前にアンピシリンとアミノグリコシド
  （＋メトロニダゾール）を投与する．
- 胆囊炎は胆汁性腹膜炎のリスクになるため，胆石を有する症例
  ではあらかじめ胆摘術を行うことを検討する．
- カテーテル留置術前には第 1 世代セフェムを術前より投与す
  る．

難治/再発/再燃/反復例に対する対処

　難治性出口部／トンネル感染，腹腔内病変の検索は必須であ
り，患者のバッグ接続手技のチェックも行う．バイオフィルムの
関与も考えられる（特に緑膿菌，ブドウ球菌)[12, 24]．漫然と抗菌
薬を投与せず，適切な時期にカテーテルを抜去することが重要で
ある（図7)[25]．特に再発性腹膜炎は重症化しやすい．再発/再燃
/反復例においては患者のバッグ交換操作のチェックも行う．

カテーテル抜去の適応

- トンネル感染が原因の場合
- 反復性腹膜炎
- 抗酸菌性腹膜炎
- 複数の腸内細菌感染
- 真菌性腹膜炎

　抗菌薬に対し反応不良な腹膜炎の多くはカテーテル抜去により
改善しうるため，保存的治療に固執しないことが腹膜劣化を防止
する観点からも重要である[1]．抜去後の抗菌薬投与期間は臨床経

I章　腹膜透析

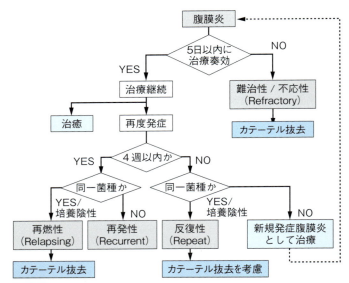

図7　難治/再燃/再発/反復例の対処

過に応じ調整する．

カテーテル抜去後の再挿入時期

適切な時期は不明であり，臨床経過に基づき判断する．経験的に，最低2〜3週間間隔をあける．結核性腹膜炎は抜去後，抗結核薬を6週間投与し再挿入．一期的に抜去＋再挿入を行うのは排液 WBC $< 100/mm^3$ が達成された例に限るべきであり，緑膿菌，真菌，抗酸菌，腹腔内膿瘍の場合は避ける．

■文献
1) Li PK, et al. Perit Dial Int. 2016; 36: 481-508.
2) Kern EO, et al. Perit Dial Int. 2002; 22: 323-34.
3) Faber MD, et al. Adv Chronic Kidney Dis. 2006; 13: 271-9.

I-24. PD 関連腹膜炎

4) Piraino B. J Am Soc Nephrol. 1998; 9: 1956-64.

5) Grützmacher P, et al. Perit Dial Int. 1993; 13: S326-8.

6) Mujais S. Kidney Int. 2006; 70: S55-62.

7) Teitelbaum I. Perit Dial Int. 2001; 21: 235-8.

8) Lye WC. Perit Dial Int. 2004; 24: 416-8.

9) Van Biesen W, et al. Perit Dial Int. 1998; 18: 274-81.

10) Szeto CC, et al. Clin J Am Soc Nephrol. 2007; 2: 245-51.

11) Edey M, et al. Nephrol Dial Transplant. 2010; 25: 1272-8.

12) Dasgupta MK, et al. Blood Purif. 1989; 7: 144-55.

13) Wood CJ, et al. Am J Kidney Dis. 1992; 19: 257-63.

14) Holley JL, et al. Am J Kidney Dis. 1992; 19: 162-6.

15) Jain AK, et al. Kidney Int. 2006; 69: 1107-9.

16) Szeto CC, et al. Kidney Int. 2006; 69: 1245-52.

17) Yip T, et al. Perit Dial Int. 2006; 26: 191-7.

18) Bernardini J, et al. Am J Med. 1987; 83: 829-32.

19) Szeto CC, et al. Kidney Int. 2001; 59: 2309-15.

20) Lo WK, et al. Perit Dial Int. 1999; 19: S286-90.

21) Wang AY, et al. Am J Kidney Dis. 2000; 36: 1183-92.

22) Goldie SJ, et al. Am J Kidney Dis. 1996; 28: 86-91.

23) Prasad KN, et al. J Infect. 2004; 48: 96-101.

24) Reid G, et al. Am J Nephrol. 1994; 14: 37-40.

25) Szeto CC, et al. Am J Kidney Dis. 2009; 54: 702-10.

〈小野慶介〉

Ⅰ章　腹膜透析

I-25 抗酸菌性腹膜炎・出口部感染
（結核および非結核性抗酸菌感染症）

●POINT●

- 一般細菌培養陰性，抗菌薬抵抗性の腹膜炎，出口部感染では抗酸菌感染症を考慮し抗酸菌培養を行う．
- 抗酸菌性腹膜炎・出口部感染は頻度こそ低いが，難治性でカテーテルロスの原因になりうるため注意が必要である．
- 結核性腹膜炎の治療は抗結核薬多剤併用による標準的結核治療に従う．非結核性抗酸菌による腹膜炎・出口部感染の治療には感受性のある抗菌薬を複数剤併用するとともに早期の外科的介入を考慮する．

起因菌と頻度

- 抗酸菌は，結核菌と非結核性抗酸菌（nontuberculous mycobacterium：NTM）に大別される．NTM 腹膜炎では，*M. fortuitum*，*M. abscessus*，*M. chelonae* などの迅速発育群と *M. avium* が原因菌の大半を占める[1]．
- 結核性腹膜炎は PD 腹膜炎全体の 1 ～ 2% を占める[2,3]．
- NTM は自然界に広く存在する皮膚の常在菌で，2011 年の報告によると，NTM はカテーテル関連感染症（出口部感染・腹膜炎）の起因菌の 3 ～ 5% を占める[4]．
- 一般細菌培養陰性，または抗菌薬抵抗性のカテーテル感染症の原因菌として結核菌や NTM は重要である．十分な抗菌薬投与にも関わらず改善がない場合や，培養陰性の再発性腹膜炎では，必ず抗酸菌性腹膜炎の可能性を疑う（I-24 参照）[5～8]．

抗酸菌性腹膜炎の原因・由来

- 結核性腹膜炎は肺結核からの播種による腸間膜リンパ節の結核

I-25. 抗酸菌性腹膜炎・出口部感染（結核および非結核性抗酸菌感染症）

性リンパ節炎の破裂が原因となることが少なくない.

- NTM による PD 腹膜炎の大半は出口部感染からの進行である[7,8]. 抗菌薬長期反復使用や, 出口部へのゲンタマイシンの塗布との関連が報告されている[7].

診断

- 抗酸菌性腹膜炎は, 結核および NTM ともに症状は非特異的で[2], 一般細菌培養陰性であるため, 診断が遅れやすい. 診断方法を表 1 に示す.
- 排液の抗酸菌染色（Ziehl-Neelsen 染色）が陽性であれば診断に有用だが（図 1）, 抗酸菌性腹膜炎の多くは塗抹陰性である[3]. 大量の排液（50 〜 100mL）の遠心分離による集菌操作と N-acetyl-L-cysteine（NALC)-NaOH 処理により Ziehl-Neelsen 染色の感度が上昇する[1].
- 原因菌の同定には, 排液の抗酸菌培養が有用である. 排液 50 〜 100mL を遠心分離により集菌することで培養感度が上昇する.
- 検出感度が低いため, 抗酸菌性腹膜炎が疑われる症例では, 繰り返し排液の塗抹染色・培養を行うことが必要である. また,

表 1　抗酸菌性腹膜炎の診断方法（文献 9 より改変）

方法	長所	短所
抗酸菌培養	菌種の同定が可能	診断に時間がかかる（陽性となるまでの日数：液体培地＜固形培地）
抗酸菌塗抹染色	迅速診断可能	感度が低い
腹膜・大網生検	特異度が高い	侵襲が大きい
PCR	迅速診断可能	偽陽性・偽陰性の可能性があるコストがかかる

I章　腹膜透析

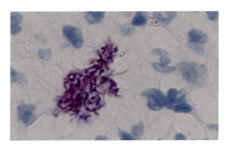

図1 排液 Ziehl-Neelsen 染色
（*M. abscessus* による腹膜炎）

腹腔鏡下での腹膜または大網の生検を考慮する[1].
- 結核性腹膜炎と診断された場合，肺などの他臓器病変の検索が必要である．

治療

1）結核性感染

- 治療は，末期腎不全患者に対する肺外結核の治療プロトコルに従う[1]．ISPD ガイドライン（2016 年）ではリファンピシン，イソニアジド，ピラジナミド，オフロキサシンの4剤で開始することが推奨されている．ピラジナミド，オフロキサシンは2カ月間で投与を終了することができ，リファンピシンとイソニアジドは12〜18カ月間投与する．リファンピシンは血中から腹腔内への移行が悪いため，腹腔内投与も考慮する．
- イソニアジドによる神経障害の予防のためピリドキシン（ピドキサール®）を併用する．
- ストレプトマイシン（残存腎機能低下，聴覚障害），エタンブトール（視神経炎）は禁忌ではないが，長期投与に伴う副作用が問題となりやすく，透析患者ではできるだけ避けたい薬剤である[1]．
- 多くの症例はカテーテル抜去を行わずに抗結核治療に反応する[1]．

Ⅰ-25. 抗酸菌性腹膜炎・出口部感染（結核および非結核性抗酸菌感染症）

処方例：無尿の PD 患者に対して

イスコチン錠® 300mg 分 1，リファジンカプセル 600mg 分 2，
ピラマイド原末® 1.5g 分 1，タリビット錠® 100mg 分 1，
ピドキサール錠® 60mg 分 3

2）NTM 感染

- NTM による出口部カテーテル感染，腹膜炎に関する報告は少なく，標準的治療は確立していない.
- 主な原因菌である迅速発育群に対し，抗結核薬は無効である. 耐性菌の出現を防ぐため，クラリスロマイシン（クラリス®），アジスロマイシン（ジスロマック®），アミカシン（アミカシン®），シプロフロキサシン（シプロキサン®），イミペネム（チエナム®），メロペネム（メロペン®），ドキシサイクリン（ビブラマイシン®），ST 合剤（バクタ®）などから感受性のあると考えられる抗菌薬 2 〜 3 剤を併用する[5].
- 治療期間に関しては，出口部感染では 4 〜 10 週，腹膜炎では 6 カ月程度の治療期間が必要となるという報告がある[6, 10, 11].
- NTM 出口部カテーテル感染に対しては抗菌薬治療に加え，出口部変更術など早期の外科的介入が有効であったという報告がある[8].
- ISPD ガイドライン（2016 年）では NTM 腹膜炎の治療においてはカテーテル抜去が通常は必要であると記載されている.
- カテーテルを温存して抗菌薬治療により治癒したという報告もある[7]. ただし，そのような症例の一部では，数カ月後に再燃し，カテーテル抜去・HD 移行となっていることが報告されており[12]，注意が必要である.

I章　腹膜透析

当院では…

当院では2012年4月から2017年7月までにNTM出口部カテーテル感染症例を8例経験し，発症率は0.00126/患者・月であった．100人患者を管理していれば1年で1～2人は発症する計算であり，決して稀とは言えない．これを踏まえて，当院では出口部感染症例に対し一般細菌培養に加えルーチンで抗酸菌培養を行っている．

■文献

1) Li PK, et al. Perit Dial Int. 2016; 36: 481-508.
2) Vas SI. Kidney Int. 1983; 23: 83-92.
3) Lui SL, et al. Am J Kidney Dis. 1996; 28: 747-51.
4) Renaud CJ, et al. Nephrology (Carlton). 2011; 16: 174-9.
5) Griffith DE, et al. Am J Respir Crit Care Med. 2007; 175: 367-416.
6) Ellis EN, et al. Pediatr Nephrol. 2005; 20: 1016-8.
7) Tse KC, et al. Am J Kidney Dis. 2007; 50: e1-5.
8) Jo A, et al. Perit Dial Int. 2012; 32: 227-9.
9) Akpolat T. Perit Dial Int. 2009; 29 Suppl 2: S166-9.
10) Hevia C, et al. Nephrol Dial Transplant. 2000; 15: 1458-60.
11) Kleinpeter MA, et al. Adv Perit Dial. 2001; 17: 172-5.
12) Kameyama H, et al. Ther Apher Dial. 2007; 11: 449-51.

〈前田啓造〉

I-26. 注排液トラブル: カテーテル位置異常・疼痛・排液不良, 機械トラブル

I-26 注排液トラブル: カテーテル位置異常・疼痛・排液不良, 機械トラブル

● POINT ●

- 注排液のトラブルがあった場合, 透析が不十分である可能性があるため, 溢水症状の評価や血液検査による透析状況を把握したうえで, 「注液」と「排液」のトラブルの状況と程度をまず確かめる.

- 注排液トラブルの原因はさまざまなものがある (表 1). 今回は①位置異常と②閉塞について述べるが, 腹膜透析液のリーク, 腹膜透過性亢進をきたす合併症の存在の他, カテーテルの折れ曲がりや患者のクランプ操作のミスなど単純なことが原因であることもあり念頭において確認していく.

- カテーテル位置異常と閉塞の修正・解除にはガイドワイヤーなどを使用した非侵襲的な方法が有効であることもあるが改善がない場合は手術による解除も考慮する.

- 排液の後半に自覚する疼痛や透析流量速度の低下によるAPD 機械アラームは腹腔内構造物による閉塞・巻絡の可能性があり, 腹膜刺激をできるだけさけるように少量ずつ排液をすることや APD 排液の設定を考慮する.

- 接合不良は腹膜炎の原因となるため, 速やかな対応と原因究明を行う.

I.
腹膜透析

I章　腹膜透析

表1	注排液トラブルの原因

1. カテーテル機能異常
   ① カテーテルの位置異常
   ② カテーテルの閉塞
2. 透析液の軟部組織への漏出や横隔膜交通症
3. 腹膜透過性変化
   ③ 腹膜炎の際の一過性腹膜透過性亢進
   ④ 腹膜劣化による透過性亢進
   ⑤ 被覆性腹膜硬化症
4. 高度な癒着形成
5. 過剰なリンパ吸収

(文献1より改変)

カテーテル位置異常と閉塞

1) カテーテルの位置異常

① 原因
   a. カテーテルへの大網巻絡（女性であれば卵管采も考慮）による移動
   b. 腸管の運動に伴う単純な移動

② 診断
   a. 腎〜膀胱までのX線でカテーテルの位置確認をする．
   b. カテーテル造影により閉塞・狭窄部位を確認する．

③ 対応
   a. 単純な位置異常のみで注排液不良が軽度の場合は，自然に戻ることもあり，体位変換や運動，多めの注液，排便コントロールなどで様子を観察する．
   b. 注排液トラブルが持続する場合，徐々に状況が悪化する場合は，表2を考慮する．

I -26. 注排液トラブル: カテーテル位置異常・疼痛・排液不良, 機械トラブル

表2	カテーテル位置異常や閉塞に対する積極的対応

・腹膜透析液, ヘパリン (500 単位 /L) を用いたフラッシュ
・ウロキナーゼ溶解液を用いたカテーテルロック
・α修復法 (αリプレイサー® などを使用)
・腹腔鏡的修正術
・開腹的修正術 (CRF: catheter repair by a forefinger →下腹部切
開示指矯正法 (場合により巻絡臓器の切除, 再巻絡予防のための
PWAT (posterior wall anchor technique) を考慮)

2) カテーテルの閉塞

① 原因

a. カテーテル内のフィブリンや凝血塊による閉塞

b. 大網・卵管采などの腹腔内構造物が, カテーテル外から内
部へ側孔や先端に陥入にて閉塞

② 診断

造影剤を使用して閉塞を確認する.

③ 対応

基本的には位置異常の際の対応に準ずるが完全閉塞の場合は,
表2の対応とくに手術による修正を迅速に考慮すべきである.

● カテーテルの位置異常や閉塞による注排液トラブルの原因とし
て, 大網巻絡がその多くを占めるが, 大網を切除するか温存す
るかは術前に検討しておく必要がある. 大網巻絡の再発防止と
して大網を切除する施設もある一方で, 大網自体には腸管穿孔
時の被覆や炎症拡大の防止などの意義が知られており, 解除の
み行って温存しても再発は少ないとする施設もある. この点に
ついてのエビデンスは明らかとなっておらず, 今後検討してい
くべき課題である.

また, 女性の場合, 卵管采の巻絡による可能性もある. 右側に
多い. 手術の際に卵管采を切除するか温存するかについては生
殖年齢を十分に考慮しなければならないため, 術前から産婦人
科医と連携し対応を検討する必要がある.

I章　腹膜透析

- PWAT は修正術の際にカテーテルを上腹壁へ固定し位置異常の再発を防ぐ方法である[2]．挿入時に併せて施行すると予防にもなると報告されている．
- ウロキナーゼは 6 ～ 12 万単位を生理食塩水で溶解し注入後すぐにクランプをしてロックし，数時間～半日経過後に排液すると改善することがある．しかしながら保険適応はなく，禁忌や慎重投与に該当する事項がないか十分チェックし患者にも説明したうえで使用すべきである．
- 大網には多くの血管が含まれており，α 修復法の際に強い抵抗がある部位で無理にガイドワイヤーを進めると腹腔内出血のリスクがあることを念頭におき，抵抗があった場合や腹痛を訴えた場合などはそれ以上無理をするべきではない．
- S 状結腸壁によるカテーテル側孔の閉塞を診断・解除したケースの報告もある[3]．このような腹腔内構造物による閉塞・陥入がある場合，生食を満たしたシリンジで注入，吸引ができず，またその手技に伴い腹痛が認められる．閉塞機転の構造物の穿孔を避けるため，無理な力でフラッシュや吸引を続けるべきではない．この症例では開腹手術下にS 状結腸の陥入を解除し，カテーテルを膀胱後壁に固定した．
- Takara らは胃瘻造設時に使用する内視鏡にてカテーテル内腔を閉塞している腹腔内構造物の陥入を診断し，除去した経験から，内視鏡が非侵襲的手段として有用であることを報告している[4]．
- その他，テンコフカテーテル管内にガイドワイヤーを先行させてさらに内視鏡的経鼻膵管ドレナージ（endoscopic nasopancreatic drainage：ENPD）チューブを挿入し，非侵襲的に再開通を成功させた症例を報告している[5]．
- カテーテル周囲の液もれ（外部リーク），腹壁・陰部の浮腫（内部リーク）また横隔膜交通症により腹膜透析液が腹腔外へ移動している場合もある．横隔膜交通症が疑われた場合，透析液に造影剤を混入しCT 撮影，シンチグラフィー，インジゴカルミンの色素注入などを行い診断する（詳細はI-28 を参照）．

I-26. 注排液トラブル: カテーテル位置異常・疼痛・排液不良, 機械トラブル

疼痛や機械トラブル

1) 疼痛

- カテーテルの先が腹腔内で腹膜に当たっている場合や, 位置異常により腹膜刺激が出やすい時
  - →徴候: 透析液の注入はスムーズだが排液時 (とくに後半) に疼痛があり困難
  - →対応: カテーテルによる物理的刺激による疼痛は一般的に腹腔内に透析液がない状態に生じやすい. CAPDの排液時に疼痛がある場合は排液後半にクランプを開け閉めして少量ずつ排液する. あるいは最後まで排液しようとせずに終了する. APD 施行時はタイダール法による腹膜透析メニューにし全量排液を避ける.

- 腹腔内構造物によるテンコフカテーテル側孔の閉塞・巻絡
  - →徴候: 透析液の注排液共に障害される.
  - →対応: カテーテル造影により閉塞起点を確認したのち, 内視鏡や開腹術などによる診断・治療を検討する.

- 中性腹膜透析液の隔壁開通をせずに大室液のみを腹腔内に入れた場合しばしば起こる基本的な操作ミスであるが, 患者は痛みのため早期に気が付くことがほとんどである. しかし意識障害のある患者などは訴えにくく assisted PD などには十分気を付けるべき点である.
  - →対応: 速やかに全排液し1.5%のブドウ糖液で腹腔内洗浄をしたのち通常の注液から行う.

- 腹膜透析液に対するアレルギー
  頻度は高くないがイコデキストリンは皮膚紅斑や肝機能障害に加えて, 好酸球性の腹膜炎の報告もある[6]. イコデキストリンによる注入後に痛みを訴えた場合, 腹膜透析液に対するアレルギーの可能性もある.
  - →対応: 排液中の細胞数・細胞診のチェックを行い, 排液後にブドウ糖液で腹腔内洗浄を行う. その可能性が疑

I.
腹膜透析

191

I章　腹膜透析

わしい場合は使用を避けるべきである.

2) APD の排液時アラーム

原因として排液の後半では流量が低下し,速度が低下することがあげられる.

→対応：一時治療を中断し,翌日 APD メニューの中止や見直しを行う.カテーテルの位置異常が問題であれば,タイダール法のメニューを検討し最後だけ手動で痛みに応じて最大限に排出する方法はアラームや疼痛を避けるのに有効である.しかし,APD 導入早期の排液時アラームはカテーテルの位置異常のほかに,腹腔内臓器による閉塞・巻絡の可能性がある.カテーテル閉塞ではアラームの改善は認められないため,早急な対応が必要となる.主に夜間に行われる APD は,アラームが睡眠不足の原因となるため速やかな対応が必要である.

3) 接合不良

- 接合不良の原因として,患者の手技によるもの（手技の未習熟のほか,ハンドクリームや油分などが指に付着していることもあり）,本装置のバッテリーなどの故障,ウエハーが濡れている,チューブへの過度な張力負荷などが考えられる.また原因は不明だが,われわれの施設では脂質成分様のものが管内に蓄積して接合不良をきたした症例を経験している.また刃物により傷つけてしまう場合もあり,腹部への固定用テープをはがす際もハサミは使用しないように教育する.

- 接合部に液もれや穴あきが発生した場合,腹膜炎の原因となるため再接合・通液は行わず,損傷部位より腹部に近いところ（可能ならばローラークランプより腹側）を,プラスチッククランプなどで止めるか固く結び,接合不良部分は,消毒薬（ポビドンヨード液など）を含ませた滅菌ガーゼで包みビニール袋などで覆って保護をし,病院へ連絡,来院の上接続チューブの

速やかな交換を行う．患者がこのような状況を確認した際は，速やかに病院に連絡するように指導しておく．

● 接合部に液もれや穴あきが発生した場合や，接合途中に装置故障が発生した場合は，発生日時，発生状況をメモに残し，本装置・ウエハーチューブなどの現品を保管しておき，メーカーに連絡のうえ，原因の追及を行う．

■文献
1) 加藤尚彦, 他. 腎と透析 (臨増). 2000; 374-80.
2) 深澤瑞也, 他. 透析会誌: 2006; 39: 235-42.
3) Shuta M, et al. Kidney Int. 2011; 79: 1032.
4) Takara Y, et al. Kidney Int. 2011; 80: 679.
5) Kawarazaki H, et al. Perit Dial Int. 2007; 27: 467.
6) James E, et al. Drugs. 2003; 63: 2079-105.

（矢花郁子）

I 章　腹膜透析

I-27 透析液リーク，ヘルニア

● POINT ●

- 透析液リークは，カテーテルの管内以外の経路を介した腹腔外への透析液漏出で，注意すべきことは腹膜炎やヘルニアの原因となりうることであり，予防・早期発見が重要である．
- 早期・晩期リークに分類され多くは保存的に治療可能だが，再手術を要することもある．まれにカテーテルの損傷により亀裂がある場合もあり，チェックが必要である．
- PD 患者では腹部ヘルニアの頻度が高まる．原因はリークと共通するものが多く，併発も多い．基本的に手術を要する．

■ 分類・部位・危険因子（表 1）

　共通の危険因子として腹圧上昇がある〔重い荷物の持ち上げ，肥満，咳嗽，便秘，立位・歩行，CAPD（APD と比較して），多量の透析液貯留により生じる〕[1~4]．

■ 頻度

〈リーク〉

　5％という報告が多い[5]．

〈ヘルニア〉

　一般人口におけるヘルニアの発生率に比べて PD 患者ではより高率で，Rocco らは年間 10 ～ 15％/ 年の発症頻度であり，部位別では鼠径ヘルニア 23％＞出口部ヘルニア 19％＞臍ヘルニア 19％＞腹壁瘢痕ヘルニア 10％であると報告している[6]．また Peso らの報告では発症率は年間 6 ～ 8％の頻度であり傍正中ア

I-27. 透析液リーク，ヘルニア

表1 透析液リーク，ヘルニアの部位と危険因子

	部位	危険因子[3-5]
早期リーク カテーテル留置 後＜1カ月	外部リークが多い： 出口部・傍カテー テル（最多）・創部 から漏出	傍正中切開に比べ正中切開法 で多い. カテーテル留置後14日未満の PD開始
晩期リーク カテーテル留置 後≧1カ月	内部リークが多い： 胸腔・皮下（腹壁・ 陰部）など体内に 漏出	腹壁脆弱性（腹部手術歴，鞘 状突起開存：成人の37%に存 在，高齢，低栄養，糖尿病， ステロイド治療など）
ヘルニア	腹壁の脆弱部位： カテーテル挿入部， 術後瘢痕，臍， 鼠径部，白線	ヘルニアはPD導入前にヘル ニアの既往のある場合が大半 を占める. 他のヘルニア特有の因子：女 性，長期PD，小さい体格

I.
腹
膜
透
析

プローチの導入で大幅に減少したと考えられ，臍ヘルニアが最も多いと述べている[3]．他にカテーテル挿入部＞術後瘢痕＞臍＞鼠径で多い[7]と述べているものや，嵌頓は臍で最も生じやすい[8]との報告がありさまざまである．

症状

〈リーク〉

外部リークはカテーテル周囲の液もれ，内部リークは腹壁・陰部の浮腫，排液不良，体液過剰として現れる．呼吸困難感により胸腔へのリークが気づかれることもある（横隔膜交通症，右側に多い．I-28参照）．

〈ヘルニア〉

カテーテル留置部（正中切開創など），臍部，術創部，陰部，鼠径部など組織の弱い部位の局所的な組織の膨隆，不快感，無痛性であることが多い．

まれにヘルニア合併症（イレウス，嵌頓，絞扼，腹膜炎）を認

I章　腹膜透析

める.

診断

　出口部からの液体は簡易血糖測定器で漿液性滲出液と鑑別でき
る（高値ならリーク）[5, 9]. 排液不良は腹膜機能低下と間違われる
ことが多く，鑑別に腹膜平衡試験が有用である[5]. 透析液に造影
剤を混入させて CT 撮影することで，リーク，ヘルニアの部位を
確定できる[10].

予防

〈リーク・ヘルニア共通〉
● 内部カフと腹直筋筋膜後鞘の切開部を隙間がないように縫合
し，さらに内部カフ下方の腹膜を tight に連続縫合し二重固定
とする. この際，縫合糸は腹膜の腹腔側を通らないように薄く
かけ，外側から管を包むように縛る（管をつぶさないようにス
タイレットを入れて縛る施設もある）.
● 傍正中アプローチ[11]
● リークが心配される場合はカテーテル留置後最低 3 ～ 7 日程度
は PD を開始せず，その後少量の貯留（1,000 ～ 1,500mL）か
ら開始する.
● 腹腔内圧の増加を避けるため，術後早期に鎮咳剤・下剤の積極
的使用
● 段階的導入法（stepwise initiation using Moncrief and Popovich's
technique: SMAP 法）は窪田らが報告した導入法であるが，
導入前にあらかじめカテーテルを腹腔内に挿入しておくものの
出口部は作成せず，導入時に局所麻酔でカテーテルを掘り起こ
し出口部を作成して導入する方法である.
● 本法の利点は尿毒症症状の強くない時期にリスクが低い状況で
手術をし，導入までに十分な創傷治癒が期待されることにより
リーク・ヘルニア予防に有効である点である[12].
〈ヘルニア〉
● 既存のヘルニアの検索・治療[13]

I-27. 透析液リーク，ヘルニア

- カテーテル挿入時に鞘状突起開存の有無を評価．脆弱部位があれば外科的に修復する[2]．
- 腹部膨満感が強い場合は貯留液量を減らし，必要ならば交換回数を増やす．
- ヘルニアの内容は大腸の他，膀胱壁，子宮などの報告がある．
  対応①：約1週間腹腔内への透析液貯留は中止もしくは極少量とし極力腹腔内をドライに保ち腹直筋筋膜後鞘と内部カフの癒着を促す．
  対応②：約1週間後リークがリークの程度が強い場合は手術にて腹直筋筋膜後鞘と内部カフのリーク部位に固定を加えることも考慮する．

I. 腹膜透析

治療

〈リーク〉

なるべく安静にし，1〜2週間 PD を休止し一時的に HD 移行する．もしくは，仰臥位にて夜間少量の透析液で PD を行う（APD を用い6回交換）[14]．再発例は4〜6週休止するか，手術を行う．手術では，内部カフの修復を行うが，カテーテル入替が必要となることもある．外部リークが続く場合，感染予防のため抗菌薬を投与する[5, 9]．一般に，早期リークは PD 休止が有効なことが多いが，晩期リークはしばしば手術が必要である[15]．

〈ヘルニア〉

基本的に手術を要する．鼠径ヘルニアに対しての手術方法の報告では Mesh plug 法が一般的に行われているようであるが，ileopubic tract repair 法や Kugel 法などの報告もある．これらの方法は合併症や再発の予防に有効であり，手術当日もしくは翌日からと早期に PD が再開可能である．通常 HD へ移行する必要はない[16]．

I章 腹膜透析

■文献

1) Bargman JM. Kidney Int Suppl. 1993; 40: S75-80.
2) Dejardin A, et al. Nephrol Dial Transplant. 2007; 22: 1437-44.
3) Del Peso G, et al. Perit Dial Int. 2003; 23: 249-54.
4) Hussain SI, et al. Adv Perit Dial. 1998; 14: 105-7.
5) Leblanc M, et al. Semin Dial. 2001; 14: 50-4.
6) Rocco MV, et al. Perit Dial Bull. 1985; 7: 171-4.
7) O'Connor JP, et al. Am J Nephrol. 1986; 6: 271-4.
8) Cherney DZ, et al. Adv Perit Dial. 2004; 20: 86-9.
9) Holley JL, et al. Adv Perit Dial. 1993; 9: 240-3.
10) Stuart S, et al. Radiographics. 2009; 29: 441-60.
11) Spence PA, et al. Surg Gynecol Obstet. 1985; 161: 585-7.
12) 窪田　実, 他. 透析会誌. 2002; 35: 1279-85.
13) García-Ureña MA, et al. Perit Dial Int. 2006; 26: 198-202.
14) Daugirdas JT, et al. Handbook of Dialysis. Lippincott Willaims & Wilkins; 1994. p.274.
15) Tzamaloukas AH, et al. Adv Perit Dial. 1990; 6: 64-71.
16) Shah H, et al. Perit Dial Int. 2006; 26: 684-7.

（矢花郁子）

I-28. 横隔膜交通症

I-28 横隔膜交通症

・POINT・
- 腎代替療法導入期や PD 導入早期に右胸水として発症することが多い.
- 突然の呼吸困難や胸痛・両側胸水を認める例もあり，心不全との鑑別を要する.
- 保存的治療や外科的治療がある.

- 横隔膜交通症は，腹腔内に貯留した透析液が胸腔内に移動することにより発症し，頻度は PD 患者の約 1.6 ～ 10％である[1, 2].
- 咳嗽・胸痛・呼吸困難感・除水不全などの症状を認める.
- 発症時期は導入 30 日以内が 50％と多いものの，20％は 1 ～ 8 年後にも発症しうる[1].
- 原因は，①横隔膜の先天的な部分欠損や外傷性の欠損，②横隔膜脆弱部位に生じた嚢胞や亀裂の存在，またはそれらの破綻，③大動脈周囲のリンパ管を通じての透析液の移行や腹膜・横隔膜・胸膜を介した透析液の拡散，などが考えられている[2, 3].
- 横隔膜の解剖的な欠損は右側が多いことから，胸水貯留は右側が多く約 90％を占める．左側は心臓や心膜により横隔膜の欠損部が被覆されやすいと考えられるが[1, 2, 4]，両側例の報告もある[1, 5, 6].

診断

- PD 患者の胸水貯留に対して，まず本症を疑うことが重要.

1) 胸水検査

胸水穿刺による糖濃度が血糖値の 2 倍以上であれば診断しうる[7, 8].

Ⅰ章　腹膜透析

2）アイソトープ検査（^{99m}Tc-MAA, ^{99m}TC-HAS, ^{99m}TC-Sn colloid）

放射性同位元素を腹腔内に注入し，胸腔への移動を確認する[9,10]。

3）腹腔内への色素注入（メチレンブルー・インジゴカルミンなど）

メチレンブルー投与による化学的な腹膜炎の報告もあり注意を要する[11]。

4）Multidetector-row CT peritoneography

造影剤 1 mL/kg を透析液 30 mL/kg に混入しテンコフカテーテルより注入し，30 分後に CT を撮影することにより欠損孔の同定を行う方法も報告されている[12]。

▌治療

1）保存的治療
① PD の休止[13,14]。
② 透析液の減量（少量頻回交換）による自然軽快[13,14]。
③ 食塩制限や利尿薬での体液量コントロール[2]。

2）外科的治療
① 胸膜癒着術

自己血，フィブリン糊，テトラサイクリン，OK-432，タルク，triamcinolone acetonide, nocardia rubra cell wall skelton などの胸腔内投与[2]。しかし治療率は約 50％と十分な効果が得られていない[2,5]。さらに，癒着剤の腹腔内逆流による腹膜線維化などの合併症も危惧される[10]。保存的治療抵抗例，交通部位を特定できた症例，若年ないしは腎疾患の予後が期待できるなど癒着療法を回避したい症例において適応を検討すべきである[2]。

② 胸腔鏡下手術

胸腔鏡下手術は開胸手術に比して低侵襲であること以外にも，主な交通部位である横隔膜腱中心のみならず胸腔全体を詳細に観察できることが有利な点である[2]。

200

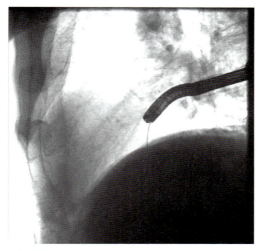

図1 自験例
胸腔鏡にて観察．横隔膜における腹腔内との交通部位を同定．

　胸腔鏡による欠損孔やブレブの縫合・縫縮や，メッシュなどによる被覆が行われている[15,16]．一方，術中に交通部位が確認できない場合の対処法に関しては議論の余地があり，胸膜癒着のみを行う報告や，胸膜焼灼，フィブリン糊散布のほか，病変がはっきりしなくても横隔膜の縫縮を行うとする報告も存在する[17,18]．

■文献
1) Nomoto Y, et al. Am J Nephrol. 1989; 9: 363-7.
2) 坂根理司, 他. 日本呼吸器外科学会誌. 2015; 29: 637-42.
3) 高橋義人, 他. 透析会誌. 1990; 23: 1387.
4) Chow KM, et al. Semin Dial. 2003; 16: 389-94.
5) 棚瀬みやび, 他. 透析会誌. 2009; 42: 729-33.
6) 米地　敦, 他. 日本呼吸器外科学会誌. 2002; 16: 193-8.
7) Benz RL, et al. Am J Kidney Dis. 1985; 5: 136-40.
8) Chow CC, et al. N Z Med J. 1988; 101: 475-7.

I章　腹膜透析

9) 守谷悦男, 他. 臨床核医学. 1987; 20: 69.

10) 椎名隆文, 他. 日臨外会誌. 2006; 67: 2589.

11) Macia M, et al. Clin Nephrol. 1995; 43: 136-7.

12) Kang TW, et al. Abdom Imaging. 2009; 34: 780-2.

13) Townsend R, et al. Arch Int Med. 1982; 142: 1571.

14) Green A, et al. Perit Dial Int. 1990; 10: 271-4.

15) Okada H, et al. Am J Kidney Dis. 1999; 34: 170-2.

16) Tang S, et al. Nephrol Dial Transplant. 2003; 18: 804-8.

17) 宍戸　崇, 他. 透析会誌. 2010; 43: 873-9.

18) 佐野史歩, 他. 日本呼吸器外科学会誌. 2011; 25: 794-9.

（楊井朱音）

I -29. 体液管理：食塩の重要性（利尿薬の使い方も含めて）

I-29 体液管理：食塩の重要性
（利尿薬の使い方も含めて）

● POINT ●
- PD 継続は適切な体液管理の上に成り立ち，体液管理はきわめて重要な位置を占める．
- 体液管理は腹膜機能，残存腎機能，塩分摂取量に左右される．
- PD による除水だけでなく，残存腎機能の活用・保持，そして食塩摂取量の管理が重要である．

I.
腹膜透析

■ PD における体液管理の現状と重要性

　HD および PD 患者の 25％は体液過剰とされるが[1]，特にわが国の PD 患者においては，PD 離脱理由の 55％は体液過剰である[2]．体液過剰で透析導入となることは，生命予後不良を示唆する報告[3] もあり，体液管理が保存期から腎不全期にわたって重要であることがうかがえる．良好な PD の維持には体液管理がきわめて重要であり，溶質除去より優先されることを示唆する報告もある．CANUSA 試験のサブ解析では尿量が生命予後により密接に関連することが報告され[4]，無尿の PD 患者においても溶質除去でなく除水量が生命予後と関連していることが示されている[5]．最近の報告でも残腎機能による尿量こそが透析患者において生命予後を予測するとしている[6]．なお，PD による緩徐な除水は残存腎機能を保持し，残存腎機能は適正体液管理に必要不可欠な因子として相互に影響しあっている．そして残存腎機能低下は体液管理，すなわち PD 継続を困難にして，心血管合併症を生じやすくする．体液過剰に合併した高血圧，左室肥大は PD 患者の予後不良と関連しており[7]，これらへの対策が重要となる．

JCOPY 498-22442

203

Ⅰ章　腹膜透析

体液管理不良の原因と対応

　腹膜透析における体液管理に関連する要因は多数ある（表1）[8].
以下に特に重要と思われる3点について述べる.

1）残存腎機能の低下

　報告における"残腎機能"という表現には大きく分けると尿量
と溶質排泄量の2つの意味がある. もちろん両者は相関するのだ
が, 尿量（例：ultrafiltration：UF）は体液管理を, ろ過量（例：
Kt/V や Ccr）は小分子物質管理に直結する.

表1　腹膜透析の体液管理に関連する要因

身体的状態	患者関連要因
合併症・併存症	ヘルスリテラシー, 学歴
心肺機能	社会支援や医療支援の利用
炎症	塩分制限の遵守
栄養状態	腹膜透析処方の遵守
フレイル	血糖管理の遵守
	血圧, 体重管理の遵守
残腎機能	**透析関連要因**
RAS 阻害薬の使用	テクニカル要因
利尿薬の使用	（カテーテル異常, 漏れなど）
脱水歴	腹膜機能
腎毒性物質の曝露	腹膜透析メニュー
血液透析施行	（APD, 高濃度ブドウ糖液, イコデキ
腹膜炎歴	ストリン）
併発疾患	Na 除去
生体適合性	タンパク除去
透析歴	

APD：automated peritoneal dialysis

（文献8を改変）

Ⅰ-29. 体液管理：食塩の重要性（利尿薬の使い方も含めて）

　残存腎機能低下に伴い血圧管理，左室肥大が悪化し，生命予後とも相関する[7,9]ことから，PD患者の体液管理において残存腎機能が果たす役割の大きさがわかる．また体液過剰は腎臓のうっ血による腎機能の低下に関連する可能性もあり，残腎機能低下と体液過剰の相互的影響が考えられている[10]．残腎機能およびその保持の重要性についてはⅠ-4を参照いただきたい．糸球体ろ過量が低下した腎臓においては，効果的な利尿を達成するためには十分量のループ利尿薬を使用して近位尿細管からの分泌，およびヘンレの上行脚でのナトリウム再吸収阻害を得る必要がある．そのために高用量のフロセミド（その他のループ利尿薬は最大量が不十分である）が使用される．海外の報告ではフロセミド250mg/日の投与が安全に1年以上使用され，体液管理に有効であり[11]，近年でも500mgでの使用報告もある[12]．われわれも平均的日本人（体重50kg前後）でラシックス®1日160〜240mg程度を朝昼に分けて使用し，特に聴覚障害などの弊害は生じていない．なお，サイアザイドはループ利尿薬との併用で効果的である．またPDにおけるスピロノラクトンは，尿量増加という意味合いよりは，カリウム保持または心保護の目的[13]で使用されることが多い．最近ではトルバプタンによる利尿（水利尿）効果と腎保護効果について報告が増えてきている[14]がナトリウム利尿ではない点でその効果については今後の報告が待たれる．

2）腹膜透過性亢進

　腹膜透過性亢進による除水不良は生命予後に影響を与え，残存腎機能喪失後は特に明らかとなる[5]．腹膜透過性が亢進した症例では高濃度ブドウ糖還流液，CCPD，またはイコデキストリンの使用なしでは除水困難，そして結果的に予後不良となる[15]．また残腎機能同様に，体液過剰は炎症などを介して腹膜機能を劣化させる可能性が指摘されており，腹膜機能低下（透過性亢進）と体液過剰の相互的影響が考えられている[16]．Sodium sievingによる塩分貯留を回避するためにイコデキストリンの長時間貯留は比較的頻用され[17]，また研究レベルでは低ナトリウム腹膜透析液が

Ⅰ.
腹膜透析

205

Ⅰ章　腹膜透析

試されている[18]．

3) 食塩摂取過剰

　日本人の塩分摂取量は約10gと世界的にも多いことが知られており，多くは調味料や保存食品から摂取している．透析導入とともに一部食事制限が緩和されるが，食塩制限に関しては保存期から継続して厳格に実行することが勧められる．一般的に腹膜から排泄できる食塩量は夜間APDで1L除水に対して約5g程度と概算される[19]．必然的に残腎機能が廃絶すると塩分排泄が困難となる．しかし，食塩制限と十分な除水が達成されれば，降圧薬を使用せずとも良好な血圧管理が可能となる[20]．透析患者における食塩制限の適正量に関する報告はあまりないが，実現可能性やガイドラインの推奨から，保存期から一貫して1日6g未満（腎不全では3gに近いレベル）が妥当であると思われる．なお食塩除去量を実測したり推測したり[21]して客観的指標を用いること

表2　減塩指導のためのポイント

患者に正しい知識をもってもらい，主体・自律的に減塩できるように説明・教育していく．単なる事実の伝言ではなく，モチベーションの維持が主要なポイントであり，反復して受けたくなる指導を目指す．

→ 患者教育の工夫
　　☆推定塩分摂取量の客観的評価をフィードバック
　　☆加工食品の摂取を極力控えるよう，栄養成分表示を確認するよう指導
　　☆参考となるレシピ・具体例の紹介
　　☆「塩味を欲する」のと「食塩が必要」とは違うことを理解いただく
　　　・塩曝露を減らして，減塩を受け入れ，効果を実感する
　　　・食事を工夫して，塩味感が得られやすいようにする
　　　・食事のおいしさは多因子で決まる．塩味以外の味や環境を工夫する

は有効であると思われる．減塩指導のポイントを表2に示す．食塩制限の確認なしに安易にイコデキストリンや高濃度ブドウ糖などによる技術任せの体液管理は自主的・自律的な腎不全生活を営む上で慎むべきと考える．PD長期継続のための方策を話し合い（negotiated care）ながらPD処方を決定する姿勢が重要である．

■文献
1) Devolder I, et al. Perit Dial Int. 2010; 30: 208-14.
2) Kawaguchi Y, et al. Perit Dial Int. 2003; 23 Suppl 2: S175-7.
3) Rivara MB, et al. Am J Kidney Dis. 2017; 69: 41-50.
4) Bargman JM, et al. J Am Soc Nephrol. 2001; 12: 2158-62.
5) Brown EA, et al. J Am Soc Nephrol. 2003; 14: 2948-57.
6) Lee MJ, et al. Clin J Am Soc Nephrol. 2017; 12: 426-34.
7) Lameire N, et al. Perit Dial Int. 2001; 21: 206-11.
8) Wilkie M. Clin J Am Soc Nephrol. 2016; 11: 155-60
9) Marrón B, et al. Kidney Int Suppl. 2008; 108: S42-51.
10) Tian N, et al. PLoS One. 2016; 11: e0153115.
11) Medcalf JF, et al. Kidney Int. 2001; 59: 1128-33.
12) Lamarche C, et al. Perit Dial Int. 2016; 36: 107-8.
13) Ito Y, et al. J Am Soc Nephrol. 2014; 25: 1094-102.
14) Hiramatsu T, et al. Perit Dial Int. 2015; 35: 552-8.
15) Brimble KS, et al. J Am Soc Nephrol. 2006; 17: 2591-8.
16) Margetts PJ, et al. J Am Soc Nephrol. 2002; 13: 2787-94.
17) Qi H, et al. Perit Dial Int. 2011; 31: 179-88.
18) Rutkowski B, et al. Am J Kidney Dis. 2016; 67: 753-61.
19) Aanen MC, et al. Nephrol Dial Transplant. 2005; 20: 1192-200.
20) Günal AI, et al. Am J Kidney Dis. 2001; 37: 588-93.
21) Kim SM, et al. Asia Pac J Clin Nutr. 2017; 26: 1001-6.

〈河原崎宏雄〉

I章　腹膜透析

I-30 腹膜透析と CKD-MBD

●POINT●

- CKD-MBD は，慢性腎臓病（CKD）に伴う血中カルシウム/リン/副甲状腺ホルモンなどの血中濃度異常，骨代謝の異常，さらには心血管合併症などを含む全身性疾患で，生命予後を悪化させる.
- 食事療法，リン吸着薬，ビタミン D 受容体作動薬，カルシミメティクスなどの薬剤を適切に使用し，血清リン，カルシウム，副甲状腺ホルモン値を目標範囲に管理することが重要である.

慢性腎臓病（chronic kidney disease：CKD）患者は，腎機能が低下するにつれ，カルシウム（calcium：Ca）/リン代謝や骨代謝に異常を呈するようになる．この CKD に伴う骨ミネラル代謝異常は CKD-MBD（CKD-mineral and bone disorder）と呼ばれ，Ca やリンの血中濃度の異常，二次性副甲状腺機能亢進症（secondary hyperparathyroidism：SHPT），腎性骨異栄養症（renal osteodystrophy：ROD）などの骨代謝異常症，さらには心肥大や血管石灰化などの心血管合併症の異常を包括的にとらえた全身性疾患である（図1）[1]．CKD-MBD は，生命予後に関わる合併症であること，多くの治療薬が使用可能で積極的に治療介入できることなどから，腎性貧血と並んで透析合併症治療の中核を担っている．本稿では，腹膜透析（peritoneal dialysis：PD）患者における CKD-MBD について概説する．

▌慢性腎臓病に伴う骨ミネラル代謝異常症（CKD-MBD）

Ca やリンなどのミネラル代謝は，腎臓，骨，消化管，副甲状腺などの諸臓器の緊密なネットワークによって維持されている．なかでも腎臓は骨ミネラル代謝の要である．腎機能が低下する

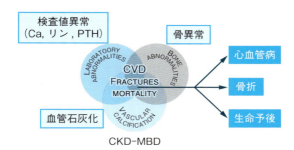

図1　CKD-MBD の概念図

CKD-MBD は，慢性腎臓病（CKD）に伴う骨ミネラル代謝異常で，血液検査（Ca, リン，PTH）の異常，骨病変，血管石灰化を合併し，心血管疾患や，骨折，さらには生命予後に悪影響を及ぼす全身性疾患ととらえられている．この概念は，2006 年に KDIGO によって正式に発表された．
Ca, calcium; CKD-MBD, chronic kidney disease-mineral and bone disorder; CVD, cardiovascular disease; KDIGO, kidney disease improving global outcomes; PTH, parathyroid hormone.
（文献 1 より）

と，この複雑なネットワークが破綻し，それに伴い Ca とリンの代謝バランスが崩れる．血清 Ca とリン値が異常値を示し，副甲状腺機能が亢進し，骨代謝は影響を受ける．そして，心血管系臓器の障害が進行し，ついには生命予後を悪化させることになる．腎機能の低下に伴うこれらのミネラル代謝異常は，CKD-MBD という用語で包括的に捉えられている[1]（図1）.

CKD-MBD の病態は，CKD の初期から徐々に進行する[1]．典型的な経過を時系列に沿って観察すると，腎臓における Klotho の低下とリンの相対的排泄低下が起こり，これらに引き続いて線維芽細胞増殖因子 23（fibroblast growth factor 23: FGF23）の上昇，活性型 vitamin D の低下，PTH の上昇が順次起こり，最終的には低 Ca 血症や高リン血症，さらには骨強度の低下，血管石灰化や心肥大などの心血管系臓器の障害が同時に進行する．CKD-MBD の治療とは，腎機能の低下に伴うこれらの変化を是

正することである．CKD-MBD の治療は保存期から開始すべきであり，保存期の管理次第では PD などの透析療法を開始する時点で，心血管系臓器障害が大いに進行していることもありうる．PD 患者における CKD-MBD 治療は，食事療法，適正な PD 液の処方，そしてさまざまな薬剤の投与によって，血清リン，Ca，PTH 値を管理目標範囲におさめることである．

■ PD における CKD-MBD の治療方針

PD 患者における CKD-MBD の治療は，残存腎機能の維持，Ca バランスとリンバランスの適正化，副甲状腺機能の適正化，骨量と骨回転の適正化，異所性石灰化の予防に大別される．これらをすべて同時に達成できるよう，定期的に測定される血液検査の結果を参考にし，食事療法を見直し，PD 液と薬剤を適切に使うことが肝要である（図 2）．

1）残存腎機能の維持

血圧や体液量を適切に管理するとともに，腎保護効果が期待できる薬剤を用いる．また，腎毒性のある薬剤の使用を極力回避する．そして，残存腎機能の悪化につながる可能性が高い腹膜炎やその他の感染症の発症を予防し，発症した場合には速やかに治療する．

2）Ca バランス

生体における Ca 出納が総じてプラスになると，血管石灰化などの異所性石灰化を促進するため，Ca バランスは重要な治療ターゲットである．最大の問題は，血清 Ca 濃度から Ca バランスを必ずしも予測できないことである．PD 患者の Ca バランスは，腸管で吸収される Ca 量，骨から血液中へ負荷／吸収される Ca 量，PD 液から負荷／除去される Ca 量の総和によって決定される．PD 液の Ca 濃度は，2.5mEq/L と 3.5mEq/L の 2 種類が広く用いられており，2.5mEq/L では Ca バランスはマイナスになり，3.5mEq/L ではプラスバランスになりやすい．このため，ビタミ

I-30. 腹膜透析と CKD-MBD

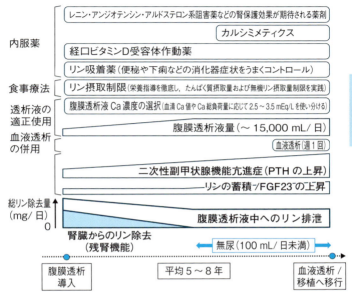

図2 腹膜透析患者における CKD-MBD の治療

残腎機能の低下に伴って，腎臓からのリン排泄量が低下するため，腹膜透析液を増加させる．食事指導を定期的に組み込み，リン摂取制限を徹底するとともに，リン吸着薬を使用して，リンバランスを保つ．二次性副甲状腺機能亢進症の程度に応じて，ビタミン D 受容体作動薬やカルシミメティクスを併用する．また残腎機能を維持するために，血圧管理と腎保護効果がある薬剤を積極的に使用する．
Ca, calcium; CKD-MBD, chronic kidney disease-mineral and bone disorder; FGF23, fibroblast growth factor 23; PTH, parathyroid hormone

ン D 受容体作動薬や Ca 含有リン吸着薬の使用の有無，血清 Ca 濃度に応じて，PD 液の Ca 濃度を使い分ける必要がある．また両者を併用することもある．活性型ビタミン D や Ca 含有リン吸着薬が使用される以前は，Ca の補充として 3.5mEq/L が使用さ

Ⅰ章　腹膜透析

れ，また，カルシミメティクスが上市される以前は，副甲状腺機能を抑制するために 3.5mEq/L の Ca 濃度が使用されていた経緯があるが，シナカルセト塩酸塩が使用可能となった現在，その必要はなくなった．また，3.5mEq/L の PD 液の長期使用は，骨回転を抑止し，無形性骨症ひいては血管石灰化の原因となりうる．このため，PD の継続年数が長くなるにつれて，2.5mEq/L PD 液の使用割合を増やすのが Ca バランスの観点からは望ましい．

3）リン摂取量の制御とリン除去量の確保

　リンバランスは消化管からのリンの吸収量，骨や細胞内からのリンの血中への負荷量，残腎による除去量，そして PD 排液中へのリンの除去量の総和で決定される．Ca バランスと同様，リンバランスも必ずしも血中リン濃度では推し量れないが，高リン血症はプラスバランスを示しているので，血中リン濃度を正常化することを目標とする．

　リンバランスを適正にするためには，リン摂取量を抑えることが最も重要である．たんぱく質 1 g あたり平均 12 〜 15mg のリンを含むため，たんぱく質摂取制限が有効である．ただし，過度のたんぱく質制限は，栄養不良や炎症を引き起こすため，必要に応じてリン吸着薬を使用し，一定のたんぱく質摂取を維持することが望ましい．また，食品ごとにリンの含量が異なるため，どの食品にリンが多いか，また少ないかを知っておくことも重要である．さらに，リン酸ナトリウムに代表される食品保存料や添加物には多くの無機リンが含まれるため，これらを摂取しないよう努める．

　PD 患者におけるリン除去を考える場合，血液透析（hemodialysis: HD）と比較することは PD の特徴を理解するのに役立つ．HD の場合，患者の体格，血流量，ダイアライザーの膜面積，1 回あたりの透析時間，週当たりの透析回数によって透析効率はほぼ決定されるため，透析年数の経過によるリンの除去量に大きな変化は生じない．一方，PD においては，リンの除去は残存腎機能に依存する部分がきわめて大きいため，残腎を通した尿

I-30. 腹膜透析と CKD-MBD

中へのリン排泄量の経年的な低下を補うためには，PD 液の使用量を増加させなくてはならない．腹腔内のスペースには限りがあるため，残腎機能の低下を PD 液の増量で補うことは最終的には困難になり，PD 患者が無尿（100mL/日以下）になった場合，リンバランスはプラスに転じるようになる．CKD–MBD の管理という観点に立てば，すみやかに HD に移行するか HD を週に 1 度併用することが望ましい．

　そのほかのリン管理の方法としては，栄養指導を定期的に組み込んで患者のリン摂取量を調査し，リン摂取制限の具体的かつ効果的な方法についての教育を徹底する．リン吸着薬を使用することは，たんぱく質摂取量を維持しつつリンの消化管からのリン吸収量を制御することを可能にする．

　実際の臨床では，定期的に Kt/V あるいはクレアチニンクリアランスを測定し，リンの総除去能が低下していないかどうかを確認する．残腎機能の低下に応じて PD 液量を増量し，リン除去量を確保する．腹膜の溶質透過性が高い患者では，頻回に PD 液を交換したほうがリン除去量はより増加し，逆に腹膜溶質透過性が低い患者では，PD 液の貯留時間を長くしたほうがリンの除去量が増加する．

4）ビタミン D 受容体作動薬の補充と SHPT の管理

　副甲状腺における PTH の分泌刺激は，低 Ca 血症，高リン血症，活性型 vitamin D の欠乏が主であるため，これらの異常を是正することが重要である．活性型ビタミン D の産生は主に腎臓であるため，PD 患者の血中活性型ビタミン D 濃度は基準値以下に低下している場合が多い．活性型 vitamin D あるいは vitamin D 受容体作動薬を補充することは，低 Ca 血症を是正するとともに，副甲状腺の vitamin D 受容体を介して PTH の分泌を直接抑制する．高い PTH は高回転骨を引き起こすため，活性型ビタミン D やビタミン D 受容体作動薬を補充すれば，骨病変も治療できる場合がある．経口製剤と静注製剤が使用可能であり，HD 患者では，より高度の SHPT に対し静注製剤が用いられるが，PD

I章　腹膜透析

表1 ビタミンD受容体作動薬およびカルシミメティクスが血清CKD-MBDマーカーに及ぼす効果の比較

どちらの薬剤もPTHを低下させる点で共通しているが，他の血清マーカーに対する効果が逆方向である点が重要である．Ca, calcium; CKD-MBD, chronic kidney disease-mineral and bone disorder; FGF23, fibroblast growth factor 23; PTH, parathyroid hormone

治療薬	血清PTH	血清Ca	血清リン	血清FGF23
ビタミンD受容体作動薬	⇩	↑	↑	↑
カルシミメティクス	⇩	⇩	⇩	⇩

患者に週3回静注投与するのは現実的でなく一般的には使用されない．一方で，過剰なvitamin D受容体作動薬の投与は高Ca血症や高リン血症を引き起こすとともに，生体へのCa負荷量を増加させ，リンそのものによる血管石灰化を促進することにもなりかねない．このため，CaとPTHがともに高いような症例では，副甲状腺過形成が高度に進行している可能性が高く，カルシミメティクスの使用が合理的である（表1）．

5）骨強度の維持

　骨強度は骨量と骨質からなり，骨強度を維持することは，骨折を予防する上で重要である．PD患者ではSHPTによる高回転骨の可能性や，長期のCa負荷などによって副甲状腺機能が抑制され，低回転骨になる場合の両方が考えられる．血中アルカリホスファターゼ（alkaline phosphatase：ALP）濃度を参考に骨回転を推測し，患者にとって適切な骨回転が維持できるよう，ビタミンD受容体作動薬やシナカルセト塩酸塩を使用して，PTHの値を適正に管理する．高齢女性の場合には骨粗鬆症を合併していることも多く，後述の骨代謝作動薬が使用される場合がある．

6）異所性石灰化の予防

　異所性石灰化は，骨や歯牙以外の軟部組織にCaとリンからな

214

I-30. 腹膜透析と CKD-MBD

るハイドロキシアパタイトが沈着する病態で，腫瘍状石灰化や血管石灰化が含まれる．なかでも血管石灰化は心血管疾患の進行やイベント発症に関係し，生命予後不良と関係していることが明らかにされている．いったん形成された血管石灰化を治療することは現時点では難しいため，予防することが重要である．血管石灰化は CKD-MBD と密接に関係していることから，CKD-MBD を適切に管理することが血管石灰化の予防につながると考えられる．

■ 日本透析医学会の CKD-MBD ガイドライン（図 3）

2012 年に改訂された日本透析医学会の CKD-MBD ガイドラインでは，血清リン，Ca，PTH の管理目標範囲が設定されており，この順序で達成を優先するよう推奨されている[1]．目標範囲は，血清リン値 3.5 〜 6mg/dL，補正 Ca 値 8.4 〜 10mg/dL で，PTH は intact assay で 60 〜 240pg/mL である．血清リンと Ca 値の組み合わせによって 9 区分に分類され，各区分における有効な治療戦略が示されている（図 3）．すなわち，血清 Ca が高い場合には，ビタミン D 受容体作動薬を減量，Ca 含有リン吸着薬の減量あるいは Ca 非含有リン吸着薬への変更，透析液 Ca 濃度の低下などが選択肢である．血清リン濃度が高い場合には，PD 液の増量，ビタミン D 受容体作動薬の減量，リン吸着薬の増加などがあげられる．PTH が高く，さらに血清 Ca とリン濃度が低くない場合には，カルシミメティクスが良い適応になり，PTH が高く，血清 Ca とリン濃度が高くない場合には，ビタミン D 受容体作動薬が選択される．

骨謝回転の推測には，肝障害がない限り血清 ALP 値を使用し，必要に応じて骨型 ALP や酒石酸抵抗性酸性ホスファターゼ 5b などの骨代謝マーカーの使用が推奨される．血管石灰化の評価には単純 X 線が推奨され，CT や MRI は必要に応じて撮影する．現時点で石灰化を治療する手段はなく，血管石灰化は予防に重点を置くべきである．そのためには，CKD-MBD の適切な管理を徹底することが重要である．

I章 腹膜透析

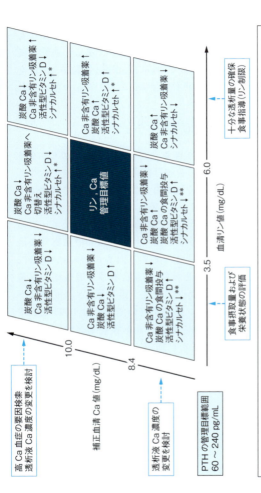

PTHが高値(*)、あるいはPTHが低値(**)の場合、血清Ca、リン濃度調整のためにシナカルセト投与量の調整を検討してもよい。

日本透析医学会のCKD-MBDガイドライン（2012年）

9分割図の真ん中が至適目標範囲である。月に2度の採血結果を参考に、目標範囲から数値が外れた場合に
は、該当する分画に記載されている治療方針に従って処方変更を行う。目標値を達成する優先順位は、血清リ
ン、Ca、PTHの順番である。
Ca, calcium; CKD-MBD, chronic kidney disease-mineral and bone disorder; PTH, parathyroid hormone

図3

Ⅰ-30. 腹膜透析と CKD-MBD

■ PD における CKD-MBD の治療

1）リン吸着薬（表2）

　PD 患者が使用可能なリン吸着薬は，金属含有の有無，含有金属の有無と種類などによって表2のように分けられる．Ca 含有製剤は Ca を負荷することによって血管石灰化を助長する可能性があるため，投与上限量を考慮すべきである．リン吸着薬の作用は，腸管内でリンを吸着することが主作用であるが，セベラマー塩酸塩はリンを吸着する以外に脂質を低下させるなどの多面的効果が報告されている．また，近年上市された鉄含有リン吸着薬は，リンを低下させるとともに鉄を補充し，貧血を改善する効果も期待できる．

　リン吸着薬は，嘔気・嘔吐や便秘など消化器症状の発現率が高

表2　PD 患者で使用可能なリン吸着薬一覧
Ca, calcium; PD, peritoneal dialysis

	炭酸カルシウム	塩酸セベラマー	炭酸ランタン	ビキサロマー	クエン酸第二鉄	スクロオキシ水酸化鉄
商品名	カルタン®タンカル®	フォスブロック®レナジェル®	ホスレノール®	キックリン®	リオナ®	ピートル®
規格	500mg	250mg	250mg,500mg	250mg	250mg	250mg,500mg
最大投与量	2,000mg/日（推奨）	9,000mg/日	2,250mg/日	7,500mg/日	6,000mg/日	3,000mg/日
用法	食直後	食直前	食直後	食直前	食直後	食直前
副作用	高 Ca 血症異所性石灰化	便秘腸閉塞代謝性アシドーシス	悪心，嘔吐便秘蓄積毒性不明	便秘腸閉塞	下痢鉄過剰	下痢鉄過剰
リン吸着効果	中等度	弱い	強い	弱い	中等度	強い
Ca 負荷	あり	なし	なし	なし	なし	なし
付加価値	Ca 補充消化器症状が少ない	脂質低下抗炎症作用		金属負荷なし	鉄補充貧血改善	鉄補充貧血改善

217

I 章　腹膜透析

いため，処方に際して注意を要する．塩酸セベラマーやビキサロマー，炭酸ランタンの使用者の一部では腸管穿孔例も報告されている．リン吸着薬の使用に伴う便秘の管理は，リン吸着薬の効果を最大限に発揮させるうえでも重要である．一方，含鉄リン吸着薬は下痢を引き起こすことが知られている．

2）ビタミン D 受容体作動薬

経口薬は活性型ビタミン D の補充および軽度の SHPT の治療薬として使用される．一方，静注薬は中等度以上の SHPT の治療として用いられる．経口薬も静注薬も，用量が大きくなると，消化管における Ca とリンの吸収量が増加し，高 Ca 血症や高リン血症を引き起こす頻度が増加する（表1）．投与経路と投与頻度の点で，静注製剤は PD 患者では使いにくい．

3）カルシミメティクス

Ca 感受性受容体にアロステリックに作用し，細胞外 Ca 濃度に対する細胞内シグナル伝達の効率を上昇させる薬剤である．Ca 感受性受容体作動薬の存在下では，PTH は擬似的に高 Ca 血症にさらされた状態となり，PTH の合成と分泌が抑制される．進行した SHPT では Ca 感受性受容体の発現が低下しているため，PTH の抑制にはより高い Ca 濃度が必要になる．このような病態に対して Ca 感受性受容体は非常に合理的な薬剤である．高 Ca 血症と高 PTH 血症を合併する患者が最も良い適応である．シナカルセト塩酸塩は血清 PTH だけでなく，血清リン，血清 Ca，血清 FGF23 のすべてを低下させる．現時点で，PD 患者には経口製剤のシナカルセト塩酸塩のみ使用可能で，静注製剤のエテルカルセチドは保険適応がない（表1）．

4）骨代謝作動薬

骨代謝作動薬の使用目的は，骨強度を改善し，骨折を予防することである．ビタミン D 受容体作動薬以外には，ビスホスホネート製剤，抗 RANKL 抗体，1-34 PTH 製剤，ビタミン K 製

Ⅰ-30. 腹膜透析と CKD-MBD

剤，エストロゲン受容体調整薬などがあげられる．これらの薬剤は，PD 患者の骨代謝に影響を与え，骨折リスクを低減することが理論上は期待されている．しかし，これらの薬剤についてのエビデンスは透析患者では不十分である．一般住民でその強力な骨折予防効果が証明されているビスホスホネート製剤および抗RANKL 抗体でさえ，透析期の患者における明確なエビデンスはない．また，多くの薬剤が腎排泄性の薬剤であり，透析患者における適切な使用量についての情報が乏しく，長期使用時の安全性の観点からも，積極的な投与の是非は不明である．

おわりに

PD 患者において CKD-MBD 対策は重要な課題であり，食事指導と適切な薬剤投与で血清リン，Ca，PTH を目標範囲内に管理することが最も大切である．PD 患者では，CKD-MBD に関するエビデンスがまだ少なく，管理目標値や薬剤の投与法など不明な点が多い．今後のエビデンスの集積が待たれる．

■文献

1) KDIGO clinical practice guideline for the diagnosis, evaluation, prevention, and treatment of Chronic Kidney Disease-Mineral and Bone Disorder (CKD-MBD). Kidney Disease: Improving Global Outcomes (KDIGO) CKD-MBD Work Group. Kidney Int Suppl. 2009; (113): S1-130.
2) Yamada S, et al. Bone. 2017; 100: 87-93.
3) 日本透析医学会．透析会誌．2012; 45: 301-56.

（山田俊輔　鶴屋和彦）

Ⅰ章　腹膜透析

I-31 貧血と PD

●POINT●

- 目標 11 ≦ Hb ≦ 13g/dL．Hb ≧ 13g/dL で減量・休薬考慮
  ＊重篤な心疾患がある場合は Hb ≧ 12g/dL で減量・休薬
  考慮
- 鉄欠乏性貧血の合併がないか（TSAT ≦ 20％，フェリチン
  ≦ 100ng/mL）確認する．

　成人の PD 患者の場合，維持すべき目標 Hb 値は 11g/dL 以上
13g/dL 未満とし，複数回の検査（鉄投与中は月 1 回，非投与時
には 3 カ月に 1 回程度）で Hb 値 11g/dL 未満となった時点で腎
性貧血治療を開始することが推奨される[1]．

　PD 患者の ESA 投与方法は，基本的に保存期 CKD 患者に準じ
て考えることが望ましい．その理由として HD では透析中の除
水によって血液濃縮が生ずるのに対し，PD ではこのような機序
の血液濃縮機序は認められず，この点で保存期 CKD 患者の病態
にきわめて近いと考えられるからである．

　併用療法に入った際には，血液濃縮の観点から HD に準じて
考えることが望ましいが，まずは HD で除水をしないですむよ
うに食塩制限と PD での体液管理が基本となる．

　PD 患者および保存期 CKD 患者は HD 患者と異なり投与経路
の確保が困難であり，将来のバスキュラーアクセス作成部位保護
の点からも，鉄補充療法は経口投与を考慮し，消化器症状などで
服用が困難な場合や経口鉄剤で十分な貧血改善が得られないとき
に静注鉄剤投与の対象とすると日本透析医学会の「慢性腎臓病患
者における腎性貧血治療のガイドライン 2015 年度版」で述べら
れている[1]．

　一方で腎不全病態では消化管での鉄の吸収が劣り，経口では消
化器症状の副作用があることやヘプシジン・レベルが高いためへ

220

モグロビン濃度が改善されないことが多く，静脈内投与が鉄貯蔵をより効果的に補充できる（Kidney Disease Improveing Global Outcomes ［KDIGO］2012 ガイドライン）[2] とも述べられている．しかしながら PD 患者のデータは非常に限られており鉄の影響についての懸念は依然として残っている[2]．

PD は HD に比べて腎性貧血に対し，有利といわれてきた．残存腎機能の保持，体外循環による失血が少ないことがあげられる．

CERA（continuous erythropoietin receptor activator）という血中半減期が大幅に延長されたエリスロポエチン製剤が日本でも使用可能になっており，表 1 に，各製剤の使用方法を示す．

残存腎機能低下は小分子クリアランス低下を引き起こし，腎性貧血を悪化させる．われわれの経験では，残存腎機能低下後に HD 移行や HD 併用を必要とする症例の多くは ESA 抵抗性貧血を有している．PD 患者が ESA 抵抗性貧血を呈した場合には，残存腎機能低下を疑う必要がある[3]．

■文献
1）日本透析医学会．慢性腎臓病患者における腎性貧血治療のガイドライン．透析会誌．2016; 49: 89-158.
2）Zeidan A, et al. Perit Dial Int. 2017 1-2; 37: 6-13.
3）Tanaka M, et al. Perit Dial Int. 2011; 31: 598-600.

（坂口隆志　石橋由孝）

エスポー皮下用添付文書 2010 年 07 月 05 日更新
ネスプ添付文書 2010 年 08 月 26 日更新
ミルセラ製剤添付文書 2011 年 04 月 22 日現在

表1 各種 ESA 製剤の用法用量

効能または効果	エスポー、エポジン	ネスプ注射液プラシリンジ	ミルセラ注射液シリンジ
	腎性貧血	腎性貧血	腎性貧血
PD 患者および保存期 CKD 患者	<初回用量> 1回 6,000 IU を週 1 回皮下投与 ※投与開始基準：Cre 2mg/dL 以上かつ Hb値 10g/dL 未満 <維持用量> 1回 6,000 〜 12,000 IU を 2 週に 1 回皮下投与	<初回用量> 2週に 1 回 30μg を皮下または静脈内投与 ※投与開始基準：Hb値 11g/dL 未満（Cre 値の記載なし） <維持用量> 2週に 1 回 30 〜 120μg または 4 週に 1 回 60 〜 180μg を皮下または静脈内投与 ※最高投与量は 1 回 180μg <エリスロポエチンからの切換> 下記の換算式により求めた投与量を用いる（用法および用量は上記維持量と同じ）	<初回用量> 2週に 1 回 25μg を皮下または静脈内投与 ※投与開始基準：Hb値 11g/dL 未満（Cre 値の記載なし） <維持用量> 4週に 1 回 25 〜 250μg を皮下または静脈内投与 <エリスロポエチンからの切換> 1回 100μg または 150μg を 4 週に 1 回皮下または静脈内投与 エリスロポエチン投与量が 4500 IU/週未満⇒100μg、 4500 IU/週以上⇒150μg
HD 患者	<初回用量> 1回 3,000 IU を週 3 回静脈内投与 ※投与開始基準：Hb値 10g/dL 未満 <維持用量> 1回 750 〜 3,000 IU を週 1 〜 3 回静脈内投与	<初回用量> 週1回 20μg を静脈内投与 ※投与開始基準：Hb値 10g/dL 未満（活動性の高い患者は Hb値 11g/dL 未満） <維持用量> 週1回 15 〜 60μg または 2 週に 1 回 30 〜 120μg を静脈内投与（最高投与量は 1 回 180μg） <エリスロポエチンからの切換> 週1回 15 〜 60μg または 2 週に 1 回 30 〜 120μg を静脈内投与（最高投与量は 1 回 180μg） ただし実際には 10μg から使用可能	<初回用量> 2週に 1 回 50μg を静脈内投与 ※投与開始基準：Hb値 10g/dL 未満（活動性の高い患者は Hb値 11g/dL 未満） <維持用量> 4週に 1 回 25 〜 250μg を静脈内投与で Hb を維持できない場合は、半量にして 2 週に 1 回の投与も可能。最高投与量は 1 回 250μg <エリスロポエチンからの切換> 1回 100μg または 150μg を 4 週に 1 回皮下または静脈内投与 ※エリスロポエチン投与量が 4500 IU/週未満⇒100μg 4500 IU/週以上⇒150μg

I-31. 貧血と PD

	エスポー	ネスプ	ミルセラ
対応表 (PD 患者および 保存期 CKD 患者)	6,000 IU/4 週 (8,647/8,759)	30μg/4 週 (7,077)	100μg/4 週 (22,445) ※エリスロポエチンからの切換の場合
	9,000 IU/4 週 (11,995/12,051)	40μg/4 週 (8,922)	
	12,000 IU/4 週 (14,879/14,779)	60μg/4 週 (12,675)	
	12,000 IU/2 週 (29,758/29,558)*	120μg/4 週 (22,503)	150μg/4 週 (31,600)
		180μg/4 週 (31,841)	200μg/4 週 (42,081)
		120μg/2 週 (45,106)	250μg/4 週 (48,625)
		180μg/2 週 (63,682)	
対応表 (HD 患者)	750 IU × 3/週 × 4 (9,276/10,380)	15μg/週 × 4 (15,640)	100μg/4 週 (22,445)
	1,500IU × 3/週 × 4 (15,444/16,704)	20μg/週 × 4 (19,972)	150μg/4 週 (31,600)
	3,000 IU × 3/週 × 4 (26,916/30,480)	40μg/週 × 4 (35,688)	
		60μg/週 × 4 (50,700)	250μg/4 週 (48,625)
		120μg/週 × 4 (90,012)	250μg/2 週 (97,250)
		180μg/週 × 4 (127,364)	

当初エスポーからネスプへ切換には 200:1 換算が推奨されていたが，最近の知見では，300:1 とする報告もある．したがって，Hb 改善を目指す場合は 200:1，Hb 維持が目標の場合は 300:1 で切換えることを考慮する．
（ ）内は月当たりの薬価を表す（エスポー／エポジン）2012 年 4 月 1 日現在．
表は，エスポー，エポジンを基本として，ネスプやミルセラへの切換方法を基に作成したものである．ネスプとミルセラの換算については国内ではデータがない．
* 24,000IU もあるが自己血貯血適用のため 12,000 × 2 とした

Ⅰ章　腹膜透析

I-32 脂質代謝異常と PD

● POINT ●

- LDL コレステロール・中性脂肪は高く，HDL コレステロールは低い傾向がある.
- 治療目標は LDL < 100mg/dL，TG < 500mg/dL とする.
- 高 LDL 血症に対しては HMG-CoA 還元酵素阻害薬（スタチン系），あるいはスタチンと小腸コレステロールトランスポーター阻害薬の併用が推奨される.
- 高 TG 血症に対してはニコチン酸・EPA 製剤が推奨される.

　PD 患者は HD 患者よりも脂質異常症を高率に認められる[1].
総リポプロテイン・低密度リポプロテイン（LDL）コレステロール・アポリポプロテイン B・中性脂肪が高値で，高密度リポプロテイン（HDL）コレステロールが低値となるが[1]，その機序は透析液によるブドウ糖の吸収や PD による蛋白ロスによるものと推定されている[2].

　スタチンを中心とした脂質低下療法の心血管疾患（CVD）抑制効果について，CKD 患者を対象に多くの検討が行われ，有効性が報告されている[3]. 日本で行われた MEGA 試験でも，非 CKD 患者よりも CKD 患者においてスタチンの CVD 抑制効果が明白であった[4]. さらに透析患者を含む中等度から高度の CKD 患者を対象とした SHARP 試験では，スタチンとエゼチミブ投与により CVD 発症の有意な抑制効果が認められた[5].

　一方，透析患者に限定したスタチンの CVD 抑制効果については，有意な効果は認められていない[5~7]. 4D 試験では，心血管死亡，非致死的心筋梗塞，脳卒中の複合一次エンドポイントのリスクは 8% 低下したが，有意ではなく，さらに致命的な脳卒中（fatal stroke）に限ると，むしろプラセボ群よりアトルバスタチ

224

I-32. 脂質代謝異常と PD

ン群で有意にリスクが上昇していた[6].

　以上より十分なエビデンスは確立されていないものの,CVD のリスク因子に CKD そのものが含まれているという点や,冒頭に述べたように PD 患者では脂質異常症の有病率が高い点からも,PD 患者に対し脂質代謝異常症を治療することは重要と考えられる[8].

　CKD stage 5D 患者の脂質異常症に関するガイドラインは NKF(KDOQI)[8] と ISPD[9] が有名であるが,いずれも保存期患者と異なり脂質降下剤の有用性を示すエビデンスは不十分としており,現時点では保存期 CKD 患者と同じ基準による治療を推奨している.

診断

　一般的な脂質代謝異常症の診断基準は LDL > 140mg/dL,HDL < 40mg/dL,TG > 150mg/dL であり,心血管イベントのリスクがない場合は LDL < 130mg/dL を治療目標とし,リスクを有する場合は< 100mg/dL とされている[10].PD 患者は LDL < 100mg/dL に管理することが推奨されている[8,9].

治療

　減量,栄養指導,適正な血糖コントロールを行っても目標が達成できない場合の第一選択はスタチンである.最近では LDL コレステロールを減らすだけでなく,プラークの安定化作用も注目されている.代表的副作用に横紋筋融解症があり,外来では筋肉痛,CK 上昇に注意が必要である.CK が正常範囲上限の 10 倍以上になった場合には中止する.また肝機能障害を認める場合もスタチンは投与すべきでない.その他,スタチンの血中濃度を上げる併用薬(Ca 拮抗薬,ワーファリン®,ネオーラル®,抗菌薬など)に注意する.

　スタチンを最大用量投与してもコントロール不良の場合は,小腸コレステロールトランスポーター阻害薬の併用を考慮する.小腸コレステロールトランスポーターに作用することにより,小腸

Ⅰ章　腹膜透析

からのコレステロール吸収を選択的かつ強力に阻害する薬剤で，スタチンと異なる新しい作用メカニズムを有する．透析患者を含む CKD 患者にエゼチミブ 10mg/日（＋シンバスタチン 20mg/日）を使用し，LDL コレステロールを 21％減少させ，かつ 6 カ月間安全に使用できた[11]．

　TG ＞ 500mg/dL の場合，スタチンでは低下作用が弱いため，ニコチン酸か EPA 製剤を処方する．フィブラート単剤，スタチンとフィブラート併用，スタチンとニコチン酸の併用は CKD stage 5D の患者においてエビデンスがなく，推奨されない．なお，ニコチン酸に関して透析患者への投与方法を明確に示した文献はない．しかし，250mg で HDL コレステロールの上昇作用，375mg で血清リン値低下作用が認められたという学会報告もあるが，消化器症状や血小板減少の副作用報告も多く，常用量投与には注意が必要と考えられる．

＜実際の処方（順不同）＞

＜スタチン＞
　リピトール®（10）1T　1×　→40mg まで増量可
　クレストール®（2.5）1T　1×→ 20mg まで増量可
　メバロチン®（10）1T　1×　→20mg まで増量可
　リポバス®（5）1T　1×　　→20mg まで増量可
　リバロ®（1）1T　1×　　→　4mg まで増量可
＜ニコチン酸＞
　ペリシット®（250）3T　3×
＜ EPA 製剤＞
　エパデール®（300）3Cp　3×→ 1,800mg まで増量可
＜小腸コレステロールトランスポーター阻害薬＞
　ゼチーア®（10）1T　1×

（文献 12 より）

I-32. 脂質代謝異常とPD

当院では…

基本的に LDL > 100mg/dL に対しスタチン.
TG > 500mg/dL に対し EPA 製剤を処方している.

■ 展望

　透析患者における脂質低下療法のエビデンス蓄積のみならず,
PD における分子レベルの特徴も加味した基礎研究および臨床研究の構築が望まれる.

■文献

1）Tsimohodimos V, et al. Dyslipidemia in chronic kidney disease: an approach to pathogenesis and treatment. Am J Nephrol. 2008; 28: 958-73.

2）Piraino B. In: Ronco C, et al, editors. Peritoneal dialysis-from basic concepts to clinical excellence. Basel, Karger: Contrib Nephrol: 2009. p.102-9.

3）Strippoli GF, et al. Effects of statins in patients with chronic kidney disease: meta-analysis and meta-regression of randomized controlled trials. BMJ. 2008; 336: 645-51.

4）Nakamura H, et al. Pravastatin and cardiovascular risk in moderate chronic kidney disease. Atherosclerosis. 2009; 206: 512-7.

5）Bagient C, et al. The effects of lowring LDL cholesterol with simvastatin plus ezetimibe in patients with chronic kidney disease（Study of Heart and Renal Protection）: a randomized placebo-controlled trial. Lancet. 2011; 377: 2181-92.

6）Wanner C, et al. Atorvastatin in patients with type 2 diabetes mellitus undergoing hemodialysis. N Engl J Med. 2005; 353: 238-48.

7）Fellstrom BC, et al. Rosuvastatin and cardiovasucular events in patients undergoing hemodialysis. N Engl J Med. 2009; 360: 1395-407.

8）NKF KDOQI GUIDELINES for Managing Dyslipidemias in Chronic Kidney Disease.

9）International Society for Peritoneal Dialysis. ISPD Guidelines: Recommendations for the treatment of Lipid Disorders in patient on

Ⅰ章　腹膜透析

Peritoneal Dialysis.

10) National Cholesterol Education Program (NCEP) Expert Panel on Detection, Evaluation, and Treatment of High Blood Cholesterol in Adults (Adult Treatment Panel III). Therd Report of the National Cholesterol Education Program (NCEP) Expert Panel on Detection, Evaluation, and Treatment of High Blood Cholesterol in Adults (Adult Treatment Panel III) final report. Circulation. 2002; 106: 3143-421.

11) Landray M, et al. The Second United Kingdom Heart and Renal Protection (UK-HARP-II) Study: A Randomized Controlled Study of the Biochemical Safety and Efficacy of Adding Ezetimibe to Simvastatin as Initial Therapy Among Patients With CKD: Am J Kidney Dis. 2006; 47: 385-95.

12) 平田純生. 透析患者への投薬ガイドブック. 東京: じほう; 2009.

（楊井朱音）

I-33. 糖尿病と PD

I-33 糖尿病と PD

● POINT ●
- 非糖尿病患者に比べて糖尿病患者は体液管理不良を起こしやすいために，保存期からの十分な食塩制限指導が重要である．
- 透析液からの持続的なブドウ糖吸収のため血糖は安定しやすくなるが，カロリー負荷に注意する必要がある．

　現在わが国において，新規透析導入患者のうち 44％ 前後の患者が糖尿病由来である．HD と同様に PD においても大多数が糖尿病を合併している．透析患者の大多数を占める糖尿病患者を診療するにあたり PD の適応や体液管理と血糖管理について十分に理解する必要がある．

■ 糖尿病患者に対する PD の適応（身体面）

　糖尿病合併の有無に関わらず一般的な PD の適応に加えて，糖尿病患者でしばしば遭遇する以下の状況（表 1）では PD が良い適応と考えられる．糖尿病患者では心合併症が多いため高度の心機能低下や動静脈の荒廃を認めることが多い．このためバスキュラーアクセス（VA）の作成自体が困難な場合やスティール症候群などの VA トラブルを認める時には VA を必要としない PD は良い適応になる．また，重度の心機能低下や HD 中低血圧により体外循環自体が困難な場合もよい適応になる．活動性の糖尿病性網膜症を伴う患者では，眼底出血で抗凝固薬の使用が難しい時や，HD 中の急激な浸透圧の変化が眼圧に与える影響を考慮して PD を選択しやすい．インスリン依存性糖尿病（1 型糖尿病など）で血糖値の乱高下を認める場合も PD 液中のブドウ糖をバッファーとした血糖の安定化を目的として PD が選択されうる．

229

I章 腹膜透析

表1 糖尿病患者におけるPDの適応

糖尿病患者に良く認める状況	PDが好適応の理由
重症心不全,透析中低血圧	体外循環が困難(透析困難症)
動静脈の荒廃,VAトラブル	バスキュラーアクセス困難
糖尿病網膜症による眼底出血	抗凝固薬の使用が困難
糖尿病網膜症による眼圧上昇	HD中の急激な浸透圧の変化を避けたい
インスリン依存による血糖の乱高下	頻回な重度の低血糖を避けたい

血糖コントロール

- 総投与エネルギーは標準体重当たり 30 〜 35 kcal/kg/日を目安にする[1].
- 表2に示す通り,腹膜からのブドウ糖吸収エネルギー量は,使用透析液濃度,総使用液量,貯留時間,腹膜機能などの影響を受ける[2].総エネルギー量から腹膜吸収エネルギー量を減じて栄養指導を行う必要がある.
- 血液透析患者と同様にPD患者も赤血球の寿命の短縮やESA製剤の影響でHbA1cは血糖コントロールの指標として適しているとは言えない.しかしPD患者は透析液中へのアルブミンの漏出のためグリコアルブミン(GA)も低値となる[3].一方,PD患者の検討においてGAの方がHbA1cより血糖をより良く反映するとの報告もある[4].しかし,PD患者にGAを

表2 PD液による腹膜からのブドウ糖吸収量

2Lで4時間貯留時	腹膜からのブドウ糖吸収
1.5%ブドウ糖濃度液	約70kcal
2.5%ブドウ糖濃度液	約12kcal
4.25%ブドウ糖濃度液	約220kcal

I-33. 糖尿病と PD

測定して血糖管理を行う有用性については今後の検討が必要である. PD 患者における血糖管理目標は明示されていないが, 日本透析医学会からの血液透析患者の糖尿病治療ガイド 2012[5] での治療目標である随時血糖（透析前血糖）180 〜 200mg/dL, GA 20% 未満を参考にできる. また, 2015 年の ISPD ガイドラインでは糖尿病合併 PD 患者の HbA1c 7% 前後を目標にし, 高齢患者は 8.5% 以下を目標にすべきとある[6].

体液コントロール

糖尿病患者は非糖尿病患者と比べて PD 導入時期に体液量過剰になっていることが多い[7]. 体液量過剰状態は PD 継続期間の短縮[8] のみならず残腎機能の低下を早める[9] ことも報告されている. また体液過剰状態では除水能の低下もしばしば経験される. そのため, CKD 保存期からの十分な塩分制限指導（6g/日以下）が最も大事な介入になり, 受容段階に応じた行動療法が有効と思われる. 尿量低下時（残存腎機能からの尿量 100mL につき推定塩分排泄量は 0.5g）には利尿薬を使用して（フロセミド 〜 240mg/日）塩分排泄量を増加させることも考慮する. 体液コントロールが困難な場合にはイコデキストリンが有用であるが, 腹膜劣化予防の観点からも使用は最小限にとどめることが望ましい.

PD 関連腹膜炎, カテーテル関連感染症

非糖尿病患者に比べて糖尿病患者では腹膜炎を含めたカテーテル関連感染症の感染リスクが高いことが報告されているが[10], 最近の報告では糖尿病の有無での感染リスクに変わりないとの報告も多い[11]. 糖尿病患者で感染リスクが高い傾向にあるのは PD と HD のモダリティー選択によるものではなく, PD 導入に消極的になる理由にはならない. いずれにしても出口部カテーテルケアとバッグ交換手技の清潔操作の確認を十分に行う必要がある.

I章　腹膜透析

糖尿病合併 PD 患者におけるイコデキストリンの有用性と注意点

- イコデキストリンの使用による糖負荷の軽減で HbA1c 低下と脂質代謝異常の改善が報告されており[12]，2015 ISPD ガイドラインでは糖尿病合併 PD 患者に対して，よりよい血糖コントロールのために 1 日 1 回のイコデキストリン長時間貯留が推奨されている[6]．

- 一方で，イコデキストリン使用時にはブドウ糖負荷がないため，血糖コントロールが不安定な状況でのインスリンの使用により遷延性低血糖を認めることがある．イコデキストリン代謝物のマルトースにより血糖測定器が干渉を受け，血糖値が実際よりも高い値を示すことがあり，低血糖症を見逃す可能性があるために注意が必要である[13]．

■文献
1) 日本透析医学会．腹膜透析ガイドライン．透析会誌．2009; 42: 285-315.
2) 中尾俊之，他．腹膜透析 1999; 98: 196-8.
3) 岡田知也，他．透析会誌．2005; 38: 31-9.
4) Freedman BI, et al. Perit Dial Int. 2010; 30: 72-9.
5) 日本透析学会．血液透析患者の糖尿病治療ガイド 2012．透析会誌．2013; 46: 311-57.
6) Wang AY, et al. ISPD Cardiovascular and metabolic Guidelines in Adult Peritoneal Dialysis Patients Part I - Assessment and management of Various Cardiovascular Risk Factors. Perit Dial Int. 2015; 35: 379-87.
7) Ronco C, et al. Nephrol Dial Transplant. 2015; 30: 849-58.
8) Takatori Y, et al. Clin J Am Soc Nephrol. 2011; 6: 1337-44.
9) Rhee H, et al. Clin Exp Nephrol. 2016; 20: 778-86.
10) Oo TN, et al. Am J Kidney Dis. 2005; 45: 372-80.
11) Johnson DW, et al. Lancet Infect Dis. 2014; 14: 23-30.
12) Li PK, et al. J Am Soc Nephrol. 2013; 24: 1889-900.
13) Khouli MM. J Emerg Med. 2013; 44: e191-3.

（江里口雅裕）

I-34. 心疾患と PD

I-34 心疾患と PD

・POINT・
● PD 患者において良好な体液管理維持のため残腎機能保持は非常に重要である.
● 適正な体重, 体液管理に関して体組成計（Inbody® など）が有用となる可能性がある.

　PD 患者を含めた透析患者においての死亡原因としては心不全が最も多く, 心不全を合併した透析導入患者の5年生存率は12.5％と非常に予後不良である[1,2]. さらに透析導入時の原因が心不全（体液管理不良/高血圧）であった場合に, その他の原因（腎機能低下, 尿毒症症状, その他/不明など）による透析導入と比べて予後が悪いことが報告されている[3]. したがって CKD の早い stage からの心不全管理が PD 患者の予後を左右すると言っても過言ではない.

PD 患者の心不全の原因

1）虚血性心疾患（ischemic heart disease：IHD）

　透析患者の心不全の原因として IHD が最も多く, 無症候性の頻度が高い. 検査としては冠動脈造影検査が gold standard となる. 冠動脈 CT や心筋シンチグラムなども有用である. 造影剤使用による残腎機能低下への影響が懸念されるが造影剤 100mL 程度であれば, 対照群と比較して残腎機能低下は認めなかったとする報告がある[4,5]. 尿量＜1,000mL での検討がなく今後の報告が待たれるところである. MRI に使用されるガドリニウム造影剤は CKD, 透析患者に対して腎性全身性線維症を高率に合併するため禁忌である. 透析導入期に高率に IHD 合併を認め[6], 剖検例において CKD の stage が進行するにつれて冠動脈の石灰化が進行していたことが明らかとなっている[7]. 維持透析期はもちろ

Ⅰ章　腹膜透析

んであるが，透析導入期の虚血性心疾患のスクリーニングは必須である．治療としては冠動脈インターベンション（percutaneous coronary intervention：PCI），冠動脈バイパス術（coronary artery bypass graft：CABG）の 2 通りある．透析患者においては石灰化・多枝病変を有する IHD 患者の割合が高く，PCI vs CABG の長期予後が同等であるという報告が本邦ではみられる[8]，ただし PCI に比べると CABG に優越性が高いという報告が多い[9]．

2）左室肥大（left ventricular hypertrophy：LVH）

CKD，透析患者において体液管理不良，長期的な血圧管理不良，神経体液性因子の曝露により LVH を合併する．LVH は PD 患者を含めた透析患者において心血管病（cardio-vascular disease：CVD）に対して独立した危険因子であることが明らかである[10]．透析患者のみならず非透析患者においても高 P（リン）血症が LVH と関連するという報告があり[11]，FGF23 上昇による直接的な LVH 誘導が関与している可能性がある[12]．維持透析期だけでなく保存期からの P 管理は予後を左右する重要な因子である．透析導入期に加え半年～ 1 年に 1 度は心臓超音波検査（urtrasonic cardio graphy：UCG）で LVH を評価し，体液管理是正，高血圧，貧血，慢性炎症，低栄養など LVH に関わる因子の検討・介入を行うべきである．

3）弁膜症

透析患者の大動脈弁狭窄症（aortic stenosis：AS）の特徴として非透析患者に比べると若年，重症化（進行が早い）しやすい．さらに，AS の発症率は 1.5 ～ 8%/年，弁口面積狭窄速度は 0.23cm^2/年と急速に低下し，早期診断・早期介入が重要となる[13]．また透析導入期は残腎機能の恩恵により HD 患者に比べると PD 患者では弁膜症の石灰化進行が緩やかであると言われている[14]．弁膜症の診断には UCG が有効であり弁口面積の直接計測，ドップラーを用いて圧較差を評価する．AS において弁口面積＜ 0.6cm^2，平均大動脈-左室圧較差＞ 60mmHg，大動脈弁通過

I-34. 心疾患と PD

血流速度 ＞ 5.0m/sec であれば無症状でも大動脈弁置換術（aortic valve replacement：AVR）が推奨される[15]．機械弁手術後のワーファリン®投与の目標 PT-INR に関しては明確な設定値は定められていないが，出血リスクを考慮して循環器学会のガイドラインの提示する PT-INR：2 〜 3 より低めが望ましいと思われる．近年，高齢者の AS に対して経カテーテル大動脈弁置換術（transcatheter aortic valve implantation：TAVI）が良好な成績を認める．石灰化が強く AVR 困難な症例に対しては TAVI が有用である可能性があるが，透析患者に対しての保険適応がない．したがって 2018 年，現在では AVR 困難であればバルーン大動脈形成術（balloon aortic valvuloplasty：BAV）が適応となるであろう．

4）心房細動

HD 患者に比較すると PD 患者では心房細動の頻度は少ないと言われている．HD 患者の心房細動に関しては後ろ向きコホート研究ではあるが，HD 導入期にワルファリン内服により脳出血，脳梗塞のイベントいずれも増加しており，特に PT-INR ＞ 2 の群においてリスクが増加していた[16]．その後のメタ解析では透析患者においては非透析患者に比べるとワルファリンによる利益が得られず，出血リスク増大することが報告されている[17]．これらを踏まえて透析学会では心房細動合併の透析患者に対するワルファリン投与は控えるべきとしている．ただし心原性脳塞栓の既往，CHADS 2score 高値などのハイリスク症例に関してはワルファリン継続投与が必要な場合は PT-INR ＜ 2 を目標にコントロールする．一方，中国においての観察研究では腹膜透析患者に対するワルファリン投与は脳梗塞発症抑制し，出血リスク増加はみられなかった[18]．今後，本邦において心房細動合併の腹膜透析患者に対する抗凝固療法の有益性を検証する必要である．

I章　腹膜透析

■ PD 患者の心不全，体液量の評価

1）身体所見
　呼吸苦，酸素下低下などを認める場合の心不全の診断は容易である．体重変動，下腿に浮腫を認める場合，甲状腺機能低下，ネフローゼ症候群などを除けば，体液過剰であることを示す．浮腫の軽減・消失を目指す必要がある．

2）胸部 X 線検査の心胸比（cardio thoracic ratio: CTR）
　血液透析患者において CTR50％ をカットオフとした場合に CTR ＞ 50％ では生命予後不良であったとする報告があるが[19]，PD 患者において CTR と生命予後との関連を検討した報告はない．循環血漿量減少，低血圧などを回避すれば PD 患者においても CTR は小さい方が望ましい可能性がある．

3）心臓超音波検査（urtrasonic cardio graphy: UCG）
　UCG 行うことで収縮能，拡張能，弁膜症のみならず TR（tricuspid regurgitation），PR（pulmonary regurgitaion），下大静脈径（inferior vena cava: IVC），estimated-LVEDP（left ventricular end-diastlic pressure），CVP（central venous pressure）などを計測することで体液管理を行うことが可能である．IVC 10 ～ 20mm で 50％ 以上の呼吸性変動があること，TR ＜ 30mmHg，estimated-LVEDP 4 ～ 12mmHg，CVP 4 ～ 8mmHg などが良好な指標となる．

4）体液組成計（Inbody®）
　心不全，腎不全管理において適正な体液管理が重要であることは自明の理である．近年，体液管理の評価に生体電気インピーダンス法（bioelectrical impedance analysis: BIA）を用いて体液量のみならず筋肉量，体脂肪まで評価できるようになってきた．Inbody にて PD 患者の体液量と残腎機能を評価したところ体液過剰群での早期の残腎機能消失を認めている[20]．以前はやや

236

I-34. 心疾患と PD

volume overload な体液状態が残腎機能保持に寄与するという説がみられた．正確な体液量を評価できるようになり今後は PD 患者でも HD 患者においての dry weight があるように理想体重を指標に体液管理することで，種々のアウトカム向上につながる可能性がある．

PD 患者の心不全の治療

心不全の治療として上記に述べたような原疾患の管理を行うことを前提として食事による Na 制限，血圧・血糖・脂質管理，禁煙指導などが必要となる．薬物治療に関しては RAS 系阻害薬，βblocker が必要となるが，PD 患者に限定したそれぞれの薬物に対する大規模臨床試験がなく今後のエビデンスの集積が必要である．

1）体液・血圧管理 （I-29 参照）

有効循環血漿量低下による血圧低下は残腎機能保持の観点からは望ましくないが，体液過剰状態も残腎機能に悪影響を与える．Inbody などを参考にして極力 euvolemic な体液状態を維持するように心がける必要がある．RAS 系阻害薬が第一選択となるが IHD 合併時（心機能低下あり）は積極的に βblocker 併用が望ましい．

2）貧血管理 （I-31 参照）

貧血が心不全悪化につながることがあるため体液管理を是正した上で Hb ＞ 11 を目標に赤血球造血刺激因子製剤（erytropoiesis stimulating agent: ESA）を投与，調節する．

3）脂質管理 （I-32 参照）

PD 患者での LDL-C ＜ 100 が目標である．HD 患者においての大規模臨床試験ではスタチン製剤の有益性は否定されているが，PD 患者に対しての検討は少ない．近年，心血管系への有益性のみならずスタチンによる抗炎症作用，抗結核作用など多面的な効果が多数報告されている．横紋筋融解症などに対しての忍容

Ⅰ章　腹膜透析

性があれば，糖尿病の有無，LDL-C 高値などを指標にしてスタチンを投与検討してもいいかと思われる．

4) 血糖管理 （Ⅰ-33 参照）

PD 液により血糖悪化することがある．さらに血糖悪化により体液管理を引き起こすことがあるため，インスリン投与なども検討する必要がある．

5) 禁煙

喫煙は PD 患者においても末梢動脈疾患 PAD（periferal arterial disease）含めた CVD のリスクであり禁煙は必須である．

■文献
1) Nakai S, et al. Ther Apher Dial. 2008; 12: 428-56.
2) Banerjee D, et al. Clin J Am Soc Nephrol. 2007; 2: 1186-90.
3) Rivara MB, et al. Am J Kidney Dis. 2017; 69: 41-50.
4) Moranne O, et al. Nephrol Dial Transplant. 2006; 21: 1040-5.
5) Ditrich E, et al. Nephrol Dial Transplant. 2006; 21: 1334-9.
6) Wang AY, et al. Am J Kidney Dis. 2011; 57: 760-72.
7) Nakano T, et al. Am J Kidney Dis. 2010; 55: 21-30.
8) Aoki J, et al. Circ J. 2003; 67: 617-21.
9) Herzog CA, et al. Circulation. 2002; 106: 2207-11.
10) Silaruks S, et al. Perit Dial Int. 2000; 20: 461-6.
11) Negishi K, et al. Circ J. 2010; 74: 2734-40.
12) Steven G, et al. J Am Soc Nephrol. 2006; 17: S255-61.
13) Urena P, et al. Nephrologie. 1999; 20: 217-25.
14) Rroji M, et al. Int Urol Nephrol. 2014; 46: 175-82.
15) 日本循環器学会，他．弁膜疾患の非薬物治療に関するガイドライン（2012 年改訂版）．2012.
16) Chan KE, et al. J Am Soc Nephrol. 2009; 20: 2223-33.
17) Shah M, et al. Circulation. 2014; 129: 1196-203.
18) Chan PH, et al. Europace. 2016; 18: 665-71.
19) Yotsueda R, et al. Am J Kidney Dis. 2017; 70: 84-92.
20) Harin R, et al. Clin Exp Nephrol. 2016; 20: 778-86.

（原田健司　金井英俊）

I-35. 腹部手術既往歴と PD

I-35 腹部手術既往歴と PD

•POINT•

- 腹部手術例，維持 PD 例の開腹手術後も原則として PD は可能.
- 小骨盤内の癒着のリスクを有する例は PD 手術に観察し要すれば癒着剥離を行う.

腹部手術の既往例への PD 導入

1) 導入の是非

腹部手術の既往自体は PD 施行に支障をきたさず合併症の出現率や PD の離脱率も変わらないことが多数報告[1~4] されており禁忌に該当しない.

2) PD カテ挿入術前の注意点

腹壁瘢痕ヘルニアや鼠径ヘルニアの有無を手術創とあわせて確認する. 手術記録も事前に入手し確認できると理想的である. さらに腹部～骨盤部 CT で腹腔内疾患のスクリーニングを行うとともに癒着の程度や腹腔内容積を推測することがのぞましい.

3) 周術期のポイント

非開腹例と比べ癒着剥離術を要しやすい. 非開腹例 3.3％に対し，開腹例で 31.8％であったことが報告されている[3]. このため腹腔鏡の併用や大きな視野の確保が望ましい. 手術歴のない症例に比べカテーテル挿入時間は長くなるが，既存の手術創の大きさ自体が癒着率に差がないことも報告されている[5].

Ⅰ章　腹膜透析

4）術後のポイント

　腹部手術歴のある患者が PD 液のリークや腹満感を減らすために 1L 程度からの少ない貯留液から開始し，時間をかけて導入するとよい.

■ PD 患者の腹部手術

1）PD 継続の是非

　維持 PD 例に腹腔内臓器合併症を指摘され，開腹手術が必要となった場合には PD 液リークや創傷治癒遅延を惹起する可能性に加え，腹膜効率の低下や腹膜炎の合併する可能性も危惧される[6].しかしながら，胃癌を合併した PD 例で開腹下に胃全摘術を施行し PD 継続が可能である[7]. 子宮癌例[8]，膀胱全摘し両側尿管皮膚瘻を持つ 90 歳例の膀胱癌例[9] など最近でも報告例は続くが，肥満の維持 PD 例に対し減量手術を施行してその後も PD 継続した報告例もみられている[10].

2）術前の注意点

　尿毒症に伴う出血傾向や創傷治癒遅延を避けるため，十分な透析と栄養管理を必要とする. Kleimpter らは開腹手術前 48 ～ 72 時間に 3 ～ 4 時間ごとの PD 液交換によって直前までの PD 管理が可能であると報告している[6].

3）周術期～術後のポイント

　栄養管理や透析管理に加え，感染回避に必要な十分な広域抗菌薬を用いる. 一方でリークを回避し創傷治癒にも注意を要す. ヘルニア根治術では 1 ～ 3 日の休止後に PD を再開する報告例[6] もあるが，大手術例では数週程度の HD 移行で対応することが望ましい.

■文献

1) 久保　仁, 他. 臨床透析. 1993; 9: 1281-5.
2) 窪田　実, 他. 透析会誌. 1993; 26: 1415-8.
3) Crabtree JH, et al. Am Surg. 2009; 75: 140-7.
4) Keshvari A, et al. Perit Dial Int. 2010; 30: 41-5.
5) Chen SY, et al. Perit Dial Int. 2007; 27: 557-9.
6) Kleimpter MA, et al. Adv Perit Dial. 2006; 33: 119-23.
7) Shimizu H, et al. Perit Dial Int. 2006; 26: 509-10.
8) Akimoto T, et al. Clin Med Insights Case Rep. 2017; 16: 1-6.
9) 齋藤誉子, 他. 腎と透析 81: 別冊腹膜透析. 2016; 232-3.
10) Imam TH, et al. Perit Dial Int. 2013; 33: 710-1.

（清水英樹）

Ⅰ章　腹膜透析

I-36 多発性囊胞腎と PD

●POINT●

- 多発性囊胞腎（autosomal dominant polycystic kidney disease：ADPKD）は PD 選択における禁忌とはならない.
- ADPKD 患者が PD を選択した場合，非 ADPKD 患者と比較した治療継続率や生存率，透析効率や腹膜炎（グラム陰性桿菌を含む）のリスクはほぼ同等であると報告されている.
- 腹腔内圧上昇による透析液のリークやヘルニアには注意が必要であり，透析液の注液量や CAPD/APD の選択についても，患者本人の腹満といった自覚症状を勘案して個別化した判断を行う必要がある.

　ADPKD は 3,000 〜 8,000 人に 1 例程度の常染色体優性疾患であり，進行性の腎囊胞増大から腎機能低下をきたす[1]. 60 歳までに約半数が末期腎不全に至るとされ，本邦における透析導入原疾患の 2 〜 3%を占める（第 4 位）[2]. 多発肝囊胞による著明な肝腫大が約 30%にみられ，腎腫大と相まって腹腔内容積の減少および腹腔内圧の上昇をきたすこと，また多発性大腸憩室を高率に合併し腹膜炎の原因となる可能性などから，ADPKD は PD の適応外とする考えもあった.

　しかし，ADPKD 患者と非 ADPKD 患者を比較した最近の研究で，PD 継続率，腹膜炎，透析効率に差はなく，生存率は同等かむしろ ADPKD 患者で優れていた[3〜7]. 腸管（憩室）由来を疑うグラム陰性桿菌による腹膜炎についても同等であり，また ADPKD 患者の 30 〜 50%に合併する囊胞感染についても，腹膜炎との関連は認めなかったとされる.

　ヘルニアや透析液のリークについては，両者で同等か ADPKD 患者に多いとされるが，外科的修復によって PD 再開が可能であ

242

Ⅰ-36. 多発性嚢胞腎と PD

り，また ADPKD 患者のヘルニア発症率は PD と HD を選択した場合で変わらないとも言われる[8]．一方で，特に肝腎腫大が顕著な場合など，腹満といった自覚症状から透析液の注液量を制限せざるを得ないことがある[9]．臥位で行う APD は腹腔内圧の上昇を緩和するため ADPKD 患者で有用とされ，注液量を減じてサイクル数を増やす，排液不良を認める場合はタイダールを設けるなど，個々の患者に合わせた処方が必要となる．

Ⅰ. 腹膜透析

当院では…

ADPKD 患者にも非 ADPKD 患者と同様に PD を導入している．明らかな合併症なく良好な経過をたどる症例が多い一方，肝嚢胞感染からの血行性の腹膜炎を繰り返す症例も経験した．嚢胞感染に加え，憩室炎を繰り返す症例などに対しては，PD の適応を慎重に判断する必要がある．

■文献
1) 丸山彰一，監修．エビデンスに基づく多発性嚢胞腎（PKD）診療ガイドライン 2017．東京：東京医学社；2017.
2) 日本透析医学会統計調査委員会．透析会誌．2017; 50: 1-62.
3) Lobbedez T, et al. Nephrol Dial Transplant. 2011; 26: 2332-9.
4) Li L, et al. Am J Kidney Dis. 2011; 57: 903-7.
5) Janeiro D, et al. Perit Dial Int. 2015; 35: 530-6.
6) Yang JY, et al. Medicine. 2015; 94: e2166.
7) Sigogne M, et al. Nephrol Dial Transplant. 2018.［Epub ahead of print］
8) Yang JY, et al. Sci Rep. 2015; 5: 12816.
9) Hamanoue S, et al. Ther Apher Dial. 2015; 19: 207-11.

（内山清貴）

I章　腹膜透析

I-37 肝疾患と PD

• POINT •
● 肝疾患（特に肝硬変や肝不全）を合併した透析患者は予後不良である.
● PD では, 蛋白喪失, 腹膜炎が懸念されるが, HD では, 易出血性, 血圧低下, 肝性脳症が問題となる.
● 腹水を有する肝硬変患者での PD は HD と比較し生命予後が良いという報告や, 非肝硬変患者と PD 合併症の頻度が変わらないという報告もある.
● PD を導入することで腹水コントロールが可能となり QOL が改善する症例も経験することも多く, 肝硬変患者の PD 導入は積極的に考慮してよい.

肝疾患を有する CKD 患者の特徴と HD の問題点

　肝疾患を有する CKD 患者では, るいそうにより Cre 値が低値をとりやすく, 腎機能を過大評価してしまう可能性がある[1]. また症状からは, 尿毒症か肝不全かを判別しにくいため, 透析導入のタイミングを判断するのが難しい. 特に肝硬変や肝不全に至った患者は凝固異常のため出血しやすく, 穿刺や抗凝固薬使用が必須な HD では問題となりやすい. また HD では血行動態の変化が大きく, 特に腹水を認める患者では血圧低下を起こしやすい[2]. HD では腹水中の尿毒症物質やエンドトキシンを効率的に除去することができず, また体液組成の急激な変化は, 肝性脳症を増悪させる可能性がある.

肝疾患を有する患者における PD の特徴

　非肝不全に比べて, 除水は増加し, 溶質除去は低下する[3].

244

I-37. 肝疾患と PD

1.5％ブドウ糖透析液のみで 1 日 1,000mL 以上除水できる場合は，除水よりも新規に産生された腹水の割合が大きいと考えられる[4]．また，注液による腹腔内圧上昇から腹水の産生量を減らせる可能性がある．PD 導入初期は排液中に 30g/日の蛋白が失われるが，やがては 10g/日ほどに減少する[5]．また PD 導入で血清アルブミンが上昇するとの報告もある[6]．PD 腹膜炎の起因菌としては，ブドウ球菌が 21％（非肝疾患で 60％）と少なく，レンサ球菌が 13％（非肝疾患で 2％）[7]，グラム陰性菌が 40％（非肝疾患で 20％）[8] と多い．肝不全の合併症に特発性細菌性腹膜炎があるが，PD 腹膜炎と鑑別困難であり，排液混濁時は両者の可能性を考えて治療する．肝不全における PD の利点と欠点を表 1 に示す．血管穿刺や抗凝固薬が不要なことが PD の最大の利点である．肝不全早期（Child Pugh A-B）は，血圧低下が起こりにくいが，肝不全進行期（Child Pugh C）では腹水や限外濾過が増加するため血圧低下が起こりやすくなる（表 2）．ただし，大量の腹水を認める患者では HD も血圧低下が起こりやすく，PD と HD のどちらが優れるか，今後の検討が待たれる．

表1 肝不全における PD の利点と欠点（文献 9 を改変）

	利点	欠点
Child Pugh A-B	穿刺・抗凝固薬が不要 血圧低下が起こりにくい グルコースを補充できる 限外濾過量を増やせる 体液の組成に急激な変化が起きない	蛋白の喪失 腹膜炎の頻度が上昇する可能性がある
Child Pugh C	穿刺・抗凝固薬が不要 腹水を排液できる グルコースを補充できる	限外濾過過剰から血圧低下が起こりやすい 胸水が増加する 腹膜炎の頻度が上昇する可能性がある

I.
腹膜透析

I章　腹膜透析

| 表2 | Child Pugh 分類（A: 5〜6点, B: 7〜9点, C: 10〜15点） |

	1点	2点	3点
血清ビリルビン（mg/dL）	< 2	2〜3	> 3
血清アルブミン（g/dL）	> 3.5	3.5〜2.8	< 2.8
PT（%）	> 70〜	40〜70	40 <
腹水	なし	少量	中等量
脳症	なし	軽度	時々昏睡

1）肝疾患を合併した患者における PD 施行のコツ

① PD 導入期

　PD カテーテル挿入時は，腹水が大量に流出するので，血圧を保つために輸液，アルブミン点滴を適宜行う．術後は，PD カテーテルを使用して腹水を排液するが，一度に排液してしまうのではなく，注液量＋20%ほどを排液し，腹水を徐々に減らすことで，血圧低下などを予防できる[9]．また腹圧がかかりすぎないように，しばらくは安静臥位で PD を行い，ヘルニアやリークを予防する（CAPD は行わない）．低濃度ブドウ糖透析液でも十分な除水を確保しやすい．感染予防のため，アンピシリンの一時的な投与（グラム陰性菌，レンサ球菌，リステリアなどに感受性あり）[8] を検討する．腹水が大量で蛋白の喪失が問題となる患者では，排液した腹水を血液透析装置で濃縮し，再度腹腔に注入する方法が報告されている[10]．

② PD 維持期

　十分な栄養摂取は必要であるが，蛋白過剰摂取には注意する．血中 K 値を正常範囲内に保つことで，肝性脳症のリスクを減らせる．また，ラクツロースを適宜使用することで，肝性脳症を予防でき，腹膜炎を減らせる可能性もある[11]．PD 腹膜炎予防に肺炎球菌ワクチン（レンサ球菌感染予防のため）が有用である可能性がある[12]．また，肝硬変合併患者における PD では早期の technique failure や腹膜炎は非肝硬変患者と比較し多くないと報告されている[13]．

I-37. 肝疾患と PD

③ 予後

肝不全のみでも腹水が出現した時点で，1年後生存率は約50%と予後不良である．最近の報告では，C型肝炎を合併した末期腎不全患者の，透析開始から1年以内の生存率は，PD（n = 134 人）で89%，HD（n = 290 人）で86%と同等であった[14]．また，肝硬変を合併した末期腎不全の透析開始から1年後の生存率は約80%であり，PDとHDで差はなかった[15]という報告や腹水を有する肝硬変患者においてHDよりPDの方が予後が良かった[16]という報告もある．PDからHDに移行した場合，腹水排液のためにテンコフカテーテルを残す方法がある．

2）肝移植と PD

免疫抑制薬による薬剤性腎障害などの原因により，肝移植から5年以内に，最大で18%もの患者が透析を必要とする[17]．腹部の大手術と術後免疫抑制薬の服用などからHDを用いるのが一般的であるが，PDは不可能ではない．肝移植後にPDを導入し，1年後に透析を離脱した症例が報告されている[18]．

■文献

1) Sherman DS, et al. Am J Kidney Dis. 2003; 41: 269-78.
2) Marcus RG, et al. Am J Med. 1992; 93: 35-40.
3) Dadone C, et al. Adv Perit Dial. 1990; 6: 23-5.
4) Chaudhary K, et al. Perit Dial Int. 2008; 28: 113-7.
5) Selgas R, et al. Perit Dial Int. 1996; 16 Suppl 1: S215-9.
6) Bajo MA, et al. Adv Perit Dial. 1994; 10: 73-6.
7) Chow KM, et al. Perit Dial Int. 2006; 26: 213-7.
8) Selgas R, et al. Perit Dial Int. 2008; 28: 118-22.
9) 中川 卓，他．透析会誌．2010；43：93-8.
10) Itami N, et al. Perit Dial Int. 2003; 23 Suppl 2: S170-4.
11) Afsar B, et al. Perit Dial Int. 2010; 30: 243-6.
12) Guest S. Adv Perit Dial. 2010; 26: 82-7.
13) Su Mi Lee, et al. Perit Dial Int. 2017; 37: 314-20.
14) Bose B, et al. Clin J Am Soc Nephrol. 2011; 6: 2657-61.
15) Huang ST, et al. Clin Nephrol. 2011; 76: 306-13.

Ⅰ章　腹膜透析

16）Nader MA, et al. Perit Dial Int. 2017; 37: 464-71.

17）Ojo AO, et al. N Engl J Med. 2003; 349: 931-40.

18）Apiratpracha W, et al. Perit Dial Int. 2007; 27: 99-100.

（栁　麻衣）

Ⅰ-38. 高安動脈炎（大動脈炎症候群）と PD

Ⅰ-38 高安動脈炎（大動脈炎症候群）と PD

● POINT ●
● 高安動脈炎による重症心血管合併症を有する症例では，腎代替療法として，PD を積極的に考慮することが望ましい.

総論

　高安動脈炎（大動脈炎症候群）は「脈なし病」とも呼ばれ，大動脈およびその主要分枝動脈を首座とする原因不明の大型血管炎であり，肉芽腫性炎症の持続により狭窄・閉塞性病変や拡張性病変をきたす[1]. アジアの若年女性に多く（10〜40歳，男女比1：9），本邦の患者数は約 6,000 例以上（有病率 0.004% 以上）と推定される[2]. 特に心血管合併症が多く，大動脈閉鎖不全症（日本人に多く，死亡率にも関連），大動脈瘤，異型大動脈縮窄症，冠動脈疾患，腎動脈狭窄（からの腎血管性高血圧）などが有名である[3]. 米国リウマチ学会の診断基準（表1）に基づき診断されるが（感度 90.5%，特異度 97.8%），早期診断能力に欠けるのが課題である[4]. 症状として，不明熱，乏血症状（上腕動脈の拍動低下，血圧低値，間欠性跛行，失神など），心不全，高血圧，消化

表1　**高安動脈炎の診断基準**（米国リウマチ学会，1990年）

発症年齢＜ 40 歳
上腕動脈の拍動低下
上腕収縮期血圧の左右差＞ 10mmHg
鎖骨下または腹部の血管雑音
間欠性跛行
動脈造影所見（大動脈と主要分枝の狭窄・閉塞）

249

I章　腹膜透析

器症状などが多い．治療の主軸はステロイドであり，効果不十分な場合など免疫抑制剤も使用される[1~3]．必要に応じて，大動脈閉鎖不全症に対する弁置換術，大動脈縮窄症・腎動脈狭窄に対する血行再建術を考慮する[3]．

高安動脈炎における腎代替療法選択

腎動脈狭窄などによる腎機能低下例は多いとされるが[5]，重症心血管病変合併例は予後不良であることからも，透析症例の報告は少ない．一方で早期診断・治療の進歩により予後は改善しており[1]，今後腎代替療法を必要とする患者が増加する可能性がある．その場合，①バスキュラーアクセス作成が困難である（上肢動脈血流不足，鎖骨下動脈盗血症候群の危険），②血圧測定困難である，③重症心血管合併症により循環動態が不安定である，などHDに不利な条件が多く，PDの良い適応と考えられる．本邦においてTanakaらが高安動脈炎患者3例へのPD導入を報告しており[6]，Katagiriらは高安動脈炎患者の腹膜生検が通常の腹膜組織と同様であり，血管炎がPDの支障にならないことを報告した[7]．しかし，心血管合併症の増悪については，PD導入後も引き続き注意が必要である．

当院では…

高安動脈炎患者において，5年以上PDを継続した2例をUchiyamaらが報告した[8]．うち1例は6年の経過で腹膜透過性の亢進を認めず，導入6年後の腹膜組織所見も正常であったことに加え，残存腎機能についても比較的維持され，total Kt/V > 1.7を保つには十分であった．一方で残存腎機能低下後の腎代替療法選択が課題であるが，本患者はその後生体腎移植を受け，腎血流を含め問題なく経過している．高安動脈炎に対する腎代替療法の可能性を示した1例といえよう．

■文献

1) Kim ESH, et al. Heart. 2018; 104: 558-65.
2) Terao C, et al. Int J Rheum Dis. 2014; 17: 238-47.
3) Ogino H, et al. Circulation. 2008; 118: 2738-47.
4) Arend WP, et al. Arthritis Rheum. 1990; 33: 1129-34.
5) Boubaker K, et al. Nephrol Ther. 2014; 10: 451-6.
6) Tanaka M, et al. Ther Apher Dial. 2012; 16: 198-9.
7) Katagiri D, et al. Perit Dial Int. 2011; 31: 502-3.
8) Uchiyama K, et al. Perit Dial Int. 2011; 37: 122-3.

（内山清貴）

I章 腹膜透析

I-39 被囊性腹膜硬化症（EPS）

●POINT●
- EPS（encapsulating peritoneal sclerosis）は PD の最も重篤な合併症であり，回避することが重要である．
- EPS の発症率は本邦で 0.9 ～ 2.4％と稀だが，発症すると患者の QOL を損ね，PD の継続は困難である．
- EPS を回避するための対策〔生体適合性の高い中性液の使用，適正な体液管理，定期的な腹膜機能検査（PET），腹膜炎の予防〕が重要である．
- 中性透析液のみを使用した PD 患者の EPS 発症率は低く，長期 PD の継続可能性が期待されており，多施設での観察研究の結果が待たれる．

概念

PD 継続に伴い腹膜が劣化し，劣化した臓側腹膜が癒着するとともに，フィブリンを主体とした炎症性被膜により覆われる．その被膜が強固になり，腸管の蠕動運動が著しく妨げられ，持続的，間欠的あるいは反復性に腸閉塞を呈する症候群である．生命に関わる，PD の最も重篤な合併症である[1]．

発症機序

ほとんどの PD 患者は，PD 期間の延長とともに腹膜の生理機能が低下してくることが知られている．しかしながら，全ての長期間 PD 患者に EPS が発症するのではなく，その機序は不明である．

発症機序の一つとして図1に示すような two-hit 仮説が提唱されている．長期間 PD 液に曝露されると，腹膜中皮細胞が剥離・消失し，線維化が進行して腹膜肥厚が起こる．また，腹膜毛細血

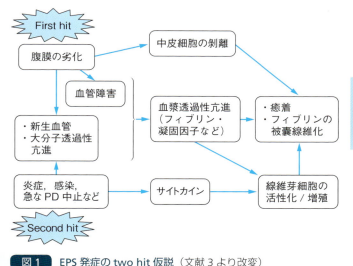

図1 EPS発症のtwo hit仮説（文献3より改変）

管の新生に伴って腹膜透過性が亢進する．これらの新生血管では，フィブリンなどの大分子物質の透過性も亢進しており，肥厚線維化した臓側腹膜の表面にフィブリンの被膜が形成される．被膜と変性腹膜の間にびまん性に石灰沈着が起こり，腸閉塞症状が出現する．腹膜肥厚と被膜形成は必ずしも相関しないため，EPSの診断のためには被膜の確認が必要である[2,3]．

EPS発症に関するリスクファクター

2009年度版日本透析医学会「腹膜透析ガイドライン」[4]では，EPS発症には腹膜劣化が関与すると考えられている．腹膜劣化は，基礎疾患，尿毒素，腹膜炎などが関与し，その程度はPD施行期間の延長とともに増強すると考えられている．この中で，特に腹膜炎と透析液の生体非適合性による影響（①酸性，②高乳酸濃度，③高浸透圧，④高ブドウ糖濃度，⑤ブドウ糖分解物）が重要視されている．

I章　腹膜透析

診断とステージ分類

　前述のように EPS の診断には被膜の確認が必要である．表1 に示したようなステージ分類や表2に示した腹膜劣化の判断および患者個々の状態などに応じて外科手術などを検討する必要がある．EPS ではないが部分的に腹膜が癒着する症例があり，イレウスを呈する場合に手術を行うことがある．

表1　EPS のステージ分類と臨床徴候（文献5より改変）

ステージ	臨床徴候
Stage 1: EPS 前期	・除水能低下 ・腹膜透過性更新 ・低蛋白血症の出現 ・血性排液または腹水 ・腹膜の石灰化
Stage 2: 炎症期	・CRP の上昇 ・末梢白血球数の増加 ・発熱 ・血性排液または腹水 ・体重減少 ・食思不振 ・下痢
Stage 3: 被嚢 / 進行期	・炎症症状の消失 ・イレウス症状の出現 　（嘔気・嘔吐・腹痛・便秘・ 　腹部腫瘤・腹水など）
Stage 4: イレウス / 完成期	・食思不振 ・イレウス ・腹部腫瘤

254

Ⅰ-39. 被嚢性腹膜硬化症（EPS）

| 表2 | 腹膜機能劣化の判断方法（文献4より改変） |

腹膜機能劣化の評価項目	腹膜機能劣化の評価方法
①腹膜透過性の評価	・PET での D/P Cr
②腹膜形態の評価	・腹腔鏡検査 ・腹膜生検 ・排液中の中皮細胞診 ・画像評価（CT など）

治療

　EPS は発症すると再発率は高く，完治することが困難なため予防が何よりも必要である．本邦で行われた前向き観察研究で PD 施行期間が 3 年，5 年，8 年，10 年，15 年，15 年以上の群で，EPS 発症率はそれぞれ 0%，0.7%，2.1%，5.9%，5.8%，17.2% と透析期間に比例して増加することが確認された[6]．しかし，この報告は酸性透析液使用例であり，中性透析液の導入と残存腎機能消失例における血液透析併用療法の導入により腹膜劣化は軽減している[7,8]．

　本邦の EPS 発症報告例の約 70% は離脱後に発症しているため[9]，離脱後の経過観察も重要である．しかし，PD 離脱後にカテーテルを残し腹腔内洗浄を施行することによる EPS 回避については前向き多施設研究においては否定的であった[10]．いくつかの治療法が EPS に有効であったと報告されている（表3）が，確立したものはないのが現状である．

Ⅰ章 腹膜透析

表3 治療法

治療法	有効性	問題点
①中心静脈栄養（TPN）	絶食とし，経静脈的に栄養を投与することで腸管安静を促す．	・患者のストレスが大きい ・カテーテル関連感染症の合併に注意する必要がある．
②ステロイド	ステロイドは抗炎症作用のみならず，腹水とフィブリン析出を抑性する．	・炎症時期または発症直後でないと効果が少ないため，イレウス症状を呈したEPSでは無効の可能性が高い． ・感染に注意する必要がある．
③免疫抑制薬	ミコフェノール酸モフェチル（MMF）やアザチオプリン（AZA）をステロイドと併用することにより有効だったとする報告もある．	・PDから腎移植を受け，これらの免疫抑制薬投与下での発症報告もあり有効性は現時点では不明である． ・腎移植後に内服するカルシニューリン阻害薬（CNI）による直接的なTGF-β産生に伴う腹膜線維化も懸念されている．
④腹膜剥離術	Kawanishiら[6]は86名の患者において（腸管穿孔で死亡した5名を除いた），94.2%で有効だったと報告している．	再発率は23.4%で，再発した10名（11名中）は再手術を要したと報告している．

256

■文献

1) Kawaguchi Y, et al. Perit Dial Int. 2000; 20 Suppl 4: S43-55.
2) Kawanishi H, et al. Perit Dial Int. 2007; 27 Suppl 2: S289-92.
3) Moinuddin, et al. Front Psysiol. 2015.
4) 2009年度版日本透析医学会「腹膜透析ガイドライン」. 透析会誌. 2009; 42(4): 285-319.
5) Nakamoto H. Perit Dial Int. 2005; 25 Suppl 4: S30-8.
6) Kawanishi H, et al. Am J Kidney Dis. 2004; 44(4): 729-37.
7) Ayuzawa N, et al. Perit Dial Int. 2012; 32: 159-67.
8) Nakayama M, et al. Perit Dial Int. 2014; 34: 766-74.
9) Nakamoto H, et al. Adv Perit Dial. 2002; 18: 119-23.
10) Kawanishi H, et al. Adv Perit Dial. 2006; 22: 60-4.

〈衣笠哲史　石橋由孝〉

Ⅱ章　腎移植

II-1 腎移植に関する情報提供を適切に行うために

● POINT ●

- 腎代替療法の第一選択は腎移植である.
- 腎移植の情報提供は CKD 保存期の腎代替療法選択時に行われるべきである. これを担うのは腎臓内科医である.
- 日本では腎臓内科医の腎移植への関与が乏しく, 腎臓内科医が腎移植に関する適切な情報提供が行えないことが多い.
- 腎臓内科医が腎移植を経験する場を増やしていく取り組みが必要である.

腎代替療法選択における腎移植

- 腎移植は腎代替療法の一つではあるが, 透析療法と比較すると生命予後・QOL 共に優れており, 腎代替療法における第一選択と考えられる[1~3]. よって腎代替療法選択の初めから, 他の透析療法と同じように情報提供を行うことは必須である.
- しかし, 日本では約半数の患者が透析導入時に腎移植についての説明を受けていない, という報告がある[4]. 一方で, 療法選択に関わる医療者へのアンケート調査では自施設で行っていない治療についての情報提供が不十分である, と自覚している回答者が多く[5], 医療者の腎移植の経験が不足していることが腎代替療法選択での腎移植の情報提供が不十分となる原因と考えられる. 日本国内で腎移植を行っている施設は 2016 年で 137 施設であり, 血液透析導入を行っている施設数に比べると圧倒的に少ない[6]. また, 日本の腎移植は泌尿器科医・移植外科医が牽引してきた歴史があり, 内科医の関与が乏しい現況がある. しかし, 腎代替療法選択を行うのは腎臓内科医であり, 内

258　　JCOPY 498-22442

科医が腎移植を学ぶ機会を増やすことが，腎移植を適切に情報提供するためには最も重要と考えられる．

- 腎移植を経験する機会のない先生方には，本書を参考にしていただくと共に，是非，腎移植を実際に経験する機会を得ていただきたい．やはり百聞は一見に如かず，である．近隣の移植施設に自分の外来の移植候補を紹介し，移植に至るまでの経過を共有し，移植手術を見学することで，一気に腎移植が身近になるだろう．当院では内科医主導で腎移植を行っており，当院の役割は内科医に腎移植を学ぶ場を提供すること，と位置付けている．腎移植候補をご紹介いただいた際は，毎回の外来の内容を紹介元の先生にフィードバックし，移植手術に立ち会っていただいている．

腎移植の利点，問題点

- 各腎代替療法における利点・問題点は本書 p.3 の表 1 をご参照いただきたい．先述の通り，腎移植は他の腎代替療法と比較し生命予後，QOL ともに優れるのはもちろん，医療経済上も優れており[7]，腎代替療法において第一選択と言ってよい．
- 腎移植の利点を具体的にあげると，①生活の制限がほとんどなく QOL がよい，②透析と比較すると心血管合併症などの合併症が少なく生命予後が良い，③妊娠・出産が透析に比べると容易，などの点があげられる．
- 一方で問題点としては，①献腎移植ではドナー不足のため待機年数が長い，②生体腎移植では健康なドナーにおける腎提供のリスク，があげられる．

生体腎移植と献腎移植

- 腎移植は亡くなったドナーから腎提供を受ける献腎移植と，親族から腎提供を受ける生体腎移植がある．
- 日本では献腎ドナーの不足から，腎移植のほとんどが生体腎移植である．2015 年は腎移植全体の 89.9％が生体腎移植であった（日本移植学会．臓器移植ファクトブック 2016）．

Ⅱ章　腎移植

- 生体腎移植は献腎移植と比較すると生着率・生存率が良く，それ以外にも計画的に行うことができること，前処置の必要なABO不適合移植が行えることなど，レシピエントにとってのメリットが大きい．

- 一方で腎移植の本来あるべき形は献腎移植である．生体腎移植ではレシピエントを透析から解放する一方で，ドナーという新たなCKD患者を生み出していることを忘れてはいけない．

- 生体腎移植ドナーはレシピエントの親族（6親等以内の血族と3親等以内の姻族）に限られる．ドナーの適格性についてはⅡ-2を参照されたい．

- 献腎移植は臓器移植ネットワークに登録し，平均16年の待機期間がある．

ABO血液型不適合移植

- 日本では歴史的に献腎ドナーが不足しており，生体腎移植メインで腎移植が発展してきた．生体腎移植の場合，ドナーが親族に限られ必ずしも血液型が一致したドナーを選定できるわけではなく，ABO血液型不適合移植にチャレンジしてきた歴史がある．

- 現在では脱感作治療が確立し，その成績も血液型適合の移植と比較し遜色ないものとなっている．徐々にその数が増加し近年，本邦では約30％が血液型不適合移植となっている[8]．

腎移植の成績

- 腎移植の成績は移植した腎臓が機能している確率（生着率）と生存率で評価する．日本は腎移植の件数は米国と比較し少ないが，成績は遜色ないものとなっている．

- 生着率は1980年代以降劇的に改善し，2010～2014年では生体腎移植の5年生着率が94.6％となっている（図1）．これは1980年代にカルシニューリン阻害薬が導入されたことに始まり，免疫抑制薬が進歩したことによる．

- 献腎移植の生着率は生体腎移植と比較し低く，2010～2014年

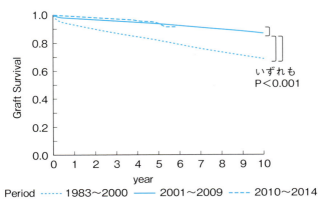

	症例数	1年	5年	10年	15年
1983〜2000年	5,486	92.8%	81.8%	69.1%	60.2%
2001〜2009年	6,141	97.5%	93.6%	87.0%	—
2010〜2014年	4,780	98.7%	94.6%	—	—

図1 本邦における生体腎移植の生着率

の5年生着率は87.5%となっている．この差は，献腎移植では待機年数があるため長期透析患者が多いこと，阻血時間の長さなどから生じている．

- 一方で2010年以降の生着率をみても，5年間で5%程度は移植腎機能が廃絶している．この点も移植前に説明し，『移植をしたら腎臓病から解放される』わけではなく，その後も移植腎機能を保持するための自己管理や診療が必要であることを強調する．
- 移植後の生存率は2010〜2014年において生体腎移植で97.2%，献腎移植で93.4%と報告されている[9]．

腎移植の生命予後

- 米国での報告では腎移植では透析療法より平均余命が3倍長いというデータがある[10]．高齢者においても，移植待機患者と移

Ⅱ章　腎移植

植患者では明らかに移植患者のほうが死亡率が低い[11].

- 透析との生命予後の違いは明らかであり，腎移植が腎代替療法の第一選択と言われる理由である．また高齢者であっても，移植を回避する理由にはならない．

腎移植の医療費

- 腎移植の医療費は医療保険が適応される．さらにそれ以外に特定疾病療養制度や自立支援医療，重度障害者医療費助成制度が適応されるため，所得や自治体によって多少の差はあるが，自己負担はほとんどない．

- 医療経済の面からみても腎移植は透析療法よりも優れている．腎移植では初年度こそ透析療法よりも医療費がかかるが，それ以降は透析よりも安くなるため，移植後2年前後で透析より腎移植の医療費が下回るようになる．

■文献

1) Laupacis A, et al. Kidney Int. 1996; 50: 235-42.
2) Wolfe RA, et al. Engl J Med. 1999; 341: 1725-30.
3) Loubeau PR, et al. N Prog Transplant. 2001; 11: 291-7.
4) 柴垣有吾, 他. 日本腎臓学会誌. 2004; 46: 20-5.
5) 小関　修. 臨牀透析. 2004; 20: 1338-40.
6) 日本臨床腎移植学会, 日本移植学会. 移植. 2017; 52: 113-33.
7) 仲谷達也, 移植. 2009; 44: 18-25.
8) 日本移植学会, 日本臨床腎移植学会. 移植. 2014; 49: 240-60.
9) 日本移植学会. 腎移植ファクトブック2016. 2017.
10) 2013 USRDS Annual Dara Report. Am J Kidney Dis. 2014; 63: e263-70.
11) Gill AS, et al. Am J Transplant. 2013; 13: 427-32.

（栁　麻衣）

Ⅱ-2. 生体腎移植の術前評価

II-2 生体腎移植の術前評価

• POINT •
● 生体腎移植ドナーの術前評価においては，ドナーの身体的，精神心理的，および社会的擁護に最大限努めなくてはならない．
● 生体腎移植レシピエントの評価はその安全性と生着率の向上を目標に行われる．

■ 生体腎移植ドナーの評価

　移植医療にドナーは不可欠であるが，本来健常人であるはずのドナーは腎提供をすることで手術のリスクや長期的な健康へのリスクを背負うことになる．一方で，移植をすることによるドナーの医学的な利点はない．そのため，腎移植において本来望ましいのは献腎移植であり，やむを得ず生体ドナーからの臓器移植を行う場合には，生体ドナー候補者の身体的のみならず，精神心理的，および社会的擁護に最大限努めなくてはならない．倫理的評価としてはイスタンブール宣言（2008 年）[1] や日本移植学会の倫理指針[2] などが，医学的評価としてはアムステルダムフォーラムガイドライン（2005 年）[3] が引用されることが多い．

1）ドナーの倫理，精神，社会的評価

● 本邦では原則としてドナーになれるのはレシピエントの親族（6 親等以内の血族と配偶者および 3 親等以内の姻族）に限定されている．親族に該当しない場合は症例ごとに当該施設の倫理委審査委員会において個別に承認を受ける必要がある．
● 医療者はドナー候補者に対して手術のリスク，長期的な医学的リスク，身体的リスク，経済的なリスクについて十分に説明す

II章　腎移植

る必要がある.

● ドナーは自らの意思による腎提供であることの確認を書面で受ける必要がある. 金銭の授受や他人からの圧力が疑われる場合は移植を進めてはならない. 自発性の確認には臨床心理士や精神科医などが行う場合が多い. また, ドナーの腎提供の意思はいつでも撤回できるということをあらかじめ伝えておくことも重要である.

● これらの倫理, 精神, 社会的評価に問題がない場合は医学的評価をすすめていく.

2) ドナーの医学的評価

● 日本移植学会が定めるガイドライン[4]には全身性の活動性感染症, 未治療の悪性腫瘍がないことが絶対条件とされている. その他, 18歳未満, 自己決定能力の欠如, 自由意志・自発性の欠如, 未治療の精神疾患, 未治療の高血圧, 重度の肥満（BMI > 35）, 再発が強く疑われる腎結石なども禁忌とされる[5].

● 不必要な検査はドナーを不必要なリスクにさらすことになり, また検査費用の観点からも必要最小限の検査にとどめるべきである. まずは検診の結果などを持参してもらい, 不足している生化学検査, 尿検査, 感染症などの項目に関して初診時に問診とスクリーニングを行うと良い. その後, 本格的な精査にすすむ. 当院のドナー候補術前検査一覧を表1に示す.

● 医学的評価にはアムステルダムフォーラムガイドラインやそれをもとに本邦の経験を踏まえたガイドライン[4]（表2, 表3）が用いられる. これらを参考に腎移植ドナーとして適格かを総合的に判断する.

● 日本移植学会のガイドラインでは提供可能とされる腎機能は GFR > 80mL/min/1.73m^2 以上としている. レノグラムなどで左右の分腎機能を評価し, 腎機能が低い一側腎を提供とするのが原則である. 腎臓3DCTにて腎血管の評価をすることも重要である.

● 蛋白尿は可能な限り蓄尿で評価する. 蛋白尿はCKDを進展

II-2. 生体腎移植の術前評価

表1 当院における生体腎移植ドナーの術前検査

第一次検査項目

1) HLA タイピング, リンパ球クロスマッチ, リンパ球細胞傷害試験など
2) 血液型（ABO, Rh）
3) 血液検査, 尿検査
   尿一般定性/沈渣/生化, 血算（分画, RET 含む）, 生化学一般, 凝固, 血糖, HbA1c, 感染症（梅毒, HBsAg/Ab, HBCAb, HCV 抗体, HIV 抗体, HTLV-1,2 抗体, QFT もしくは T-SPOT）

第二次検査項目

1) 血液検査, 尿検査
   尿培養/尿細胞診, 75g OGTT（必要時）, CEA, CA19-9, CA125（女性）, PSA（男）感染症〔MMR, CMV IgG, EBV（EBNA/VCA IgG）〕
2) 心電図/心臓超音波検査
3) 胸腹部 X 線
4) 呼吸機能検査→必要であれば呼吸器内科受診
5) 腎 3DCT ＋造影 CT
6) レノグラム TC-DTPA
7) 腹部超音波検査
8) 消化管検査（便潜血 2 回, 上部消化管内視鏡, 下部消化管内視鏡）
9) 婦人科受診（女性）
10) 乳腺外科受診（女性）
11) 精神科受診
12) 麻酔科受診

II. 腎移植

Ⅱ章　腎移植

させる因子であることから30mg/日以上のアルブミン尿，300mg/日以上の蛋白尿を認める場合は原則として除外されるべきである[3].

- 顕微鏡的血尿を認めた場合は，まず悪性腫瘍や尿路結石の検索を行う．ドナーにおける持続的な糸球体性の顕微鏡的血尿は，その後の腎機能低下に関連するという報告もあり，術前に糸球体性血尿を認めた場合は腎生検を検討する．

- 術後は腎機能がCKD Stage 3程度となることが多く，高血圧，脂質異常症，肥満，喫煙などCKDの進展リスクとなり得るものは術前より，生活習慣の改善や薬物療法などで適切にコントロールされる必要がある．

表2　生体腎ドナー適応ガイドライン

- 年齢は20歳以上で70歳以下
- 以下の疾患，または状態を伴わないこと
    - 全身性活動性感染症
    - HIV抗体陽性
    - クロイツフェルト・ヤコブ病
    - 悪性腫瘍（原発性脳腫瘍および治癒したと考えられるものを除く）
- 血圧は140/90mmHg未満
- 肥満がないBMIは30kg/m² 以下．高値の際は25kg/m² 以下への減量に努める
- 腎機能は，GFR（イヌリンクリアランスまたはアイソトープ法，クレアチニンクリアランスで代用可）が80mL/min/1.73m² 以上
- タンパク尿は24時間蓄尿で150mg/day未満，あるいは150mg/gCr未満，またはアルブミン尿が30mg/gCr未満
- 糖尿病（耐糖能障害）はないこと．早朝空腹時血糖値で126mg/dL以下でHbA1c（NGSP）値で6.2%以下．判断に迷う際にはO-GTT検査を行い評価することが望ましい．
- 器質的腎疾患がない（悪性腫瘍，尿路感染症，ネフローゼ，嚢胞腎など治療上の必要から摘出された腎臓は移植対象から除く）

Ⅱ-2. 生体腎移植の術前評価

表3 表2の基準に合致しない時の対応としての
マージナルドナー基準

- 年齢は80歳以下とするが身体年齢を考慮する.
- 血圧は, 降圧薬なしで140/90mmHg未満が適正であるが, 降圧薬使用例では130/80mmHg以下に厳格に管理され, かつ尿中アルブミン排泄量が30mg/gCr未満であること, また, 高血圧による臓器障害がないこと（心筋肥大, 眼底の変化, 大動脈高度石灰化などを評価）.
- 肥満があってもBMIは32kg/m²以下. 高値の際は25kg/m²以下への減量に努める.
- 腎機能は, GFR（イヌリンクリアランスまたはアイソトープ法, クレアチニンクリアランスで代用可）が70mL/min/1.73m²以上.
- 糖尿病は, 経口糖尿病治療薬使用例ではHbA1cが6.5%（NGSP）以下で良好に管理されていること. インスリン治療中は適応外である. アルブミン尿は30mg/gCr未満であること.
- 臨床的に確認できない腎疾患（検尿異常のない19A腎症など）は器質的腎疾患に含めない.
- 評価開始時は上記基準を満たさないが, 血圧管理, 糖尿病管理, BMI是正などにより上記基準に達すれば生体腎移植ドナー候補者とすることができる.
- このMarginal donor基準を逸脱する生体腎移植ドナー候補者から強い腎提供希望があったとしても, 腎提供後にドナーに不利益な腎障害などの出現する可能性がきわめて高いことを十分に説明し, 腎移植が行われないように努力する必要がある.

生体腎移植レシピエントの評価

　日本移植学会が定める腎移植レシピエント適応基準は, 末期腎不全患者すなわち透析を続けなければ生命維持が困難であるか, または近い将来に透析に導入する必要に迫られている保存期慢性腎不全患者であること, 全身感染症がないこと, 活動性肝炎がないこと, 悪性腫瘍がないことである[4]. ただ, これらの条件以外にも, 腎移植を成功させ, 長期生着を実現するためには, 倫理, 精神, 社会的, 免疫学的, 医学的に適切な評価が必要である.

Ⅱ章　腎移植

1) レシピエントの倫理, 精神, 社会的評価

- 医療者はドレシピエント候補者に対して, レシピエントの手術やその他の医学的のリスクだけではなく, ドナーのリスクについても十分に説明する必要がある.
- 移植にかかわる費用に関する医療費助成制度に関してもソーシャルワーカーとの面談であらかじめ説明をしておかなければならない.
- 精神面の評価として服薬アドヒアランスの評価は重要である. 術後は生涯にわたって免疫抑制薬の内服が必要となる. 移植腎機能喪失の原因として免疫抑制薬の怠薬によるものが一定数あり[6], 術前から明らかなアドヒアランス不良を認める患者には安易に移植をするべきではない.

2) レシピエントの免疫学的評価

- 輸血歴, 妊娠歴（夫がドナーで妻がレシピエントの場合）, 過去の移植歴のある患者は, 免疫学的に感作されており, ドナーに特異的な抗体（donor-specific antibodies: DSA）を有している可能性がある.
- DSA を有している患者は超急性拒絶反応のリスクが高い. ただちに不可逆的な移植腎機能喪失につながるおそれがあるため, 問診によるスクリーニングが重要である.
- これらの抗体がある症例ではあらかじめ脱感作療法をすることで抗体除去, 産生抑制を行う必要がある. 既存抗体陽性例のプロトコルも報告され[7], 高感作されたレシピエントの移植も不可能ではないが, 現時点でその治療戦略に一定の見解はない.

3) レシピエントの医学的評価

① 原疾患

- 原疾患の腎炎によっては移植後に再発し, 移植腎機能喪失に至ることもあり, 生着率に大きく影響する. 可能な限り原疾患を特定しておくことは重要である.
- 原発性オキサローシスはほぼ全例に再発し, 早期に腎機能が喪

Ⅱ-2. 生体腎移植の術前評価

失するため腎単独での移植は禁忌である．移植する場合は肝腎同時移植を考慮しなければならない．

●巣状糸球体硬化症（FSGS）はおよそ30%と再発率が高い[8]．術前に血漿交換を行うことで再発を予防することが可能であったとする報告もある[9]．

② 悪性腫瘍

●悪性腫瘍を併発している場合は腎移植の適応はない．免疫抑制薬内服によって進行を早める可能性があるためである．悪性腫瘍の既往がある場合は，それが治癒していれば腎移植は禁忌ではなく，それぞれの腫瘍に関して根治後の無再発待機期間が経験的に提案されている[10]（表4）．

③ 心血管疾患

●現在，レシピエントも高齢化が進んでおり，末期腎不全患者では術前より冠動脈病変を有している症例も少なくない．

●心電図や心臓超音波検査はもちろんのこと，複数の心血管イベントリスク（高齢，糖尿病，高血圧，脂質異常症，喫煙，長い透析歴，心血管イベントの既往など）を有している場合は，非症候性であっても冠動脈CTや心臓カテーテル検査など精査することが推奨されている[11]．

④ 感染症

●HBs抗原，HBs抗体，HBc抗体陽性あるいはHCV抗体陽性の場合はそれぞれHBV DNA検査，HCV-RNA検査を行う．HBV/HCVウイルス血症を認めた場合は専門医にコンサルトし，肝生検と移植前の治療を検討する．肝炎の活動性が抑えられていれば移植は禁忌ではないが，必要に応じて術後も治療を継続する．

●CMV抗体，EBV抗体の測定も重要である．既感染のドナーから未感染のレシピエントへの移植が行われた場合，移植後にCMV感染症，PTLD発症のリスクとなるため術前に評価しておくことが求められる．

II章 腎移植

表4 悪性腫瘍根治後の移植許可，無再発待機期間

無再発期間	タイプ
0 年	1. 表在性膀胱癌 2. 0 期子宮頸上皮内癌 3. 非転移性，非メラノーマ皮膚癌 4. T1N0M0 前立腺癌 5. 組織学的特徴のない無症候性 T1 腎細胞癌 6. 意義不明の単クローン性免疫グロブリン血症
2 年	1. 浸潤性膀胱癌 2. 粘膜内乳癌 3. A 期および B 期大腸癌 4. リンパ腫 5. 上皮内メラノーマ 6. 前立腺癌 7. 精巣癌 8. 甲状腺癌 9. Wilms 腫瘍
5 年	1. II 期乳癌 2. 広範囲な子宮頸癌 3. C 期大腸癌 4. メラノーマ 5. 症候性腎細胞癌

（文献 10 より引用，改変）

おわりに

　最後に当院での生体腎移植レシピエントの術前検査一覧を示す（表5）．近年，免疫抑制薬の進歩や移植前後の適切な管理などにより腎移植の成績は目覚ましいものがある．術後長期にわたる安全性と生着率向上のためにも適切な術前評価が重要と言える．

II-2. 生体腎移植の術前評価

表5 当院における生体腎移植レシピエントの術前検査

1) HLA タイピング，リンパ球クロスマッチ試験，リンパ球細胞傷害試験など

2) 血液型（ABO，Rh）

3) 血液検査，尿検査
   尿一般定性/沈渣/生化/培養/細胞診（有尿患者），血算（分画，RET 含む），生化学一般，凝固，血糖，HbA1c，甲状腺機能，I-PTH，感染症（梅毒，HBsAg/Ab，HBcAb，HCV 抗体，HIV 抗体，HTLV-1,2 抗 体，CMV IgG，HSV IgG，vzv IgG，MMR，EBV（EBNA/VCA IgG），QFT もしくは T-SPOT），腎炎/膠原病がある/疑われる場合は IgG/A/M，C3/C4，ANA/anti-dsDNA，ANCA

4) 心電図/心臓超音波検査

5) 胸腹部 X 線（胸部 2 方向，腹部は KUB）

6) 呼吸機能検査

7) 胸腹部単純 CT

8) 腹部超音波検査

9) 眼科受診（眼圧，白内障）

10) 歯科受診（虫歯の除外）

11) 耳鼻科受診（症状の強くない副鼻腔炎の除外）

12) ワクチン（HBV ワクチン，肺炎球菌ワクチン，インフルエンザワクチン，その他 MMR など）

13) 消化管検査（便潜血 2 回，上部消化管内視鏡，下部消化管内視鏡）

14) 婦人科受診（女性）

15) 乳腺外科受診（女性）

16) 精神科受診

17) 麻酔科受診

II.
腎移植

Ⅱ章　腎移植

■文献

1) International Summit on Transplant Tourism and Organ Trafficking. Clin J Am Soc Nephrol. 2008; 3: 1227-31.
2) 日本移植学会. 日本移植学会倫理指針. 2015.
3) Delmonico F, Council of the Transplantation Society. Transplantation. 2005; 79: S53-66.
4) 日本移植学会. 生体腎移植ガイドライン.
5) Kher A, et al. Clin J Am Soc Nephrol. 2012; 7: 366-71.
6) Denhaerynck K, et al. Transpl Int. 2005; 18: 1121-33.
7) Marfo K, et al. Clin J Am Soc Nephrol. 2011; 6: 922-36.
8) Newstead CG. Nephrol Dial Transplant. 2003; 18 Suppl 6: vi68-74.
9) Hickson LJ, et al. Transplantation. 2009; 87: 1232-9.
10) Campbell S, et al. Nephrology (Carlton). 2013; 18: 455-62.
11) Abbud-Filho M, et al. Transplantation. 2007; 83 (8 Suppl): S1-22.

（前田啓造）

II-3. 組織適合席検査

II-3 組織適合性検査

● POINT ●
- 腎移植において必須の検査である.
- 免疫抑制薬の決定や拒絶反応のリスクを考えるうえでも重要である.
- 白血球表面抗原（human leucocyte antigen；HLA）と抗体検査（リンパ球クロスマッチ，抗 HLA 抗体検査）を行う.

　腎移植では組織適合性検査として，HLA タイピング，抗体検査（リンパ球クロスマッチ，抗 HLA 抗体検査）を行う．1980 年代前半までは現行のような強力な免疫抑制薬がなかったため，献腎移植においても生体腎移植においても HLA の一致度は非常に重視されていた．リンパ球クロスマッチは，超急性拒絶反応を予知，回避するための古典的な抗体検査である．現在は高感度の抗 HLA 抗体検査法が確立した．移植前のクロスマッチ検査に代用される可能性だけでなく，移植後の新たな抗ドナー HLA 抗体（*de novo* DSA：donor specific antibody）の検出など，より臨床的重要性を増してきた.

　本稿では HLA タイピングおよび各種抗体検査について概説する.

HLA タイピング

1）HLA とは

　HLA（human leukocyte antigen）はヒトの MHC（major histocompatibility complex）主要組織適合因子複合体であり，ほぼすべての細胞表面に存在し，「自他認識マーカー」として免疫反応に重要な役割をしている．分子構造から class I と class II に分類され，class I として A，B，C など，class II として DR，

273

Ⅱ章 腎移植

DQ，DP など多くの抗原の組み合わせからなり，そのそれぞれが数十種類の型をもつ．この HLA 遺伝子は 6 番染色体の短腕にあり，1 つの組み合わせ（ハプロタイプ）として遺伝する．以前から腎移植において A, B, DR のミスマッチが移植腎予後と関連すると報告されているが[1]，近年では DP, DQ も拒絶反応・移植腎機能低下に関与すると報告されており[2,3]，DP，DQ の重要性が認識されつつある．

2）HLA タイピング

HLA 抗原型は DNA タイピングが主流であり，HLA 抗原の遺伝子座を検出し，抗原型に置き換える．PCR-SSP（sequence specific primer）法，PCR-rSSO（reverse sequence specific oligonucleotide）法，SBT（sequence based typing）法などが代表的な方法である．

■ リンパ球クロスマッチ

1）LCT（lymphocyte cytotoxicity test）リンパ球細胞傷害試験

LCT は補体依存性抗体による細胞傷害性をみてドナーリンパ球に対するレシピエント血清中の抗体を検出する方法であり，CDC（complement-dependent cytotoxicity test）補体依存性細胞傷害試験とも呼ばれる．

ドナー末梢血から T・B リンパ球を分離し，レシピエント血清と 4℃（cold）または 37℃（warm）で反応させ，抗原抗体複合体が形成されていれば補体が活性化されてリンパ球が死滅する．陰性コントロールを基準として死細胞の割合 11％以上を陽性と判断する．T 細胞クロスマッチが陽性の場合には前感作抗体陽性と判断できる．

LCT は補体結合反応を利用しているため IgM 抗体（自己抗体）も検出される．IgM 抗体は IgG 抗体より低温で反応する．warm のみだけでなく cold も陽性，あるいは cold のみ陽性の場合は，IgM 抗体による反応を考慮しなくてはならない．この場合は dithiothereitol（DTT）処理によって IgM 抗体を不活化さ

せ IgG 抗体による反応のみを検出することができる.

2) FCXM（flow cytometry crossmatch）

　FCXM はフローサイトメトリー（FCM）法を用いてドナーリンパ球に対する抗体がレシピエントの血清中に存在するかを検出する. LCT と異なりリンパ球に対する傷害性を検出せず, 補体活性化能については考慮されない[4]. しかし, LCT に比べて感度が高く, また二次抗体として FITC 標識抗ヒト IgG を用いているため IgG 抗体だけが検出される（ただし補体結合性と補体非結合性の両方が検出）. 機器の設定や陽性の判定には経験が必要で, 検査施設の判断に依存しているのが現状である. また B 細胞 FCXM では B 細胞に存在する Fc receptor に反応して非特異的な反応が生じ, 蛍光強度が増強することにより判定が困難となる可能性がある. リンパ球から Fc receptor を除去する蛋白分解

表 1　FCXM の基本的なデータ解釈の仕方

T cell XM	B cell XM	解釈
（−）	（−）	・ドナー特異的な HLA に対する抗体がない ・ドナー特異的な HLA に対する抗体価が限りなく低い
（＋）	（＋）	・ドナー特異的な HLA-Class Ⅰに対する抗体を持っている ・ドナー特異的な HLA-Class Ⅰと Class Ⅱに対する抗体を持っている
（−）	（＋）	・ドナー特異的な HLA-Class Ⅱに対する抗体を持っている ・ドナー特異的な HLA-Class Ⅰに対する抗体があっても, 抗体価は限りなく低い
（＋）	（−）	・テクニカルエラー, 再現実験 （回収した B cell の生存率が悪い可能性あり）

（文献 6 より）

Ⅱ章　腎移植

酵素であるプロナーゼ処理をすることでその反応は軽減することができる[5].

抗 HLA 抗体検査

1) PRA ビーズ法

　一般に PRA（panel reactive antigen）は抗体スクリーニングのために行う．HLA 抗原を固相化した，ヒト由来細胞から回収した細胞膜を貼付けたマイクロビーズにレシピエント血清を反応させる．FCM 法と Luminex 法があり，前者はビーズに結合した HLA 抗体を FITC 標識ヒト IgG にて標識し FCM にて測定する．FCM は限られたビーズ数しか同時測定できないため，Class Ⅰ および Class Ⅱ の陰性陽性の判定のみ可能である．一方，Luminex 法とは，相補的オリゴマーを結合させたマイクロビーズに PCR 産物をハイブリダイズさせ，化学発光によりビーズごとの蛍光値を測定する方法である．Luminex では大まかな HLA 抗原特異性の有無をスクリーニングできる．

2) Single Antigen ビーズ法

　Single Antigen は HLA 抗体特異性を同定するために用いる．この方法は単一 HLA 抗原を発現する培養細胞を構築し，その細胞膜をマイクロビーズに貼付けた Single Antigen ビーズを使用する．FCM 用と Luminex 用があるが，前者は抗原型レベルまで判定できるのに対し，後者はアレルレベルの抗原特異性まで判定できる．これにより，DSA の有無を確認することが可能である．

■文献
1) Oplez G, et al. Transplantation. 1985; 40: 240-3.
2) Jolly EC, et al. Am J Trasplant. 2012; 12: 2845-8.
3) Ticehurst EH, et al. Clin Transpl. 2011; 25: 409-14.
4) 小林孝彰．腎移植におけるクロスマッチ MHC. 2012; 19: 199-209.
5) Vaidya S, et al. Transplantation. 2001; 71: 422-8.
6) Mulley WR, et al. Nephrology. 2011; 16: 125-33.

II-3. 組織適合席検査

■参考文献
- 今井直彦. 腎臓内科医のための腎移植の診かた. 東京: 中外医学社; 2015. p.52-9.
- 藤山信弘. 臨床泌尿器科. 2015; 69: 1083-92.

（楊井朱音）

II-4 先行的腎移植

•POINT•
- 継続的な透析療法を経ずに腎移植を行うことを preemptive kidney transplantation（PEKT）という．
- PEKT は生着率・生存率ともに優れている．
- PEKT を行うためには腎代替療法選択時に腎移植の情報提供をする必要がある．よって，PEKT を増やすのは腎臓内科医の役目であり，腎臓内科医が PEKT に対する正しい知識を持たなければ患者は PEKT を受ける機会を失う．

先行的腎移植のメリット・デメリット

- 腎移植を透析導入前に行うほうが生着率・生存率ともに良いと報告され（図1），その後 PEKT が注目されるようになった[1]．
- 透析を経ずに腎移植を行うことで，心血管疾患の進行が阻止され，他の透析合併症も回避できる．
- また，長期にわたる無尿期間があると廃用性萎縮膀胱となり，腎移植後に頻尿となる．徐々に膀胱容量は回復するが，先行的腎移植であればこれも回避できる．
- 透析に必要な内シャント作成術や腹膜透析カテーテル挿入術といった手術を避けられる．
- 透析に必要な医療費も軽減される．
- 小児においては腎不全による成長不全を回避できる．
- 一方で PEKT のデメリットはほとんどないが，透析を経験していないことで，移植後の自己管理が不十分となり移植腎喪失が早くなるのではないかと懸念される点があげられる．

II-4. 先行的腎移植

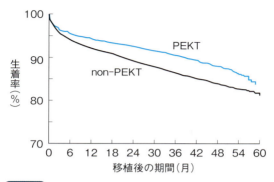

図1　生体腎移植におけるPEKTの生着率（文献1より）

日本の先行的腎移植の現況

- PEKTが生着率・生存率ともに優れていることが報告され，徐々にPEKTの割合が増加しており，現在本邦の生体腎移植の約30％がPEKTで行われている．
- 生体腎移植だけでなく，献腎移植でもPEKTが適応されるようになり，2012年7月よりPEKTでの献腎登録が可能となった．PEKTでの献腎登録の条件はeGFR15mL/min/1.73m^2未満で，さらに1年以内に腎代替療法が必要となることが予想されている．すでに小児と膵腎同時移植での先行的献腎移植が施行されているが，腎単独移植では成人の献腎移植の待機年数は15年以上となっており成人の施行例はない．

先行的腎移植の紹介のタイミング

- 生体腎移植前には移植に関する説明や提供者の自発性の確認，組織適合検査，提供者・移植者の身体面の検査，ワクチン接種などの数多くのステップがふまれる．これらすべてをこなすのに3カ月程度が必要であることが多い．
- 先行的腎移植を施行する時期についてはeGFR15mL/

Ⅱ章　腎移植

min/1.73m^2 未満が目安である．また，PEKT 施行時の eGFR が低くても移植後の腎機能には有意差を認めなかったと報告があり，必ずしも早期に PEKT を行えばよい，ということではない[2]．実際のところ，本邦の PEKT は平均 eGFR8.4mL/min/1.73m^2 で施行されていると報告されており，おおよそ透析の計画導入と同時期程度に行われている．

- よって PEKT を行うためには腎機能悪化のスピードと準備期間を考慮しつつ，移植施設へ紹介する必要がある．十分な準備を行い，確実に PEKT で腎移植を行うためには，CKDG4 の段階で移植施設に紹介することが望ましい．
- 移植前の透析期間が 6 カ月未満であれば，先行的腎移植と生着率は変わらないという報告もあり[3]，透析を回避するために，移植前の準備が疎かになってはならない．

■文献
1) Kasiske BL, et al. J Am Soc Nephrol. 2002; 13: 1358-64.
2) Akkina SK, et al. Am J Tramsplant. 2008; 8: 2071-6.
3) Goldfarb-Rumyantzev A. 2005; 20: 167-75.

（栁　麻衣）

II-5 腎移植術と周術期管理

移植用腎採取術（生体）

> • POINT •
> - 機能に左右差がない場合は，腎静脈が長く吻合が容易な左腎を摘出する．
> - 差がある場合は，良い方を提供者に残す．
> - 生体腎提供者は健常人なので，低侵襲な腹腔鏡手術が主流である．
> - 腎癌の場合と根本的に異なるのは，腎動静脈の処理を最後に行う点である．

1）手技

ここでは，後腹膜アプローチによる腹腔鏡下移植用左腎採取術（生体）について述べる．

- 硬膜外併用全身麻酔を施し右側臥位におく．
- 図1のようにトロカーを挿入留置する．

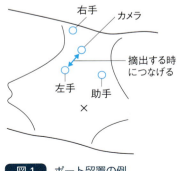

図1 ポート留置の例

Ⅱ章　腎移植

- フランクパッドを除去し，腸腰筋に沿って外側円錐筋膜を切開する．
- Gerota 筋膜後葉と腸腰筋の間を剥離して腎門部に到達．腎動静脈を同定剥離する．腎静脈に流入する副腎静脈と性腺静脈をシーリングデバイスなどで切離し，腎静脈をできるだけ長く確保する．
- 腎下方で尿管を同定．血管交差部近傍まで剥離する．
- Gerota 筋膜を切開し，腎周囲脂肪を剥離して腎被膜を全周性に露出する．
- 尿管を切断．腎移植手術の進行に合わせマンニトールを投与し，尿の良好な流出を確認する．
- ヘパリンを投与し，腎動・静脈をこの順に血管用ステープラで切断する．
- いずれか 2 つのポート孔をつなげるように切開し，遊離された提供腎を慎重に体外に取り出す．
- 止血を確認後，腎門部にドレーンチューブを留置．丁寧に閉創する．

2）周術期管理
- 残腎機能に留意し，適宜栄養指導を行う．

生体腎移植術

● POINT ●
- 原則として固有腎は摘出しない．
- 原則として採取した左腎を右腸骨窩に移植する．こうすることで腎盂尿管が最前面となり，術後の尿路系合併症に対処しやすい．
- 尿管膀胱新吻合に膀胱内・膀胱外アプローチの 2 法がある（図 2A, B）．後者の方が簡便である．

1）手技
- 全身麻酔を施し仰臥位におく．

II-5. 腎移植術と周術期管理

- 中心静脈カテーテルを留置する.
- 尿道カテーテルを留置し, 膀胱を適量の空気で膨らませ, クランプする.
- 右下腹部に20cm程度の弓状切開（Gibson切開）をおく.
- 腹膜嚢を内上方に授動し, 骨盤腔に移植腎床を確保する.
- 外腸骨静脈を回旋枝から内腸骨静脈分岐部まで剥離する.
- 内腸骨動脈を上臀動脈分岐部近傍まで剥離し, 中枢側にブルドック鉗子をかけ切断. 内腔をヘパリン加生食で洗浄する. 動脈硬化などで内腸骨動脈が使えない場合は外腸骨動脈を用いる.
- 提供腎にヘパリンとプロカインを加えた細胞外液組成液で灌流を施す.
- 腎門部以外の腎周囲脂肪組織を除去. 適宜血管系に修復などを施す（図3）.

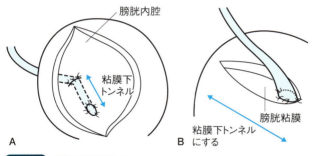

図2 尿管膀胱新吻合
（A: 膀胱内アプローチ, B: 膀胱外アプローチ）

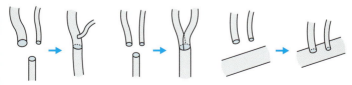

図3 血管修復の例

II章　腎移植

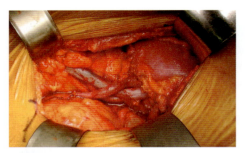

図4　動静脈と尿管の吻合を終えたところ

- 腎動静脈に捻れなどが生じぬように吻合する（図4）．
- 虚血が移植腎に及ぼす影響を最小限にするため，腎動脈離断から体外灌流開始までの温阻血時間はもちろん，灌流冷却後血流再開までの冷阻血時間をできるだけ短くすべく，手際よい手術操作（血管吻合）を心がける．
- 血流を再開し，初尿の排泄を確認する．
- 血流再開後1時間生検を行い，尿管を膀胱に新吻合する．尿管にステントをおいてもよい．
- 止血を確認後，移植腎後面と尿管吻合部近傍にドレーンチューブを置き，閉創する．

2）周術期管理
- 適切な免疫抑制薬投与を行う．
- 十分な輸液，昇圧薬などによる適正な血圧・移植腎血流の維持を行う．
- 尿量減少時は，移植腎エコーなどで原因を検索する．
  以下に周術期管理の例を示す（表1）．

表1 周術期管理の例

病日	-2	-1	0	1	2	3	4	5	6	7	8	9	10
移動	一般病棟入院		ICU			一般病棟							
飲水	従来通りの制限量	→（21時以降禁飲水）	朝から許可	↑	↑	↑	↑	↑	↑	↑	↑	↑	↑
食事（グレープフルーツ禁）	透析食	（21時以降禁食）	朝から常食	↑	↑	↑	↑	↑	↑	↑	↑	↑	↑
点滴メイン：1号液			ICU入室後〜前1時間尿量追跡（最初の1時間は400mU/補液速度の下限100mU/hr、上限	前1時間尿量（2時間後尿量の半量）追跡	200mL/hr	160mL/hr	120mL/hr	100mL/hr	80mL/hr				
安静度	制限なし	↑	床上臥位	床上座位	離床励行	病棟内歩行可	↑	↑	病院内歩行可	↑	↑	↑	↑
検査　血液検査	○		○	○		○	○	○	○			○	
検査　移植腎エコー			○	○（1日2回）	↑	↑	↑	↑	↑	↑	1日1回	↑	↑
検査　画像検査			レントゲン							腹部単純CT			
BW測定（朝夕）			○	↑	↑	↑	↑	↑	↑	↑	↑	↑	↑
バイタルチェック（回/day）	2	↑	朝+術後2時間毎	12	6	4	4	↑	↑	↑	↑	↑	↑
尿量チェック（回/day）			術後1時間毎	1時間毎	↑	↑	↑	↑	↑	↑	↑	↑	↑
ドレーン，カテーテル管理						移植腎ドレーン抜去	CV抜去			バルーンカテ抜去			膀胱鏡のドレーン抜去
抗凝薬			静注	↑	↑	内服	↑	↑	↑	↑	↑	↑	↑

■文献

1) 日本臨床腎移植学会・日本移植学会. 腎移植臨床登録集計報告 (2017) 2016 年実施症例の集計報告と追跡調査結果. 移植. 2017; 52: 113-33.
2) 日本移植学会. 腎臓採取マニュアル.

〈木下善隆　石川　晃〉

II-6. 腎移植における免疫抑制薬

II-6 腎移植における免疫抑制薬

• POINT •

- 本邦では，導入療法として抗 IL-2 モノクローナル抗体の
  バシリキシマブ，維持療法としてカルシニューリン阻害薬
  のタクロリムス，代謝拮抗薬のミコフェノール酸モフェチ
  ル，そして副腎皮質ステロイドの併用が一般的である．
- カルシニューリン阻害薬は厳格な TDM を行って投与量を
  調節し，移植後の経過に応じて徐々に減量していくが，中
  止は推奨されない．
- 副腎皮質ステロイドは早期に維持量まで減量するのが一般
  的だが，症例によっては早期離脱を検討しても良い．

▌背景

　1980 年前半までは副腎皮質ステロイド＋代謝拮抗薬のアザ
チオプリン（AZA）など 2 剤併用が主流であり，急性拒絶の
リスクは高かった．しかし，その後カルシニューリン阻害薬
（CNI）や，新たな代謝拮抗薬であるミコフェノール酸モフェチ
ル（MMF），抗体製剤のバシリキシマブ（BLX）といった新規
免疫抑制薬が登場し，これら多剤併用療法を行うことで，短期成
績は飛躍的に改善した（図1）．現在の免疫抑制療法は，導入療
法（induction）と維持療法（maintenance）に分けられるが，本
稿では代表的な使用薬剤について述べる．なお，ABO 血液型不
適合やドナー特異抗体（DSA）陽性症例への脱感作療法につい
ては，II-7 に譲る．

II章 腎移植

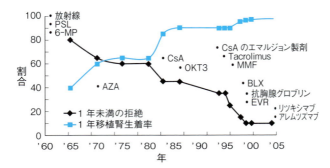

図1　免疫抑制剤の変遷と急性拒絶・移植腎生着率の推移

導入療法（induction therapy）

1）バシリキシマブ（BLX）（シムレクト®）

主にT細胞の増殖・活性化に関わるIL-2（CD25）に対するモノクローナル抗体（IL2RA）である．メタ解析では，不使用時と比較して急性拒絶や移植腎廃絶を20〜30％抑制することが示された[1]．KDIGOガイドラインでも第1選択とされ，本邦における大半の施設で用いられる[2,3]．

〈投与方法〉

移植術中および移植術4日後に，20mgずつ静脈注射を行う．

2）抗ヒト胸腺細胞ウサギ免疫グロブリン（rATG）（サイモグロブリン®）

ポリクローナル抗体であり，多様な機序でT細胞を強力に障害する（lymphocyte-depleting agent）．IL2RAと比較して，感染リスクの増加と引き換え免疫抑制作用が強いことが知られ，KDIGOガイドラインでは免疫学的ハイリスク症例への使用が推奨されている[2]．米国での使用率は6割以上を占めるが（BLXは2割程度）[4]，本邦での適応は急性拒絶反応にとどまり，導入時の使用は極めて限定的である．

〈投与方法〉

1.0 〜 1.5mg/kg/日を 3 〜 7 日間（初回は移植術中）投与する．サイトカイン放出やアナフィラキシーに注意が必要であり，中心静脈から 6 時間以上かけて緩徐に投与する．繰り返し投与する場合は，抗ウサギ抗体の出現から血清病を発症する可能性があり，再投与を避ける施設もある．

維持療法（maintenance therapy）

1）カルシニューリン阻害薬（CNI）

カルシニューリン活性の阻害により，T 細胞特異的に増殖を抑制する．タクロリムス（TAC）とシクロスポリン（CsA）の 2 剤があるが，TAC の方が強力な免疫抑制作用を有するとされ，メタ解析においても，CsA と比較して急性拒絶や移植腎廃絶のリスクを著明に抑制することが示された[5]．KDIGO ガイドラインでは TAC が推奨され，本邦でも 7 割程度（米国では 9 割以上）で用いられる．

維持期の免疫抑制薬における主な副作用を表 1 に示す．CNI 間でも相違があり，特に移植後新規発症糖尿病（NODAT）は TAC で生じやすく，コントロール不良の場合は CsA への変更を検討する．その場合は，CsA がミコフェノール酸（MPA）の腸肝循環を阻害し AUC（area under the curve）を低下させることに注意を要する．腎毒性も有名だが，CNI 離脱の protocol はいずれも散々な結果であり，いかなる患者においても中止は推奨されない[6]．なお，CNI は CYP3A4 で主に代謝されるため，スタチンや抗真菌薬などと多様な薬物相互作用を有するが，詳細は添付文書に譲る．

〈投与方法〉

CNI は吸収や代謝の個人差が大きく，併用薬剤も薬物動態に影響し，また中毒域と薬効域が近接しているため，厳密な TDM（therapeutic drug monitoring）を要する．目標血中濃度は施設によって異なるが，移植術後に最も高く設定し，その後漸減していく．

Ⅱ章　腎移植

表1 免疫抑制薬の主な副作用

副作用	ステロイド	CsA	TAC	mTORi	MMF	AZA	MZR
肥満	↑↑						
糖尿病	↑	↑	↑↑	↑			
脂質異常症	↑	↑	(↑)	↑↑			
高血圧	↑↑	↑↑	↑				
骨減少	↑↑	↑	(↑)				
高尿酸血症							↑
痤瘡	↑	↑					
歯肉腫脹		↑					
多毛		↑↑					
脱毛	↑		↑			↑	
神経毒性（振戦）		↑	↑↑				
心毒性		(↑)	↑				
肝障害		(↑)	(↑)			↑	(↑)
貧血/白血球減少				↑	↑	↑	(↑)
創傷治癒遅延				↑			
消化器症状			↑		↑↑	↑	(↑)
蛋白尿				↑↑			
GFR低下		↑	↑				
TMA		↑	↑				

● タクロリムス（TAC）

　1日2回の製剤（プログラフ®）と1日1回の徐放製剤（グラセプター®）があり，後者の方がアドヒアランスに優れていたとされる[7]．トラフ濃度（C_0）で投与量を調節し，TDMガイドラインでは術後1カ月以内で8〜12ng/mL，術後3カ月以内で5〜8ng/mL，以降は5ng/mLが目標とされる[8]．

Ⅱ-6. 腎移植における免疫抑制薬

● シクロスポリン（CsA）

　1日2回のマイクロエマルジョン製剤（ネオーラル®）が主に用いられる．TAC と比較して C_0 と AUC の相関が乏しく，AUC_{0-4} や C_2 でモニターする施設もあるが，煩雑なため C_0 も一般的に使用される．TDM ガイドラインでの目標 C_0 は，術後1カ月以内で 200 ～ 300ng/mL，術後3カ月以内で 150 ～ 200ng/mL，以降は 100 ～ 150ng/mL とされる．

2）代謝拮抗薬

　6-メルカプトプリン（6-MP）のプロドラッグである AZA に加えて，本邦で開発されたミゾリビン（MZR），また MPA のプロドラッグである MMF の3種類が使用可能である．6-MP は核酸代謝における de novo 系，salvage 系の両者を阻害するが，MZR および MPA は de novo 系を選択的に抑制し，リンパ球の増殖・活性化を特異的に阻害する．メタ解析では，MMF が AZA と比較して急性拒絶や移植腎廃絶のリスクを有意に抑制することが示されており[9]，米国および本邦における9割以上で MMF が使用されている．一方でサイトメガロウイルス（CMV）感染症の増加が示唆されており，コントロール不良の場合は AZA/MZR への変更も考慮する．副作用については，MMF は下痢を主体とした消化器症状，AZA では血小板減少や肝障害が多いとされるが，MZR は比較的安全に使用可能である．さらに，MZR/MMF には催奇形性が指摘されているため，妊娠を希望する際は6週間以上前に，胎盤通過性のない AZA への変更が必須である．

〈投与方法〉

● ミコフェノール酸モフェチル（MMF）（セルセプト®）

　1回 1,000mg を1日2回投与で開始し，そのまま継続するか，維持期にかけて1回 500mg を1日2回まで減量する．eGFR < 25mL/min/1.73m² の場合は血中濃度が高くなるおそれがあり，減量を視野に入れる．また，忍容性に応じて減量を検討するが，フレイル（frailty）患者において減量が頻繁に

II章　腎移植

見られ，減量患者では移植腎廃絶も多かったと報告されており[10]，1,000mg/日未満までの減量は推奨されない．なお，CNIと異なり C_0 と AUC の相関は乏しいため，TDM の意義は限定的である．

- **アザチオプリン（AZA）（イムラン®，アザニン®）**

   初期量として 2 ～ 3mg/kg，維持量として 0.5 ～ 1mg/kg を 1 日 1 回投与する．腎機能による用量調整は不要だが，フェブキソスタット，トピロキソスタットとは併用禁忌であり，アロプリノールも併用注意である（6-MP の血中濃度が上昇する）．

- **ミゾリビン（MZR）（ブレディニン®）**

   従来の 1 日量は初期量で 2 ～ 3mg/kg，維持量で 1 ～ 3mg/kg であったが，免疫抑制作用が不十分とされていた．近年，5mg/kg/日ないしは 12mg/kg/日といった高用量の有効性も指摘されている．

3）副腎皮質ステロイド

　サイトカイン抑制によるリンパ球抑制効果に加え，抗炎症作用を有するが，副作用は多岐にわたる（表1）．ステロイドフリーの protocol も存在するが，メタ解析では生命予後や移植腎廃絶のリスクは変わらないものの，急性拒絶のリスクが有意に増加したとされ[11]，本邦では未だマイナーである（米国では 30％程度）．しかし，急性拒絶も軽症のものが多いとされ，NODAT におけるインスリン使用回避，骨量維持の観点からも，症例を選んで検討する意義はある．その場合は晩期離脱（withdrawal）よりも，ステロイド回避（avoidance）または移植後 7 ～ 14 日など早期離脱が推奨される．

〈投与方法〉

　プレドニゾロン（PSL）（プレドニン® など）またはメチルプレドニゾロン（mPSL）（メドロール® など）が用いられるが，後者がより一般的である．施設によって使用量に差があるが，術後 1 ～ 2 週間は mPSL で 20mg を継続し，2 ～ 4 週間後には mPSL で 4mg 程度の維持量まで漸減することが多い．

Ⅱ-6. 腎移植における免疫抑制薬

4）mTOR 阻害薬（mTORi）

T および B 細胞や悪性腫瘍の増殖，CMV の複製，血管新生などに関わる mTOR を阻害する．本邦ではエベロリムス（EVR）が使用可能であり，CNI と異なり腎毒性がなく，高用量で認められる抗悪性腫瘍効果やウイルス増殖抑制効果も期待される．実際，mTORi の使用で前立腺癌のリスクは増加するものの，その他の腫瘍全体の罹患率は有意に減少したとされる[12]．しかし，CNI や代謝拮抗薬の代替療法，または併用療法として mTORi を使用した場合に，予後を改善する結果は得られておらず，米国での使用頻度は低下の一途を辿っている（本邦でも 10% 程度）．一方で，その併用により CNI が減量可能であり，eGFR が上昇したとする報告もある[13]．口内炎や尿蛋白といった副作用には特に注意が必要であり，また創傷治癒遅延をきたすことから，KDIGO ガイドラインでも手術創治癒後の投与が望ましいとされる．

〈投与方法〉

● エベロリムス（EVR）（サーティカン®）

コンセンサスはないが，手術創の治癒や BLX の効果持続期間（40 ～ 50 日）を勘案して，術後 2 週間～ 3 カ月より投与を検討する．CNI 併用が望ましく，EVR を 1 ～ 1.5mg/日で開始し，C_0 は 3 ～ 8ng/mL を目標とする．同時に，過剰な免疫抑制を避けるため，CNI は 30 ～ 50% 程度の減量を行う．

＜コラム＞本当に IL2RA ＞ rATG なのか？

先述のメタ解析では IL2RA の有用性が示唆されたが[1]，解析された研究の多くが 1990 年代から 2000 年初期のものであり，CsA が約 9 割に使用され，MMF の使用も半数に過ぎなかった．TAC/MMF 併用患者における最近の検討では，ステロイド使用中において，IL2RA は no induction に対する優位性を認めなかった一方，rATG は急性拒絶を有意に低減させた．ステロイド不使用時に至っては，rATG は IL2RA と比較して急性拒絶を有意に抑制し，さらに移植腎生着率も

Ⅱ章　腎移植

改善させた[14]．TAC/MMF の併用が一般的な現在において，rATG の有用性を見直すべきかもしれない．

当院では…

基本的に BLX，TAC，MMF，mPSL を併用する．TAC は徐放製剤を用いて，C_0 を低めにコントロールしているが（導入時は 6 ～ 8ng/mL，6 カ月以降は維持量として 3 ～ 5ng/mL），著明な急性拒絶は経験していない．MMF は 1,000 ～ 1,500mg/日で開始するが，比較的高齢患者（長期 PD からの移行など）が多く，往々にして 500mg/日までの減量を余儀なくされる．mPSL は術中に 500mg の pulse を行い，3 ～ 4 週後には維持量の 4mg まで減量している．

■文献

1) Webster AC, et al. Cochrane Database Syst Rev. 2010; 1: CD003897.
2) Kidney Disease: Improving Global Outcomes（KDIGO）Transplant Work Group. Am J Transplant. 2009; 9（Suppl 3）: S1-155.
3) 日本臨床腎移植学会・日本移植学会. 腎移植臨床登録集計報告（2017）2016 年実施症例の集計報告と追跡調査結果. 移植. 2017; 52: 113-33.
4) Hart A, et al. Am J Transplant. 2016; 16（Suppl 2）: 11-46.
5) Webster AC, et al. BMJ. 2005; 331: 810.
6) Dugast E, et al. Am J Transplant. 2016; 16: 3255-61.
7) Kuypers DR, et al. Transplantation. 2013; 95: 333-40.
8) 日本 TDM 学会，日本移植学会，編．免疫抑制薬 TDM ガイドライン 2014［臓器移植編］．金原出版；東京：2014．p.8-21.
9) Wagner M, et al. Cochrane Database Syst Rev. 2015; 12: CD007746.
10) Mc-Adams-DeMarco MA, et al. Transplantation. 2015; 99: 805-10.
11) Haller MC, et al. Cochrane Database Syst Rev. 2016; 8: CD005632.
12) Yanik EL, et al. Am J Transplant. 2015; 15: 129-36.
13) Oh CK, et al. Transplantation. 2015; 99: 180-6.
14) Tanriover B, et al. Clin J Am Soc Nephrol. 2016; 11: 1650-61.

（内山清貴）

II-7. 拒絶反応と Banff 分類

II-7 拒絶反応と **Banff** 分類

• POINT •

- 拒絶反応は，細胞性免疫が主体となる T 細胞性拒絶（T cell-mediated rejection：TCMR）と，液性免疫が主体となる抗体関連型拒絶（antibody-mediated rejection：AMR）に分けられる．これらは Banff 分類によって病理学的に，急性および慢性病変に区別して規定される．
- 免疫抑制薬の進歩によって，TCMR を中心とした急性拒絶は減少傾向だが，ドナー特異抗体（DSA）による AMR は治療抵抗性であり，特に移植後新規に生じる de novo DSA による慢性拒絶が大きな問題となっている．
- TCMR の治療反応性は良好だが，de novo DSA 産生の素因になることが広く知られており，また往々にして AMR と合併することから，両者を完全に切り分けて考えるべきではない．

　拒絶反応は発症時期によって，超急性（24 時間以内），促進型急性（24 時間～ 1 週間），急性（1 週間～約 3 カ月），慢性（約 3 カ月以降）に分けられる．前二者は前感作抗体による急激な反応であり，予後も不良であることから，ABO 血液型不適合やドナー特異抗体（DSA）陽性症例への腎移植の際は，脱感作療法が必須である．

　急性および慢性拒絶は，発症機序によって，細胞性免疫が主体となる T 細胞性拒絶（T cell-mediated rejection：TCMR）と，液性免疫が主体となる抗体関連型拒絶（antibody-mediated rejection：AMR）に分けられる．これらは Banff 分類で病理学的に規定され，移植後の期間による区別はない．すなわち，移植後 3 カ月未満でも慢性拒絶の所見を呈することもあれば，移植後数年経過した後でも，怠薬などにより急性拒絶をきたすこともあ

Ⅱ. 腎移植

II章　腎移植

る.

　本稿では Banff 分類をベースに各拒絶反応の概要・治療について, 脱感作療法も含めて詳述する.

Banff 分類

　2 年に 1 回開催される Banff 会議によって討議され, 数年に 1 回の頻度で更新される. 最新のものは Banff 2015 であり, 概要を表 1 に示した[1]. 病変は i (Inflammation: 間質炎)/t (Tubulitis: 尿細管炎)/v (intimal arteritis: 動脈内膜炎)/g (Glomerulitis: 糸球体炎)/ptc (PeriTubular Capillaritis: 傍尿細管毛細血管炎) score や, また C4d の傍尿細管毛細血管における染まり具合 (C4d score) によって, 0 ～ 3 のスコアで半定量的に評価される (表 2). 最終的に 6 つのカテゴリーに分類され, 1 ～ 6 にかけて正常, AMR, Borderline changes, TCMR, 間質線維化と尿細管萎縮 (interstitial fibrosis and tubular atrophy: IFTA), その他となる.

T 細胞性拒絶 (T cell-mediated rejection: TCMR)

1) 概要

　ドナー抗原を認識した T 細胞が活性化され, サイトカインや細胞傷害性 T 細胞による免疫応答が生じる. 急性拒絶の約 9 割を占めるが, 免疫抑制薬の進歩によって, 発症頻度は大きく減少した (II-6). しかし, 安定期においても, 怠薬によって急性 TCMR (むろん AMR も) は起こり得る.

　治療反応性は比較的良好だが, TCMR が後述の de novo DSA 産生の素因となることが広く知られており[2], かつ de novo DSA による AMR は往々にして TCMR を伴うことから[3], 両者を完全に切り分けて考えるべきではない.

2) 組織所見 (表 1)

　Acute TCMR では間質および尿細管の炎症 (i/t > 0) が主体

296　　　JCOPY 498-22442

II-7. 拒絶反応と Banff 分類

表 1 最新の Banff 分類 2015（文献 1 より改変）

カテゴリー 1	正常	
カテゴリー 2	抗体に関連する変化	**Acute/active ABMR（以下の①～③を全て満たす）** ①急性組織障害の所見（少なくとも 1 つ） ・微小血管炎（MVI）：g > 0 かつ / または ptc > 0 ・動脈内膜炎または貫壁性動脈炎（v > 0） ・急性血栓性微小血管症（TMA） ・急性尿細管障害（ATN） ②血管内皮に対する抗体反応を示唆する所見（少なくとも 1 つ） ・傍尿細管毛細血管に沿った C4d 陽性 　[C4d > 1（IF），> 0（IHC）] ・中等度以上の MVI：[g + ptc ≧ 2] かつ g ≧ 1 ・生検組織中，血管内皮障害を示唆する遺伝子の高発現 ③血清学的なドナー特異抗体 [DSA（HLA その他）] の証明 ・上記①②から ABMR を疑う場合，DSA の検索を速やかに行う **Chronic active ABMR（以下の①～③を全て満たす）** ①慢性組織障害の所見（少なくとも 1 つ） ・慢性 TMA の所見を伴わない移植糸球体症（TG）（cg > 0） ・高度の傍尿細管毛細血管基底膜の多層化（電顕が必要） ・新規の動脈内膜線維化（特に内膜への白血球浸潤を伴う場合） ②，③は acute/active ABMR に同じ **拒絶を伴わない C4d 陽性（以下の 3 項目を全て満たす）** ・傍尿細管毛細血管に沿った C4d 陽性 　[C4d > 1（IF），> 0（IHC）] ・g，ptc，cg，v = 0，TMA および ATN なし ・TCMR および borderline changes なし
カテゴリー 3	Borderline changes	**Acute TCMR を疑う組織所見（以下を全て満たす）** ・軽度の間質細胞浸潤（i = 0, 1）を伴う尿細管炎（t = 2, 3） または**間質細胞浸潤（i = 2, 3）を伴う軽度の尿細管炎（t = 1）** ・動脈内膜炎を認めない（v = 0）
カテゴリー 4	TCMR	**Acute TCMR（以下 Grade）** Ⅰ A. 著明な間質細胞浸潤（i = 2, 3）および中等度の尿細管炎 　　（t = 2） Ⅰ B. 著明な間質細胞浸潤（i = 2, 3）および高度の尿細管炎 　　（t = 3） Ⅱ A. 軽度から中等度の動脈内膜炎（v = 0），i および t の有無は 　　問わない Ⅱ B. 高度の動脈内膜炎（v = 2），i および t の有無は問わない Ⅲ. 貫壁性動脈炎（v = 3）かつ / または動脈のフィブリノイド壊 　　死とリンパ球浸潤を伴う中膜平滑筋細胞の壊死 **Chronic active TCMR** Chronic allograft arteriopathy: リンパ球浸潤と内膜新生を伴う動脈内膜の線維化を認める．ただし，同病変は AMR と TCMR の両者で見られ得る．また，TCMR では尿細管間質にも病変を認め得る．
カテゴリー 5	間質線維化と尿細管萎縮	Grade Ⅰ. 軽度の間質線維化と尿細管萎縮（皮質の 25%以下） 　　　　Ⅱ. 中等度の間質線維化と尿細管萎縮（皮質の 26 ～ 50%） 　　　　Ⅲ. 高度の間質線維化と尿細管萎縮（皮質の 50%を超える）
カテゴリー 6	その他	BK ウイルス腎症，CNI の腎毒性，原疾患の再発など

Ⅱ章 腎移植

となるが，重症では炎症が動脈にも波及し（v＞0），治療抵抗性である（Grade Ⅱ，Ⅲ）．一方で，動脈内膜炎がなく（v＝0），組織傷害が軽微なものは Borderline changes と規定され，こちらも治療介入が望ましいとされる．また Banff 2015 から，i-IFTA（inflammation within areas of IFTA），すなわち「線維化した間質や萎縮尿細管への炎症細胞浸潤」という概念が導入され，移植

表2 **Banff における主な病変の評価方法**
（文献 1 より一部抜粋，改変）
PTC；peritubular capillary（傍尿細管毛細血管），
GBM；glomerular basement membrane（糸球体基底膜）

病変	スコア
i（**I**nflammation：間質炎）	0：皮質の 10％未満 1：皮質の 10 ～ 25％ 2：皮質の 26 ～ 50％ 3：皮質の 50％を超える
t（**T**ubulitis：尿細管炎）	0：白血球浸潤なし 1：尿細管横断面あたり 1 ～ 4 個の白血球浸潤 2：尿細管横断面あたり 5 ～ 10 個の白血球浸潤 3：尿細管横断面あたり 11 個以上の白血球浸潤
v（intimal arteritis：動脈内膜炎）	0：動脈炎なし 1：1 つ以上の動脈断面で軽度から中等度の動脈内膜炎 2：1 つ以上の動脈断面で内腔の 25％以上に及ぶ高度の動脈内膜炎 3：貫壁性動脈炎かつ / または動脈のフィブリノイド壊死とリンパ球浸潤を伴う中膜平滑筋細胞の壊死
g（**G**lomerulitis：糸球体炎）	0：糸球体炎なし 1：25％未満の糸球体係蹄に糸球体炎あり 2：25 ～ 75％の糸球体係蹄に糸球体炎あり 3：75％を超える糸球体係蹄に糸球体炎あり
ptc（**P**eri**T**ubular **C**apillaritis：傍尿細管毛細血管炎）	0：皮質 PTC の 10％未満，1 つの PTC あたり 3 個未満の白血球浸潤 1：皮質 PTC の 10％以上に，1 つの PTC あたり 3 ～ 4 個の白血球浸潤 2：皮質 PTC の 10％以上に，1 つの PTC あたり 5 ～ 10 個の白血球浸潤 3：皮質 PTC の 10％以上に，1 つの PTC あたり 10 個を超える白血球浸潤
C4d（PTC への **C4d** 沈着）	0：PTC に沈着なし（0％） 1：軽微な C4d 沈着（PTC の 10％未満） 2：巣状の C4d 沈着（PTC の 10 ～ 50％） 3：びまん性の C4d 沈着（PTC の 50％を超える）
cg（double contour：糸球体係蹄の二重化）	0：光顕で GBM の二重化なし 1a：電顕でのみ少なくとも 3 つの GBM に二重化あり 1b：光顕で少なくとも 1 つの糸球体で 1 ～ 25％の GBM に二重化あり 2：少なくとも 1 つの糸球体で 26 ～ 50％の GBM に二重化あり 3：少なくとも 1 つの糸球体で 50％を超える GBM に二重化あり

Ⅱ-7. 拒絶反応と Banff 分類

腎予後との関連が知られている[4]. 従来 chronic TCMR は血管病変のみの記載であったが, i-IFTA もその病変として議論され, Banff 2015 からは「TCMR では尿細管間質にも病変を認め得る」と追記された.

3) 臨床所見

特に acute TCMR の場合は, 急激な腎機能低下や, 移植腎エコーにおける RI の上昇（> 0.6）を認めることもあるが, 血清クレアチニンで 20 ～ 30% の上昇や, 軽度蛋白尿の出現にとどまる場合も多く, エピソード腎生検による確定診断が必須である. また, 基本的には臨床所見を呈さない borderline changes でも治療介入が推奨されるため, 定期的なプロトコール腎生検が推奨される.

4) 治療

第 1 選択はステロイドパルス療法であり, 7 ～ 8 割の症例で反応がみられるが, 血管病変を有する場合（v > 0）など, ステロイドが無効であることも多い. 抗ヒト胸腺細胞ウサギ免疫グロブリン（rATG）は, ステロイドと比較した有意な拒絶治療, 移植腎廃絶予防効果が示されており[5], ステロイド抵抗性の場合は投与を検討する. また, rATG の副反応が問題となる場合を含め（特に再投与時）, デオキシスパーガリン（DSG）の投与も行われる.

加えて, カルシニューリン阻害薬（CNI）, ミコフェノール酸モフェチル（MMF）など免疫抑制薬の増量・適正化を行う. 特にシクロスポリン（CsA）を使用中の場合はタクロリムス（TAC）への変更, アザチオプリン（AZA）使用中の場合は MMF への変更が推奨される（Ⅱ-5）.

5) 投与方法
● ステロイドパルス療法
メチルプレドニゾロン 500 ～ 1,000mg 点滴静注を 2 ～ 3 日

Ⅱ章　腎移植

間行う.

- **デオキシスパーガリン（DSG）（スパニジン®）**

発症機序は全て明らかではないが，主に活性化 T 細胞の分化・増殖を抑制するとされ，腎移植後の拒絶反応に保険適応がある．3 〜 5mg/kg 点滴静注を 7 〜 10 日間行う.

- **抗ヒト胸腺細胞ウサギ免疫グロブリン（rATG）（サイモグロブリン®）**

詳細は Ⅱ-5 における導入療法の項で示した．拒絶に対する治療の場合は，1.5mg/kg/日を 7 〜 14 日間投与する.

抗体関連型拒絶（antibody-mediated rejection：AMR）

1）概要

免疫抑制薬の進歩により，急性拒絶がコントロールできるようになった現在，慢性拒絶，特に AMR は移植腎廃絶の大きな原因である.

移植前からドナーに対する抗体を有している場合は，後述の脱感作療法を行う．ABO 不適合腎移植における抗 A・B 抗体については，2 週間程度でアコモデーション（抗体が存在するが AMR が起こらない状態）が生じるとされるが，抗 HLA 抗体については通常アコモデーションに至らないため，免疫抑制を弱めすぎないよう注意が必要である.

また，腎移植後に新規に生じる DSA を de novo DSA（通常は抗 HLA 抗体）と呼び，治療抵抗性で AMR や移植腎廃絶リスクの増加につながるため，現在の腎移植における大きな問題となっている．さらに，DSA が出現する前からすでに腎機能低下速度が加速しているとする報告もある[6].

2）組織所見（表 1）

ドナーに対する抗体による反応として，主に血管内皮障害がみられ，[g + ptc] ≧ 2（かつ g ≧ 1）で規定される微小血管炎（microvascular inflammation：MVI）の所見や，傍尿細管毛細血管に沿った C4d 陽性所見が特徴的である．一方で，C4d 陽性は

Ⅱ-7. 拒絶反応と Banff 分類

補体活性化に伴う非特異的な所見であり，特に ABO 不適合腎移植の場合など，拒絶でなくとも陽性になり得ることに注意が必要である．

さらに acute/active AMR と chronic active AMR（CAAMR）に分けられるが，前者では g/ptc/v ＞ 0 などの急性組織障害の所見がみられるのに対し，後者では係蹄壁の二重化（double contour）を伴う移植糸球体症（transplant glomerulopathy：TG）や（cg ＞ 0），傍尿細管毛細血管基底膜の多層化といった，慢性組織障害の所見がみられる．

加えて，Banff 2013 では血清学的な DSA の証明が必須であったが，網羅的な検索が多くの施設でされていないこと（HLA-DP や non-HLA に対する抗体など），特に CAAMR において，C4d または DSA が陽性の場合と，C4d かつ DSA が陽性の場合で腎予後が変わらなかったことを受けて[7]，Banff 2015 では「上記所見から AMR を疑う場合，DSA の検索を速やかに行う」というフレーズが追加された．

3）臨床所見

ドナーに対する既存抗体によって，移植後間もなく生じる acute/active AMR の場合は急激な腎機能低下をきたすことが多く，血栓性微小血管症（thrombotic microangiopathy：TMA）を発症して乏尿・無尿に至ることもある．一方で CAAMR の場合は，血清クレアチニンの軽度上昇や軽度蛋白尿にとどまることが多く，基本的に臨床所見のみから TCMR および AMR の鑑別は困難であるため，移植経過（免疫抑制薬や DSA など）の理解に加えて移植腎生検が必須である．また，臨床所見を呈さず，プロトコール腎生検で発見される subclinical AMR においても，移植腎廃絶のリスクが上昇するため，治療介入が望ましいとされる[8]．

4）治療〜脱感作療法を含めて〜

治療の主眼は，①炎症の抑制，②抗体の除去，そして③抗体産

Ⅱ章　腎移植

生の抑制であるが，残念ながら効果が確立された治療法は存在せず[9]，AMR 治療における保険適応も認められていない．

一方で，後二者を移植前の既存抗体に対して行うのが脱感作療法である．

① 炎症の抑制

特に臨床症状が著明な場合など，TCMR の治療に準じて行う．TCMR が AMR と並存し得ることを鑑みても合理的である．免疫抑制薬の増量・適正化も同様に行うが，これらは de novo DSA の出現を含め，抗体産生の抑制にも寄与することから，安易な減量は避けるべきである．

② 抗体の除去

アフェレシスとして，単純血漿交換（plasma exchange：PE）ないしは二重濾過血漿交換（double filtration plasmapheresis：DFPP）を行う．抗体除去のみならず，補体除去による作用も期待できる．ドナーに対する抗体価が低下するまで施行が望ましいが，抗 HLA 抗体の場合など連日の検査は（費用的にも）現実的でない．1 例としては，臨床経過をみながら 3 〜 4 回連日ないしは隔日で施行し，腎機能が安定したところで抗体価のチェック，再生検を検討する．

③ 抗体産生の抑制

抗 CD20 抗体であるリツキシマブの投与や，免疫グロブリン大量療法（IVIG）が行われる．前者は B 細胞の除去を目的としており，形質細胞の形成を予防する．後者の作用機序は明らかでないが，形質細胞や補体の抑制に加え，抗体や炎症サイトカインの中和作用も期待される．その他，形質細胞を直接除去するボルテゾミブを使用した報告もあるが，いずれも保険適応外である．

5）投与方法
● リツキシマブ（リツキサン®）

各種疾患における通常の 1 回量は 375mg/m^2 だが，腎移植では 100 〜 200mg/body の低用量投与が広く行われる．臨床

302

II-7. 拒絶反応と Banff 分類

経過や，可能であれば抗体価，組織所見もモニターしつつ，1週間（以上）空けて1〜4回の投与を行う.

● IVIG（献血ヴェノグロブリン® など）

アフェレシス＋IVIG（100mg/kg）の報告もあるが，総量2g/kg の高用量 IVIG がより一般的であり，2〜5回に分けて投与を行う．4週間以上あけて追加投与を検討するが，非常に高額な治療であり，患者本人とも相談を要する.

脱感作療法

ABO 不適合腎移植および既存 DSA 陽性症例に対する腎移植の場合，アフェレシスとして DFPP のみ，術前4回，術後2回まで保険適応となっている．施設によって回数や頻度は異なるが，基本的に ABO 不適合の場合は手術の1週間前から DFPP を2〜3回，施行前後で抗体価を測定しながら行い，さらに手術前日は凝固因子補充のため FFP 置換で PE を行って，抗体価を<16〜32倍に抑えることが多い.

加えて，抗体産生抑制のためにリツキシマブの投与が一般的であり，2016年より ABO 不適合腎移植において保険適応となった（既存 DSA 陽性では適応外）．やはり添付文書上は $375mg/m^2$ だが，100〜200mg/body の低用量における効果も実証されており，手術1〜4週間前から1〜2回投与を行う．合わせて，アフェレシスやリツキシマブの投与を行う段階から，ステロイド，CNI，MMF といった免疫抑制薬を開始しておく.

既存 DSA 陽性の場合も，基本的には同プロトコールで行う．DSA の強度や CDC クロスマッチ，FC クロスマッチの評価（II-3）にもよるが，少なくとも術前に CDC クロスマッチの陰性化は確認すべきとされる．抗体価が高いハイリスク症例では，高用量IVIG の投与も検討する.

■文献

1) Loupy A, et al. Am J Transplant. 2017; 17: 28-41.
2) El Ters M, et al. Am J Transplant. 2013; 13: 2334-41.
3) Lefaucheur C, et al. Lancet. 2013; 381: 313-9.
4) Mannon BB, et al. Am J Transplant. 2010; 10: 2066-73.
5) Webster AC, et al. Transplantation. 2006; 81: 953-65.
6) Wiebe C. Am J Transplant. 2015; 15: 2921-30.
7) Lesage J, et al. Transplantation. 2015; 99: 69-76.
8) Orandi BJ, et al. Am J Transplant. 2015; 15: 489-98.
9) Roberts DM, et al. Transplantation. 2012; 94: 775-83.

〈内山清貴〉

II-8. 腎移植レシピエントのフォロー

II-8 腎移植レシピエントの
フォロー

●POINT●

- 腎移植後移植腎機能廃絶の原因として生着中の死亡（death with functioning graft: DWFG）が大きな割合を占め，内科的管理を含めたいわゆる CKD-T の腎臓内科医によるフォローが必要である．移植後拒絶反応に関してはII-7 を参照．腎移植レシピエントの死因として感染症，心血管疾患，悪性新生物が大きな割合を占めている．

内科的管理

1) 高血圧

腎移植後には約 40 〜 60％に高血圧が認められると言われている[1]．腎移植後高血圧の原因について，表1 にまとめる．

適切な血圧管理は生命予後だけならず，グラフト予後についても重要である．血圧の上昇に伴うグラフトロス，死亡のリスク上

表1 腎移植後高血圧の原因

❶水・ナトリウム貯留	塩分過多，利尿低下
❷腎実質障害	急性・慢性拒絶反応，再発性腎炎
❸薬剤性	シクロスポリン，タクロリムス，ステロイド薬
❹血管障害	移植腎動脈狭窄，腎皮質小・細動脈硬化
❺自律神経障害	夜間排尿
❻内分泌・代謝障害	高レニン高アルドステロン症
❼その他	ドナーからの高血圧素因の持ち込み

Ⅱ章　腎移植

表2　腎移植後高血圧に対する降圧薬とその注意点

第一選択として推奨される薬剤

	注意点
アンジオテンシン変換酵素阻害薬 (ACE-Ⅰ)	血清 Cr 上昇，高カリウム血症，空咳，Hb 低下，妊婦禁忌
アンジオテンシンⅡ受容体拮抗薬 (ARB)	血清 Cr 上昇，高カリウム血症，Hb 低下，妊婦禁忌

その他の薬剤

カルシウム拮抗薬	CNI の濃度上昇，動悸，顔面紅潮
α遮断薬	起立性低血圧
中枢性降圧薬	勃起不全
利尿薬	尿酸上昇，脂質代謝異常，耐糖能悪化
β遮断薬	徐脈，腎機能低下，勃起不全

昇が報告されている[2,3].

　降圧の目標は，本邦のガイドラインでは 130/80mmHg 未満とされている.

　治療としては，まず生活習慣の改善（食塩制限，カリウム摂取，禁煙，体重管理），特に食塩制限が重要である. 食塩制限に関しては移植前からの指導も重要と考えられる. 生活習慣の是正を行っても降圧目標を達成できない場合には，薬剤による降圧を行う. 降圧薬の第一選択は RAS 阻害薬であるが，移植直後や腎動脈狭窄のために使用が躊躇される場合にはカルシウム拮抗薬を使用することが多い. カルシウム拮抗薬は CNI の血中濃度を上昇させることが知られており，開始や減量・休薬には注意が必要である. 降圧薬とその注意点については表2にまとめる.

2) 糖尿病

　移植後糖尿病（post-transplant diabetes mellitus: PTDM），

Ⅱ-8. 腎移植レシピエントのフォロー

移植後発症糖尿病（new-onset diabetes after transplantation：NODAT）の2つの用語があり，PTDMには糖尿病のレシピエントも腎移植後に新たに発症した糖尿病（NODAT）も含まれる．

移植後1年以内のNODAT罹患率は10〜30%程度と報告されている[4]．

腎移植患者においては，腎移植後体重増加，腎移植による腎機能改善，ステロイド・CNIの使用など，腎移植特有の発症要因が問題となる．表3にまとめる．

PTDMは生着率や生存率，心血管イベントリスクを悪化させることが報告されている[4,5]．

本邦の腎移植後糖尿病に関するガイドラインでは，糖尿病診療ガイドラインに基づき目標値が設定されている．管理目標値を図

表3 腎移植後発症糖尿病の要因

	既存要因	移植に関連した要因
修正不可能なもの	年齢 男性 非白人 家族歴	移植腎のインスリン代謝
修正可能なもの	肥満 運動不足 C型肝炎	移植後体重増加 ステロイド薬 CNI

目標	血糖正常化を目指す際の目標	合併症予防のための目標	治療強化が困難な際の目標
HbA1c（%）	6.0 未満	7.0 未満	8.0 未満

治療目標は年齢，罹病期間，臓器障害，低血糖の危険性，サポート体制などを考慮して個別に設定する．

図1 糖尿病管理目標値（文献6より）

II章 腎移植

1に示す[6]. 高齢者糖尿病の血糖コントロールなど，詳細は糖尿病診療ガイドラインを参照.

治療においては一般の糖尿病患者と同様に管理するが，免疫抑制薬の調整（ステロイドやCNIの減量・変薬）が腎移植後糖尿病において特異的である．シクロスポリンはタクロリムスに比べて糖尿病発症のリスクは低いが，タクロリムスに比べ急性拒絶反応の頻度が高いという報告があるため[7]，変薬に関しては十分考慮が必要である.

3）脂質異常症

移植後脂質異常症は移植後1年で90%程度の患者に認められるとされている[8]．移植前からの脂質異常症に加え，移植後の免疫抑制薬による脂質異常症が重要である．続発性の脂質異常症の原因について表4にまとめる.

グラフト予後に関する直接的な効果に関しては報告が乏しいが，CVDとの関連が重要である．移植患者においてスタチン製剤の使用によりCVD発症のリスクが減ることが報告されている[9].

表4　続発性の脂質異常症の原因
・ネフローゼ症候群
・甲状腺機能低下症
・慢性肝臓疾患
・糖尿病
・アルコール過量摂取
・薬剤性
・利尿薬
・β遮断薬
・経口避妊薬
・コルチコステロイド
・シクロスポリン
・ラパマイシン，エベロリムス

II-8. 腎移植レシピエントのフォロー

腎移植患者自体の管理目標値は定められておらず，動脈硬化性疾患予防のための動脈硬化性疾患予防ガイドラインを参考にする．一次予防であれば LDL-C 120mg/dL 未満，二次予防であれば LDL-C 100mg/dL 未満（もしくは 70mg/dL 未満）を目標とする[10]．

一次予防であればまず生活習慣の改善を行い，それでも改善がない場合や二次予防であれば生活習慣の改善に加えて薬物療法を行う．

高 LDL-C 血症に対する第一選択薬はスタチンであるが，腎移植患者に使用する際には，タクロリムス，シクロスポリンとの相互作用に注意が必要である．特にシクロスポリンとの併用によりスタチンの濃度が上昇する．

4）高尿酸血症

高尿酸血症は腎移植患者においては 40 ～ 60％に認められるとされている[1]．移植後には，単腎による尿酸排泄低下，薬剤（CNI，ミゾリビン）による影響で高尿酸血症が高頻度に認められる．

移植後高尿酸血症が CKD 進展や CVD 発症の危険因子であることが報告されている[11]．また，腎移植後高尿酸血症は移植腎機能および移植腎生着率の危険因子であることも報告されている[12,13]．

血清尿酸値 8.0mg/dL 以下を目標として，生活指導を行った上で薬物療法を行う．移植後高尿酸血症においては，尿酸低下作用，免疫抑制薬への影響，副作用の面からフェブキソスタットを使用することが多い．

5）肥満

腎移植後は，ほとんどの患者において体重増加が見られる．移植前の厳しい食事制限からの開放，体調の改善，ステロイドの使用，身体活動不足など，体重増加の原因はさまざまである．

長期的には，肥満は移植後の脂質異常症，高血圧症，糖尿病の発症リスクを高め，移植後の心血管イベント発生リスクを高める

と考えられる. 体重増加によるグラフトロスのリスクも報告されている[14].

本邦のガイドラインでは, 移植後の体重増加は5%以下に留め, BMIは25未満とすることが推奨されている.

6) 貧血

移植後貧血 (post-transplant anemia: PTA) に関して本邦よりガイドラインが発表され, 成人男性でHb 13g/dL未満, 成人女性でHb 12g/dL未満と定義されている. 腎移植後においては, 一般のCKD患者と比べて, 腎機能が同程度であっても貧血の頻度が約10倍程度高いことが報告されている[15]. 移植後早期 (移植後6カ月以内) の貧血の原因には, 透析期の腎性貧血, 周術期の出血, 薬剤による骨髄抑制, 移植腎機能発現遅延, 頻回の採血, 鉄欠乏などがある. 移植後維持期 (移植後6カ月以降) では, 感染症, 拒絶反応, 移植腎機能障害, 免疫抑制薬, 降圧薬 (ACE-I, ARB), 鉄欠乏, 溶血, 悪性腫瘍が原因となりうる. 免疫抑制薬の中で, MMFによる骨髄抑制は遭遇する頻度が高く, ST合剤や抗ウイルス薬も骨髄抑制をきたしうる. また, 感染症の中でパルボウイルスB19による赤芽球癆には注意が必要である.

貧血を認める場合には腎機能予後および生命予後が悪いことが報告されている[16, 17].

本邦のガイドラインでは維持すべき目標Hbは13g/dL未満とされている. 赤血球輸血回避のため, Hb 11g/dL未満となった場合には貧血治療を行うことが提案されている.

上記の通り貧血の原因は多岐にわたり, まずは貧血の原因を鑑別して可逆性の因子があればESA治療に先行してその加療を行うことが重要である. 鉄欠乏を含めた可逆的な原因がなければESAの使用を検討する.

7) CKD-MBD

移植後CKD-MBDは, 透析期CKD-MBDのキャリーオー

II-8. 腎移植レシピエントのフォロー

バー，ステロイドおよび免疫抑制薬による続発性骨粗鬆症，腫大副甲状腺および移植腎機能低下による続発性副甲状腺機能亢進症が複合的に関連している．主な病態として遷延する相対的な副甲状腺機能亢進症があげられ，透析期と異なり，高 Ca 血症，高 PTH 血症に加え低 P 血症が観察される．低 P 血症は FGF23 と PTH の関与によるものと考えられている．

二次性副甲状腺機能亢進症は移植後に腎機能の改善とともに軽快するが，1年以上経過しても 17 ～ 50％で遷延することが報告されており，危険因子として，移植時の PTH，Ca，P の高値および長期透析があげられている[18]．移植時に著明な副甲状腺機能亢進症を伴っており，副甲状腺が結節性過形成に至ってしまっている病変では，移植後も高 PTH が遷延し高 Ca 血症や低 P 血症が顕著となり，三次性副甲状腺機能亢進症ともよばれる．

尿毒症による骨の PTH 抵抗性消失のため，移植後の1年で骨塩量が大幅に減少することが知られている．ステロイドや免疫抑制薬の長期服用もあり，移植患者においては骨折リスクも高い[19]．

移植後の高 Ca 血症は移植腎喪失のリスクを高めると報告される[20]．

移植後慢性期の CKD-MBD 管理については該当する CKD ステージに応じた測定，管理を行うことが妥当と考えられ，本邦のガイドラインでも推奨されている．高 Ca 血症（特に補正 Ca ≧ 10.5mg/dL）および高 PTH 血症（基準値上限以上）の遷延する場合には PTx の適応を考慮すべきである．

骨折に関して，ビスホスホネートやビタミン D などの薬剤によるリスク軽減のエビデンスは乏しい．骨塩量測定，骨代謝マーカーの測定を定期的に行い，状況に応じて治療介入を検討すべきだろう．

■ 感染症

腎移植患者は必ず免疫抑制薬を内服しており，易感染状態となっている．腎移植患者の死亡原因の第一位が感染症であることからも，感染症のマネジメントはレシピエントフォローアップに

Ⅱ章　腎移植

おいて重要である．移植患者においては，炎症反応が上昇しにくいことや症状が非典型的であることもあり，常に感染症を疑うことが必要である．

1) 感染経路
大きく分けて，ドナー由来の感染症，レシピエントの潜在感染の顕在化，市中や院内での曝露の3つに分けられる．

① ドナー由来の感染症
ドナーは生体腎移植前に，HBV/HCV，HIV，梅毒，HTLV-1，HSV，CMV，EBV，VZV，結核，血液培養，尿培養など，感染症については詳細にスクリーニングされた上で腎提供を行うこととなる．伝播が予想されるのはCMV，EBV，HBV，HCVがよく知られている．

② レシピエントの潜在感染の顕在化
免疫抑制により，レシピエントの潜在感染が顕在化することがある．ヘルペスウイルス属，肝炎ウイルスや結核などである．

③ 市中や院内での曝露
免疫抑制薬による日和見感染症のみではなく，非移植患者と同様の感染症（市中肺炎など）にも注意が必要である．

2) 移植からの期間
移植後からの時期により，感染症を推測することができる．図2[21]　ただし，免疫抑制の強化後（拒絶反応の治療後など）は時系列がリセットされることは覚えておかなければいけない．

3) 細菌感染症
特に尿路感染症，呼吸器感染症，創部感染症が多い．加えて，抗酸菌など細胞内寄生菌が問題になるという特徴がある．

4) ウイルス感染症
T細胞免疫の抑制はウイルス感染症のリスクファクターであり，細菌感染症と比べ非移植患者と大きく異なる．ヘルペスウイ

Ⅱ-8. 腎移植レシピエントのフォロー

＜1 カ月	1〜6 カ月	＞6 カ月
耐性菌の感染 　MRSA 　VRE 　*Candida* 属 　　（non-albicans） 誤嚥 カテーテル関連感染 創部感染症 CD 腸炎 ドナー由来の感染症（まれ） 　HSV 　リンパ球脈絡髄膜炎 　ウイルス 　ラブドウイルス（狂犬病） 　ウエストナイル熱 　HIV 　トリパノソーマ レシピエント由来の感染症 　アスペルギルス 　シュードモナス属	PCP, CMV, HBV 予防あり 　BK ウイルス 　CD 腸炎 　HCV 感染 　アデノウイルス 　インフルエンザ 　クリプトコッカス 　結核 PCP, CMV, HBV 予防なし 　PCP 　ヘルペスウイルス属 　（HSV, VZV, CMV, EBV） 　HBV 感染 　リステリア 　ノカルジア 　トキソプラズマ 　ストロンギロイデス 　リーシュマニア 　トリパノソーマ	市中肺炎 尿路感染 アスペルギルス 糸状菌 ムコール ノカルジア ロードコッカス 遅発性ウイルス感染 　CMV 感染 　　（腸炎，網膜炎） 　肺炎（HBV, HCV） 　市中感染（SARS, 　　ウエストナイル熱） 　JC ウイルス感染 　リンパ腫（PTLD）

図2 固定臓器移植後感染症の経時的な変化（文献 21 より）

ルス（特に CMV），BK ウイルス，肝炎ウイルスが特に重要である．

5）サイトメガロウイルス（CMV）感染症

　腎移植後サイトメガロウイルス感染症は最も頻度の多い感染症である．特にドナーが CMV 陽性，レシピエントが CMV 陰性の場合（D＋/R−）には，レシピエントが初感染となるため注意が必要である．CMV は感染した臓器への直接障害のみならず，易感染状態となること，拒絶反応の誘発や PTLD のリスクを上げるなど，結果として移植腎生着率，生命予後に影響を及ぼす．

　本邦では，アンチゲネミア法が日常臨床で使用可能な診断法である．移植後定期的に行うことが推奨されており，移植後 3 カ月もしくは，予防投与終了後 3 カ月は 1 〜 2 週間に 1 回の測定が望ましい[22]．網膜炎や CMV 腸炎はアンチゲネミア陰性となることもあるので，臨床症状が重要である．

II章　腎移植

　CMV血症（無症候性CMV感染症）と症候性CMV感染症は異なり，臨床症状を伴う症候性CMV感染症発症前の治療が重要と考えられている．治療の方法には早期投与法（preemptive therapy）と予防投与法（prophylactic therapy）がある．早期投与法ではCMV血症の有無を観察し，CMV血症を認めた場合に抗ウイルス療法を開始する．アンチゲネミアが2回続けて陰性になるまで，2週間以上行うことが多い．予防投与法は，CMV血症の出現以前から抗ウイルスを開始する．D＋/R－症例の移植後に行われることが多い．投与終了後の晩期発生のCMV感染症に注意が必要である．治療期間は100日が一般的だが，200日間のバルガンシクロビル予防投与によって晩期発生のCMV感染症を予防できるとの報告もある[23]．

　治療に際しては，免疫抑制薬の適正化・減量も重要である．

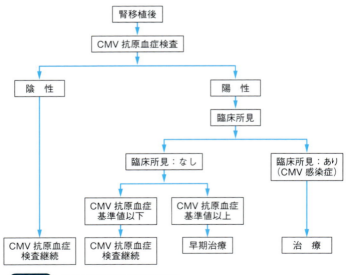

図3　CMV感染症の早期投与法
（日本臨床腎移植学会，編．腎移植後サイトメガロウイルス感染症の診療ガイドライン2011．東京: 日本医学館; 2011）

Ⅱ-8. 腎移植レシピエントのフォロー

6) BK ウイルス感染症

成人の多くが小児期に BK ウイルスに感染しており，尿路上皮細胞に潜伏感染している．免疫能が正常であれば再活性化は起きないが，腎移植後は免疫抑制のため再活性化に伴う BK ウイルス腎症，尿管狭窄が問題となる．

移植後数日〜数年と発症時期の幅が広く，常に念頭に置くことが必要である．診断にはスクリーニング検査が重要である．ガイドラインではスクリーニングとして PCR 法が推奨されているが本邦では保険適応がなく，尿沈渣での核内封入体細胞・尿細胞診でのデコイ細胞の確認を行う．頻度は少なくとも移植後 3 〜 6 カ月目までは月 1 回以上，移植 1 年目の終了時までは 3 カ月に 1 回以上施行する．それ以外でも腎機能障害を認めた場合や，急性拒絶反応の治療後は適宜施行する[24]．デコイ細胞が確認されれば，尿中および血中 PCR で BKV を確認する．PCR 陽性であり移植腎機能障害を認めた場合には，移植腎生検を施行し BKV 腎症の診断を確定する．

BK ウイルス腎症の治療としては，拒絶反応がないことを確認した上で，免疫抑制薬の変更・減量・中止を行う．当施設では代謝拮抗薬を中止として CNI を減量することが多い．しかし，拒絶反応と合併した例も報告されており，その際はまず拒絶反応の治療を行う．その他の治療として，IVIG，フルオロキノロン，シドフォビルなどがある．尿管狭窄に対しては，上記免疫抑制薬の調整に加え，外科的治療が必要となることもある．

7) 肝炎ウイルス感染症

レシピエントのフォローアップにおいては特に B 型肝炎が重要である．

① ドナーについて

HBs 抗原陽性の場合は，活動性の肝障害がなくレシピエントの genotype が同一な場合を除き腎移植は推奨されない．ドナーがオカルト HBV の場合，移植前の HBV ワクチン接種や移植時の HBIG 投与を行うことで腎移植は可能である．しかし，HBV

Ⅱ章　腎移植

感染を完全に予防できるものではなく，感染が成立した場合のリスクを説明することが必要である．

② レシピエントについて

　術前から HBV キャリアー，オカルト HBV であれば，B 型肝炎ガイドラインに準じて対応する[25]．HBs 抗原陽性レシピエントについては，移植前から核酸アナログ製剤の投与が必要である．移植後新規に HBV 感染することもあり，その場合はセロコンバージョンがほとんど期待できない．肝臓専門医へのコンサルトが必要である．

8）真菌感染症

　移植後は免疫抑制薬のため，真菌感染症のハイリスクとなる．真菌感染をきたした場合には，抗真菌薬の投与と，免疫抑制薬の減量を行う．ニューモシスチス肺炎予防のため，ST 合剤の予防投与が推奨されている[24]．

■ ワクチン接種について

　移植後は免疫抑制のため抗体獲得が困難になることから，特に HBV ワクチンや肺炎球菌ワクチンなど，移植前に接種しておくべきである．HBV ワクチンは特に，CKD ステージ早期からの接種が望ましい．

　移植後の生ワクチン接種は禁忌である．移植後の不活化ワクチン接種は免疫抑制薬が維持量となる 6 カ月以降が望ましいが，インフルエンザの流行の際には移植後 1 カ月で接種することもある．感染症の流行地域への居住または旅行においては，ワクチン接種の必要性について感染症専門家にコンサルトすることが望ましい[24]．

■ 移植後腎炎

　移植後に認める腎炎には，レシピエントが末期腎不全に至った原疾患と同じ腎疾患が移植腎に認められる再発腎炎，それ以外の腎疾患が移植腎に認められる *de novo* 腎炎，ドナーからの持ち込

み腎炎に分けられる．移植前には必ずレシピエントの原疾患を確認することが非常に重要であり，腎生検標本があれば取り寄せておくことが重要である．移植後腎炎を疑った際には，移植腎生検を行う．

治療介入という点から，FSGS と aHUS が重要である．

1）FSGS

移植後の再発は 1 次性 FSGS であり，2 次性 FSGS の再発はまれである．まずは臨床症状や組織所見から，レシピエントの原疾患が FSGS であったかどうかの確認が必要である．さらに FSGS 再発の既往をもつレシピエントの 2 次移植では再発が必発である．1 次性 FSGS の発症機序として液性因子の関与が考えられており，治療はその除去目的に血漿交換を行う[24]．加えて，ステロイドパルスや CNI の増量・変更を行う．

2）aHUS

移植後に問題となるのは，再発および *de novo* の aHUS である．腎移植後の aHUS の再発率は原因となる補体異常により異なる．本邦で多い C3 や欧米で多い CFH の遺伝子異常では移植後の再発率が高いことが知られている[26]．腎移植後に HUS を疑う臨床症状を認めた場合には，腎生検を行う．原疾患が aHUS の場合や，*de novo* の aHUS を疑う場合は血漿交換やエクリズマブを検討する．CNI など薬剤による 2 次性 HUS，急性抗体関連型拒絶反応，CMV 感染，BKV 感染が疑われる場合は，薬剤の減量・中止やそれぞれの治療を行う．

▍悪性腫瘍

本邦ではレシピエントの死因として悪性腫瘍が感染症，心血管疾患についで第 3 位である．悪性腫瘍の予防，早期発見，早期治療がレシピエントのフォローアップにおいて重要である．

移植後の悪性腫瘍は，①ドナーから持ち込まれるもの，②移植前よりレシピエントに存在していた腫瘍の顕在化，③移植後新た

Ⅱ章　腎移植

| 表5 | 腎移植後の発がんリスク |

SIR	一般的ながん	特に腎移植患者に多いがん	まれながん
> 5	カポジ肉腫 （HIV 感染者）	カポジ肉腫, 腟がん 非ホジキンリンパ腫, 腎がん 皮膚がん （メラノーマ以外） 甲状腺がん 陰茎がん	眼
1 ～ 5	肺がん, 大腸がん 子宮頸がん 胃がん, 肝がん	咽頭がん 食道がん, 膀胱がん 白血病	メラノーマ, 喉頭がん 肛門がん ホジキンリンパ腫
上昇なし	乳がん 前立腺がん 直腸がん		卵巣がん 膵がん, 脳腫瘍 精巣がん

（KDIGO clinical practice guideline for the care of kidney transplant recipients. Am J Transplant. 2009; 9（Supp13）: SI-155）

にレシピエントに発症するものがある．①，②は移植前検査の段階で発見されるべきものであり，最も問題となるのは移植後新規に発症するものである．

悪性腫瘍が増加する機序としては，長期の免疫抑制による免疫監視機構の抑制や腫瘍性ウイルス感染の助長，直接的な発がん作用が影響を与えている[27]．腎移植後における一般人口と比較した発がんリスク（標準化罹患率: SIR）を表5に示す．

〈予防について〉

一般的なこととして，禁煙，皮膚がんを減らすための紫外線予防が必要である．腎移植前の対応としては，肝炎ウイルスの治療，各種ワクチン接種，ピロリ菌の除菌を行う．移植後は，過剰な免疫抑制を避けることが重要である．

重要なのはスクリーニングである．一般人口でも発がん率が

Ⅱ-8. 腎移植レシピエントのフォロー

高い悪性腫瘍に関しては，積極的に市民健診や職場の健診を利用したほうがよい．腎移植後に発がん率リスクが上昇するもの（腎・尿路系がん，子宮体がん，皮膚がん，post-transplant lymphoproliferative disorder：PTLD など）は移植施設でスクリーニングすることが望ましい．

治療はそれぞれの悪性腫瘍の一般的治療に準じる．特にウイルス感染に関連した悪性腫瘍の場合には，免疫抑制薬の減量や中止を適宜行う．

■ 妊娠

腎移植後は腎機能の改善により，妊孕性の回復がみられ，妊娠率は上昇する．本邦のガイドラインにおいては，腎機能が安定している状態であれば，移植後 1 年以上経過すれば妊娠は比較的安全であるとされている[28]．

腎機能についての明確な基準はないものの，Cre 1.5mg/dL 以下が望ましい．妊娠前の移植腎機能が Cre ＞ 2.2mg/dL の場合，腎機能予後は不良で子宮内胎児発育遅延，低出生体重児の頻度が高いとされている[29]．

男性に関しては，腎機能や期間の制限はないが，精子形成阻害につながるため mTOR 阻害薬の使用はしないほうが良い[24]．

合併症（妊娠高血圧腎症，妊娠糖尿病，帝王切開，早産，低出生体重児など）のリスクについては一般人口より高く，注意が必要である[30]．

免疫抑制薬については，シクロスポリン，タクロリムス，ステロイド，アザチオプリンを用いることが多く，シロリムスとミコフェノール酸モフェチルは催奇形性のため，使用は避けるべきである．ミコフェノール酸モフェチルは 6 週前，シロリムスは妊娠の 3 カ月前に中止する必要がある．細胞外液量が変動するため，免疫抑制薬の血中濃度を月 1 回は測定する．

生殖年齢期の女性腎移植患者には，望まない妊娠を避けるためにも，避妊について話をしておくことが必要である．

Ⅱ章　腎移植

■文献

1) 日本臨床腎移植学会ガイドライン作成委員会. 腎移植後内科・小児科系合併症の診療ガイドライン. 東京: 日本医学館; 2011.
2) Kasiske BL, et al. Am J Kidney Dis. 2004; 43: 1071-81.
3) Opelz G, et al. Am J Transplant. 2005; 5: 2725-31.
4) Kasiske BL, et al. Am J Transplant. 2003; 3: 178-85.
5) Lentine KL, et al. J Am Soc Nephrol. 2005; 16: 496-506.
6) 日本糖尿病学会. 糖尿病診療ガイドライン 2016. 東京: 南江堂; 2016.
7) Ekberg H, et al. N Engl J Med. 2007; 357: 2562-75.
8) Gonyea JE, et al. Mayo Clin Proc. 1992; 67: 653-7.
9) Holdaas H, et al. Am J Transplant. 2005; 5: 2929-36.
10) 日本動脈硬化学会. 動脈硬化性疾患予防ガイドライン 2017 年版. 東京: 日本動脈硬化学会; 2017.
11) Bandukwala F, et al. Am J Cardiol. 2009; 103: 867-71.
12) Huang Y, et al. PLoS One. 2012; 7: e39457.
13) Min SI, et al. Nephrol Dial Transplant. 2009; 24: 2584-90.
14) Ducloux D, et al. Am J Transplant. 2005; 5: 2922-8.
15) Chadban SJ, et al. Am J Kidney Dis. 2007; 49: 301-9.
16) Choukroun G, et al. J Am Soc Nephrol. 2012; 23: 360-8.
17) Molnar MZ, et al. Am J Transplant. 2007; 7: 818-24.
18) Evenepoel P, et al. Nephrol Dial Transplant. 2004; 19: 1281-7.
19) Ball AM, et al. JAMA. 2002; 288: 3014-8.
20) Egbuna OI, et al. Clin Transplant. 2007; 21: 558-66.
21) Fishman JA. N Engl J Med. 2007; 357: 2601-14.
22) 臨床腎移植学会. 腎移植後サイトメガロウイルス感染症の診療ガイドライン 2011. 東京: 日本医学館; 2011.
23) Humar A, et al. Am J Transplant. 2010; 10: 1228-37.
24) KDIGO clinical practice guideline for the care of kidney transplant recipients. Am J Transplant. 2009; 9 Suppl 3: S1-155.
25) 日本肝臓学会. B 型肝炎治療ガイドライン. 3 版. 東京: 日本肝臓学会; 2017.
26) 非典型溶血性尿毒症症候群診断基準改訂委員会. 非典型溶血性尿毒症症候群 (aHUS) 診療ガイド 2015. 2015.
27) Sherston SN, et al. Transplantation. 2014; 97: 605-11.
28) 日本腎臓学会学術委員会. 腎疾患患者の妊娠診療ガイドライン 2017. 東京: 診断と治療社; 2017.
29) 日本妊娠高血圧学会. 妊娠高血圧症候群の診療指針 2015. 東京: メジカルビュー社; 2015.
30) Deshpande NA, et al. Am J Transplant. 2011; 11: 2388-404.

（小野慶介）

II-9. 生体腎移植におけるドナーフォローの重要性

II-9 生体腎移植における ドナーフォローの重要性

•POINT•

- 腎提供の適応は身体面のみならず，ドナーとレシピエント の関係性など多職種で多面的に評価していくことが必要で ある．
- 腎提供後は，終生にわたりフォローしていく必要がある．

　2016年の腎移植実施症例の集計報告では，生体腎で1,471例，献腎で177例と生体腎移植が全腎移植の大部分を占めている[1]．本来，健康体である生体ドナーからの腎提供は，ドナー自身の"安全"が担保されなければならない．しかし近年生体ドナーの高齢化により，内科的合併症を抱えるドナー（マージナルドナー：表1）が増加している．その結果，以前は腎機能からはCKDG3に分類されるもののCKDの進行因子を1つももたないドナーのフォローが中心であったが，現在はほとんどのドナー

表1	生体腎移植のドナーガイドラインより改変	
	スタンダードドナー	マージナルドナー
年齢	20歳以上70歳以下	80歳以下　ただし身体年齢を考慮
血圧	降圧剤なしで 140/90mmHg未満	降圧薬内服で130/80mmHg以下かつ 尿中アルブミン30mg/gCre未満 高血圧による臓器障害がない
肥満	BMI 25kg/m² 以下	BMI 32kg/m² 以下
腎機能	GFR 80mL/min/1.73m² 以上	GFR 70mL/min/1.73m² 以上
糖尿病	合併症なし	経口糖尿病治療薬内服でHbA1c 6.5% 以下かつ尿中アルブミン30 mg/gCre 未満．インスリン治療中は適応外

（文献2より改変）

Ⅱ章　腎移植

がCKDのなんらかの危険因子をもち，それらの因子に対する早期介入が重要となっている．ドナーの安全，健康を守るためにドナーをきちんとフォローし，同時にドナーの抱えるリスクのエビデンスを将来のドナーのために蓄積することが重要である．

生命予後

腎ドナーは一般人口に比べて生存率が高いことが示されているが[3, 4]，これは厳しいドナーの評価基準を満たした健康な集団である可能性が考えられる．マージナルドナーの長期予後は不明である．

腎予後と蛋白尿

本邦においては腎提供後にドナーの9割はeGFR＜60mL/min/m^{2}となり[5]，eGFR上はCKDG3に分類される．ドナーCKDは進行せずむしろ提供後約10年間はゆっくり改善するとされていたが[6]，これも厳格なドナー基準を満たした集団であり，マージナルドナーに関してはCKDの進行に注意しなくてはならない．また，腎提供後10年以上たってから，CKDの危険因子（高血圧や蛋白尿など）の発症とともに急速に末期腎不全に至る症例もあり[5]，定期的かつ長期的なドナーのフォローが必要である．

腎提供後にドナーの約2～3割で蛋白尿を認めるとする報告がある[3]．加療対象となる．

CKDにおいては，食塩摂取量の増加により腎機能低下と末期腎不全へのリスクが増加すること[8, 9]，食塩制限により尿蛋白が減少すること[10, 11]が報告されている．マージナルドナーに対しては『慢性腎臓病に対する食事療法基準2014年版』[12]に準じて3～6g/日を目標に，スタンダードドナーに対しても，そのリスクから『日本人の食事摂取基準2015年版』[13]に準じて男性では8g/日未満，女性では7g/日未満を目標に指導することが望ましいと考えられる．

II-9. 生体腎移植におけるドナーフォローの重要性

高血圧

腎提供後にドナーの約3割で高血圧を認め[3], 5〜10年で加齢に伴う血圧上昇に加えて5mmHg程度の血圧上昇がみられるとされている[7]. ドナーはそのほとんどがCKDG3であることから, 適正な減塩指導のもと, RAS阻害薬などの降圧薬投与も必要により検討する.

糖尿病

●腎提供後に新規発症した場合

糖尿病でないドナーが腎提供後に糖尿病を発症する危険因子として, 男性, 肥満, 糖尿病の家族歴があげられる. 糖尿病を発症しても必ずしも腎機能の低下が早まるわけではないが, 糖尿病を発症したドナーの約7割が高血圧を, 約2割が蛋白尿の合併を認めており, 注意深いフォローが必要となる[14].

●糖尿病患者がドナーとなった場合

アムステルダムフォーラムガイドラインにあるように, 世界的には糖尿病患者がドナーとなることは認められていない. しかし, 本邦では耐糖能障害に限らず内服薬にて血糖コントロールが良好な2型糖尿病患者をドナーとして認めることもある[2]. 血糖コントロールが良好で微量アルブミン尿を含めた糖尿病合併症を認めない2型糖尿病患者をドナーとした場合のドナーの生命予後は良好との報告もある[15]. しかし, 積極的に糖尿病患者をドナーとすることを正当化するevidenceがあるとは言い難く, 極めて慎重にその適応を見極める必要がある.

肥満

肥満ドナーの腎機能, 高血圧やアルブミン尿の出現などに関してさまざまな報告があり, evidenceは十分とは必ずしもいえないが[18], 日本人は欧米人より肥満への耐性が脆弱と考えられることやhyperfiltrationから糸球体硬化を促進しやすいことが容易

Ⅱ章　腎移植

に想像され，欧米と同様に考えることは合理的ではないであろう．肥満には十分な注意が必要である．

CVD の予防

腎機能の低下は CVD の危険因子である[7]が，ドナーにおいても 10 年以下の短期間の観察研究では一般健康人としてそのリスクは高くならないとする報告もある[16]．腎提供後に蛋白尿や高血圧といった CVD のその他の危険因子が出現することも多いことから，十分注意が必要である．さらに，マージナルドナーの CVD に関しては，十分な data がないものの，ハイリスクであることは自明であろう．

精神心理面と QOL

ドナーの精神心理面および QOL のフォローも重要である．元来，ドナーは一般人口と同じくらい高い QOL が期待される[3]．もともと "健康に自信のある人" がドナーとなっている背景もある．ドナーはレシピエントが "元気になる，そして元気でいる" のをみて "元気に感じる" と言われ，利他的な精神が強いと思われるが，自己犠牲のもとに成り立つものでないように身体面・心理社会面を評価・調整する役割が医療チームにはあるはずである．ノルウェーからの生体腎移植ドナーの QOL についての報告[17]では，95 ％の腎移植ドナーが再度ドナーになっても良いと答える一方で，3 ％は再度ドナーになりたくないと答えている（図1）．腎移植後の医学的問題の発生，移植腎の廃絶，非親族への腎提供などが危険因子である（表2）．またレシピエントの死亡や移植腎の廃絶は，ドナーのうつ病のリスクと関連している．レシピエントに何らかの合併症が生じた場合はレシピエントのフォローに偏りがちになってしまうかもしれないが，ドナーの心理面のフォローも忘れてはならないことは言わずもがなである．

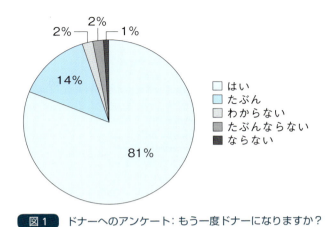

図1 ドナーへのアンケート：もう一度ドナーになりますか？
（文献 17 より）

表2 ドナー腎提供を後悔する危険因子（文献 17 より）

	オッズ比	p 値
腎提供後に医学的問題が発生	3.7	< 0.001
移植腎の廃絶	3.1	< 0.001
非親族への提供	2.2	0.01
腎提供後より 12 年以内	1.8	0.04

■文献
1) 日本臨床腎移植学会. 腎移植臨床登録集計報告（2017）. 移植. 2017; 52: 113-33.
2) 日本臨床腎移植学会, 日本移植学会. 生体腎移植のドナーガイドライン. 2014.
3) Ibrahim HN, et al. N Engl J Med. 2009; 360: 459-69.
4) Dorry L Segev, et al. JAMA. 2010; 303: 959-66.
5) Kido R, et al. Am J Transplant. 2009; 9: 2514-9.
6) Fehrman-Ekholm I, et al. Nephrol Dial Transplant. 2011; 26: 2377-81.

Ⅱ章 腎移植

7) Boudville N, et al. Ann Intern Med. 2009; 360: 459-69.

8) Lin J, et al. Clin J Am Soc Nephrol. 2010; 5: 836-43.

9) Vegter S, et al. J Am Soc Nephrol. 2012; 23: 165-73.

10) Swift PA, et al. Hypertension. 2005; 46: 308-12.

11) Slagman MCJ, et al. BMJ. 2011; 343: d4366.

12) 日本腎臓学会. 慢性腎臓病に対する食事療法基準2014年版. 日腎会誌.
2014; 56: 553-99.

13) 厚生労働省. 日本人の食事摂取基準2015年版.

14) Ibrahim HN, et al. Am J Transplant. 2010; 10: 331-7.

15) Okamoto M, et al. Transplantation. 2010; 89: 1391-5.

16) Garg AX, et al. Transplantation. 2008; 86: 399-406.

17) Mjoen, G, et al. Am J Transplant. 2011; 11: 1315-9.

18) Tavakol MM, et al. Clin J Am Soc of Nephrol. 2009; 4: 1230-8.

〈楊井朱音〉

II-10. 献腎移植

II-10 献腎移植

• POINT •
- 腎移植の基本は献腎移植である.
- 日本は慢性的な献腎ドナー不足の状態にあり, 献腎移植登録後の平均待機年数は成人では約14年である.
- 臓器提供を増やすための取り組みの推進が重要である.

　日本では腎移植のほとんどが生体腎移植として行われているが, 本来, 腎移植の基本は献腎移植である. 生体腎移植は生着率が良い, レシピエントにとって最適なタイミングでの移植が可能であるなど, レシピエントにとっては大変優れた治療であるが, 健康なドナーにメスを入れなければならないという大きな欠点がある. しかし, 日本では献腎ドナーが不足しており, 腎移植のほとんどが生体腎移植で行われているという現況がある. よって, われわれ腎移植に関わる医療者は献腎ドナーをいかに増やすかという姿勢を常に持ち合わせなければならない.

献腎移植の現況

　日本国内で行われる献腎移植は2016年度で177件であり, この数年ではほぼ横ばいである. 2010年に改正臓器移植法が施行され, 脳死移植の割合が高まったが, 残念ながら献腎移植数自体は増加していない. 一方で透析患者は増加しており, 夫婦間移植や血液型不適合移植, 高齢者の移植が増加し, 生体腎移植は増加傾向にある. また, 透析患者のうち12,828人(2016年12月31日現在)が献腎移植を希望して日本臓器移植ネットワークに登録を行っているが, 16歳以上の平均待機期間は13.8年となっており, 献腎移植数が少なく待機期間が長いことが問題となっている.

II章 腎移植

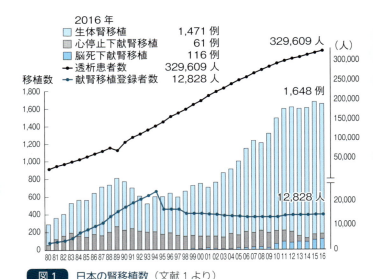

図 1 日本の腎移植数（文献 1 より）

献腎移植の成績

1980 年以降免疫抑制薬の進歩とともに腎移植の成績は向上しており，献腎移植でも同様である．2010 年〜 2015 年の日本国内の献腎移植の 5 年生存率，5 年生着率はそれぞれ 92.7％，87.3％である[1]．生体腎移植に比べると生存率，生着率共に低いが，これには，本邦の献腎移植は心停止下での腎提供の割合が多いことや，待機年数の長いレシピエントが選択されることが多いことが原因と考えられる．

献腎移植登録

1）適応

献腎移植登録の適応には年齢制限などはなく，すべての透析患者が適応となる．しかし，実際には長い待機期間があるので，その点も留意して登録すべきかどうか考える必要がある．また，

Ⅱ-10. 献腎移植

2015 年から成人においても透析導入前の献腎移植登録が可能となっている．しかし，実際，先行的献腎移植に至った症例は小児例と膵腎同時移植症例のみとなっている．

2）登録の実際

患者が献腎移植登録を希望した場合は，献腎移植施設に紹介し登録手続きを行ってもらう．献腎移植はその患者の登録施設で行われるため，移植候補となった時の急な呼び出しに対応できるように居住地からのアクセスや各移植施設での手術成績を考慮し選定する．新規登録費用として 30,000 円が必要である．

3）登録期間のフォロー

献腎移植登録中は年 1 回登録の更新が必要である．臓器移植ネットワークから書類が送付されるので，更新料 5,000 円を納付し，更新用紙を返送する．また，リンパ球クロスマッチ用の保存血清を年に 1 回交換するため，透析施設もしくは移植施設で採血を行う．また，年に 1 回は移植施設を受診し，移植に際しての身体状況の変化の確認や移植に対する意思の確認を行うことが重要である．その際，透析施設での血液検査や画像検査結果を持参するほうが良い．献腎移植は阻血時間を極力短くするため，候補となってから移植が行われるまでに時間が短く，行える検査も限られている．登録施設もしくは透析施設で定期的な悪性疾患スクリーニングや心血管疾患の評価，感染症の評価が行われていることが望ましい．

▌ 献腎移植におけるレシピエントの選択基準

レシピエントとしての前提条件は，① ABO 不適合でないこと，②リンパ球クロスマッチテストが陰性，③ 1 年以内にレシピエントの登録情報が更新されていること，④ HCV 抗体陽性ドナーの場合，HCV 抗体陽性のレシピエントのみが対象となる，の 4 点である．これを満たしたレシピエント候補者の中から，①搬送時間，② HLA の適合度，③待機日数，④未成年者，の各項

Ⅱ章　腎移植

目を点数化し，点数の最も高い候補者から優先順位が決定される．また，2010年に改正臓器移植法が施行され，親族に対し臓器を優先的に提供する意思が表示されていた場合には，当該親族を優先することが可能となった．

献腎移植の流れ

　献腎の臓器提供希望者が出た場合，日本臓器移植ネットワークのコーディネータが希望者の入院先の病院に赴き，家族と面談し献腎についての説明をする．家族の意思決定がなされ，臓器摘出承諾書を作成したら，HLAや感染症などの血液検査を行う．HLAは数時間で結果が判明し，レシピエント選択基準にしたがって，レシピエント候補者の優先順位が決定する．優先順位1位の候補者からコーディネーター（地域によっては移植施設）が移植を受ける意思があるか確認するため電話をかけていく．候補者は連絡を受けてから1時間以内に移植を受ける意思があるか返事をしなければならない．移植を受ける意思があれば，保存血清を用いてリンパ球クロスマッチを行い陰性であることを確認し，候補者は移植病院に行き，術前の精査を受ける．術前の精査で問題がなければ，ドナー予定者の状態によっては入院待機，またはいったん帰宅して自宅待機となる．脳死での献腎であれば臓器摘出の予定が立っているので，通常1～2日後には移植になるが，心停止後の献腎の場合は，ドナー予定者の容態によっては移植が数日後のこともあれば，数週間後になることもある．献腎移植の場合，生体腎移植と比較し阻血時間が長く術中に初尿を認めないことも多い．そのため，移植後も移植腎機能が発現するまで透析を必要とすることが多い．

臓器提供を増やすには

　慢性腎臓病患者の増加，移植成績の向上といった背景があり，腎移植に対する需要はなお一層，増加しているが，一方で移植用臓器の不足は世界的な社会問題となっている．特に日本においては腎移植のほとんどを生体腎移植でまかなっており，献腎移植の

330

機会が乏しい．日本は優れた医療技術と社会保障制度に基づき，世界で最もすぐれた透析医療を提供できる環境にあるが，腎移植においては他の先進国と比較し件数が少なく後進国と言わざる得ない．この現況を打破するためには臓器提供の推進が不可欠である．日本臓器移植ネットワークによると，日本国内で臓器提供施設として体制が整っていると申し出ている施設は391施設あるが，2017年の臓器提供は112件であった．要は，体制は整っているものの，実際には臓器提供の実績がない施設が多いということである．このような施設では臓器提供の機会を生み出していく努力が必要である．臓器提供者となりうるような脳死や心臓死の患者を多く診療するのは，救急科や集中治療科，脳神経外科である．よってこれらの科や各部門を巻き込み，臓器提供の具体的な院内システムを構築していく．しかし，各医療施設単独の取り組みだけでは効果に乏しく，国としての法整備やシステム構築も同時に行っていく必要がある．

■文献
1）日本移植学会．臓器移植ファクトブック．2017

（栁 麻衣）

問題

Ⅰ. 腹膜透析（PD）

❶ PD の原理について述べよ.

❷ PD の実施が困難な状況について述べよ.

❸ 至適透析の考え方の変遷を述べよ.

❹ 残存腎機能を有する患者の診療の視点を述べよ.

❺ PD ＋ HD 併用療法における体液量管理についての考えを述べよ.

❻ PD 透析液の種類とその特徴について述べよ.

❼ 腹膜平衡試験の方法と評価項目，腹膜組織との関連について述べよ.

❽ 腹膜透析液の生体不適合について述べよ．また，Glucose Degradation Products（GDPs）と Advanced Glycation End-products（AGEs）について述べよ.

❾ PD 患者においては自己管理が重要である．どのような実践の仕組みを作ったらよいであろうか．考えを述べよ.

❿ PD 導入期の診療において留意する点を述べよ.

⓫ PD 関連手術（留置術，出口部変更術）についての留意点を述べよ.

⓬ 在宅医療連携の診療の視点とシステム化についての考えを述べよ.

⓭ 腎疾患患者に対する運動療法について知るところを述べよ.

⓮ 腎不全患者の栄養評価の指標および患者へのアドバイスのポイントについて述べよ.

⓯ PD 患者の腹膜中皮細胞の形態について述べよ.

⓰ PD 患者の腹膜組織変化について知るところを述べよ.

⑰ PD 長期継続についての考えを述べよ.

⑱ MIA 症候群に陥った PD 患者の腹膜透過性, 血液検査結果, および治療介入について述べよ.

⑲ 腎不全患者に対する災害時対策について述べよ.

⑳ 個別化腎不全医療の質の向上に向けてあなたが必要と思われることを述べよ.

㉑ PD カテーテル管理 (出口部とトンネル) について述べよ.

㉒ 出口部感染について述べよ.

㉓ PD 排液混濁時の対処について述べよ.

㉔ PD 関連腹膜炎の対処について述べよ.

㉕ 抗酸菌による感染の対処について述べよ.

㉖ PD 注排液トラブルにはどのようなものがあるか, 予防とともにあなたの考えを述べよ.

㉗ PD 透析液リークやヘルニアについて述べよ.

㉘ PD 患者の横隔膜交通症の特徴と対処について述べよ.

㉙ PD 患者の食塩管理はなぜ重要か. 3〜6g/ 日のなかで, あなたはどれくらいを患者にすすめるか？

㉚ PD 患者における CKD-MBD について知るところを述べよ.

㉛ PD 患者の貧血について知るところを述べよ.

㉜ PD 患者における脂質代謝の特徴と対策について述べよ.

㉝ 糖尿病患者における PD の留意点を述べよ.

㉞ 心疾患を有する患者の PD の身体管理上の注意点を述べよ.

㉟ 腹部手術既往例の PD の特徴について述べよ.

㊱ 多発囊胞腎の患者における PD の留意点について述べよ.

㊲ 肝疾患患者の PD の留意点を述べよ.

㊳ 血管炎を有する患者の PD について述べよ.

Ⅱ. 腎移植

❶ 腎移植を適切に推進するためのあなたの考えを述べよ.
❷ 生体腎移植前の術前評価の項目について述べよ.
❸ 組織適合性検査にはどのようなものがあるか.
❹ 先行的腎移植とは何か？　考えられる利点および欠点を述べよ.
❺ 腎移植術の周術期におけるポイントと腎臓内科医と外科系医師の役割分担について述べよ.
❻ 腎移植の免疫抑制剤の歴史，現在のプロトコールについて述べよ.
❼ 移植腎病理の評価法について述べよ.
❽ 腎移植レシピエントのフォローのポイントについて述べよ.
❾ 生体腎移植ドナーのフォローのポイントについて述べよ.
❿ 献腎移植を日本で推進するための考えを述べよ.

索　引

■あ

アイソトープ検査	200
悪性腫瘍	317
アムステルダムフォーラム　ガイドライン	263

■い

イコデキストリン	35
石巻在宅医療・介護情報　連携協議会	100
移植後 CKD-MBD	310
移植後脂質異常症	308
移植後糖尿病	306
移植後発症糖尿病	307
移植後貧血	310
移植用腎採取術	281
イスタンブール宣言	263
インクリメンタル	14

■う

ウロキナーゼ	190
運動療法	102

■え

エネルギー	112
エリスロポエチン製剤	223

■お

横隔膜交通症	199

■か

拡散	6
核質滴状逸出物	119
カテーテル抜去	157, 161, 179
カフ感染のみ	154
カリウム	113
カルシニューリン阻害薬	287
カルシミメティクス	218
肝硬変	244

■き

胸水貯留	199
虚血性心疾患	233

■く

クリアスペース法	32
クレド経営	95

■け

結核菌	182
血管吻合	284
血清アルブミン	108
血清クレアチニン	109
血清コレステロール	109
血中尿素窒素（BUN）	109

索引

減塩指導	207
献腎移植	327

■こ

抗 HLA 抗体検査	273
好酸球	116
好酸球性腹膜炎	164
抗酸菌	182
膠質浸透圧	5
抗体関連型拒絶	295
好中球	117
抗ドナー HLA 抗体	273
抗ヒト胸腺細胞ウサギ	
免疫グロブリン	300
高齢 PD	87

■さ

在宅支援	88
在宅診療	95
在宅療養支援診療所	95
サイトメガロウイルス	
（CMV）感染症	313
サルコペニア	106
残腎機能保持	131
残存腎機能	11, 14, 30

■し

脂質異常症	224
持続携行式腹膜透析	14
持続周期的腹膜透析	25
至適透析	11
自動腹膜透析	14

周術期管理	284
重炭酸塩含有中性透析液	38
主観的包括的評価法	109
晶質浸透圧	5
少量の貯留	196
食塩	113
腎移植	258
真菌	177
真菌感染症	316
心血管疾患（CVD）	224
浸透	5
心不全	236
心房細動	235

■す

ステロイドパルス療法	299
生体腎移植術	282
生体適合性	44
石灰化	118
赤血球	117
接合不良	192
先行的腎移植	278

■そ

造影剤	233
早期リーク	195
鼠径ヘルニア	197

■た

体液過剰	63, 203
体液管理	22
体液組成計	236

索引

体液電解質管理	130
代謝拮抗薬	287
タイダール	25
大動脈炎症候群	249
大動脈弁狭窄症	234
大網巻絡	188
高安動脈炎	249
多発性嚢胞腎	242
たんぱく質	112

■ち

地域医療・介護情報連携	98
中性化腹膜透析液	37
中皮細胞診	120

■て

ディクテーションシステム	97
デオキシスパーガリン	300
出口部変更術	73, 80, 153
	154, 157, 161
テンコフカテーテル	73, 200

■と

糖尿病	229
ドナー基準	322
ドナー特異抗体（DSA）	295
トンネル感染	130

■な

内視鏡的経鼻膵管	
ドレナージ	190

■に

ニーズプランチェック表	88
尿管膀胱新吻合	283
妊娠	319

■は

排液混濁	162, 166
排液細胞診	113
バシリキシマブ	287
晩期リーク	195

■ひ

東日本大震災	98
皮下トンネル作成	79
非感染性腹膜炎	165
微生物	118
ビタミンD	211
貧血	220

■ふ

フィルム法	151
腹腔鏡手術	281
腹腔洗浄	121, 122
副腎皮質ステロイド	287
腹部手術既往歴	239
腹膜炎	130
腹膜休息	121, 133
腹膜の縫合	78
腹膜平衡試験	39
腹膜変性	45

337

■へ

ヘルニア	195
扁平化生中皮細胞	116

■ま行

マージナルドナー	267, 321
マクロファージ	114
ムピロシン軟膏	152

■や行

夜間腹膜透析	24
溶質除去	11, 19

■ら行

卵管采	189
利尿薬	205
療法選択	8
緑膿菌	176
リン	113
リン吸着薬	217
リンパ球クロスマッチ	273
リンパ球細胞傷害試験	274

■わ

ワルファリン	235
ワクチン接種	316

■数字

4D 試験	224

■欧文

α リプレイサー	189
ADPKD（autosomal dominant polycystic kidney disease）	242
antibody-mediated rejection：AMR	295
APD	14
assisted PD	134
Banff 分類	295
BIA（bioelectrical impedance analysis）	108
BK ウイルス感染症	315
CAPD	14
Ca バランス	210
CCPD	25
CKD-MBD	208
CKD-T	305
CRF（catheter repair by a forefinger）	189
CVD	225
de novo DSA（donor specific antibody）	273
DEXA（dual-energy X-ray absorptiometry）	108
DSA	268, 296
DWFG（death with functioning graft）	305
early referral	53
EMT	45
EPS	133

索引

FAST PET	40
FCXM (flow cytometry crossmatch)	275
GDP	46
GNRI (geriatric nutritional risk index)	109
HD 併用療法	121
HLA タイピング	273
ICT (information and communication technology)	96
informed consent	8
informed will	8
Kt/V	14
LCT (lymphocyte cytotoxicity test)	274
Luminex	276
MEGA 試験	224
Mesh plug	197
MIA 症候群	137
MIS (malnutrition inflammation score)	109
NODAT	307
NPD	24
NTM (nontuberculous mycobacterium)	182
PD ＋ HD 併用療法	30
PD を休止	197

PD ファースト	2, 14
PD 関連腹膜炎	166
PD 中止	121
PD 長期継続	130
PD 離脱	203
PEKT (preemptive kidney transplantation)	278
PET (peritoneal equilbration test)	39
PRA (panel reactive antigen)	276
PTDM	306
PWAT (posterior wall anchor technique)	189
RRF	14, 30
shared decision making	9
SHARP 試験	224
single antigen ビーズ法	276
SMAP 法	196
SPD (subcutaneous pathway diversion)	80
T cell-mediated rejection (TCMR)	295
TRC (total renal care)	1, 148
TRC 研修	147
T 細胞性拒絶	295

339

腹膜透析・腎移植ハンドブック　　　　　　　ⓒ

| 発　行 | 2018 年 10 月 15 日　　1 版 1 刷 |
| | 2019 年 12 月 20 日　　1 版 2 刷 |

編 著 者　　石　橋　由　孝
編集協力　　衣　笠　哲　史

発 行 者　　株式会社　中外医学社

　　　　　　代表取締役　青　木　　滋

　　　　　　〒 162-0805　東京都新宿区矢来町 62

　　　　　　電　　話　　（03）3268-2701（代）

　　　　　　振替口座　　00190-1-98814 番

印刷・製本/有限会社祐光　　　　　　　　〈KS・MU〉
ISBN978-4-498-22442-1　　　　　　　　Printed in Japan

JCOPY　＜（社）出版者著作権管理機構 委託出版物＞
本書の無断複製は著作権法上での例外を除き禁じられています．
複製される場合は，そのつど事前に，（社）出版者著作権管理機構
（電話 03-5244-5088，FAX 03-5244-5089，e-mail: info@jcopy.or.jp）
の許諾を得てください．